KAMA SUTRA

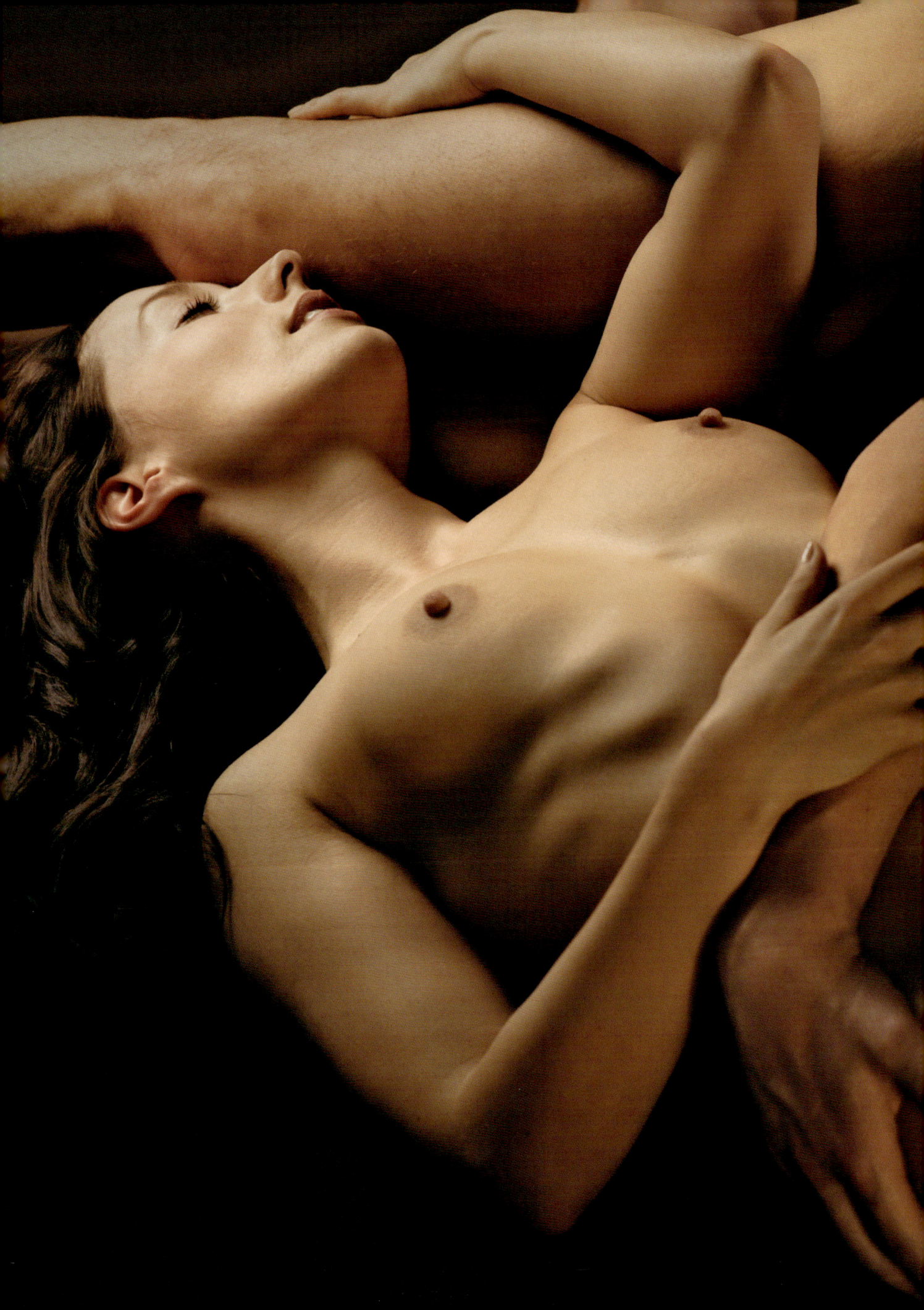

KAMA SUTRA

Liebe

Achtsamkeit

Erfüllung

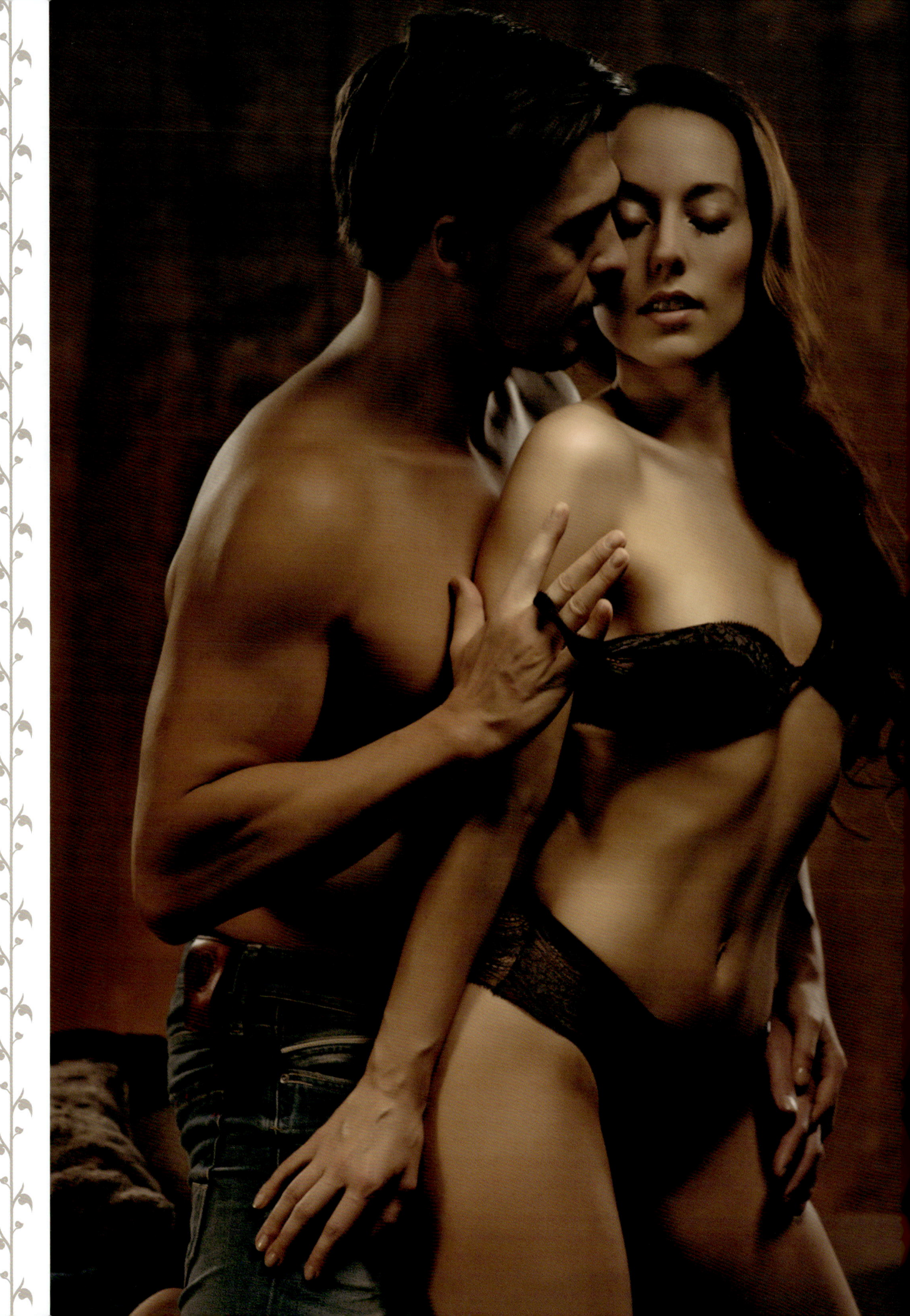

INHALT

EINFÜHRUNG 10

DAS KAMASUTRA – EIN KLASSIKER DER LIEBESLITERATUR 12

DAS KAMASUTRA AUS MODERNER SICHT 14

Dhama, Artha, Kama und Moksha:
die Philosophie des erfüllten Lebens 16
　❊ DIE VIER LEBENSZIELE 17
Im Mittelpunkt die Lust 20
　❊ VOM RECHTEN LEBENSWANDEL DES EDELMANNS 21
Das Leben des Edelmanns 22

SEXUALITÄT ALS TOR ZUR SPIRITUALITÄT 23

Rituale der Liebe 23
Liebe in Achtsamkeit 24
Der Weg des Mitgefühls 27

INHALT

DIE PRAXIS DER LIEBESKUNST 28

KAMASUTRA – EINE ART »SEXGYMNASTIK«? 31
WEIT GEÖFFNETE STELLUNG 34
GÄHNENDE STELLUNG 36
INDRAS GATTIN 38
   ❈ DIE TYPOLOGIE DER VEREINIGUNG 40
GESCHLOSSENE STELLUNG 42
GESCHLOSSENE STELLUNG SEITLICH 44
SCHENKELKLAMMER 46
   ❈ MITGEFÜHL ALS SCHLÜSSEL 48
UMRANKENDE STELLUNG 49
DIE STUTE 50
AUFGESTELLTE LAGE 52
   ❈ DIE VIERFACHE NATUR DER LIEBE 54
GESTRECKTE HALTUNG 55
GEPRESSTE STELLUNG 56
HALBGEPRESSTE STELLUNG 57
   ❈ ACHTSAM IM HIER UND JETZT 58
DEN BAMBUS SPALTEN 59
DEN NAGEL EINSCHLAGEN 60
DIE STELLUNG DER KRABBE 62
   ❈ VON DEN UMARMUNGEN 64
LOTOSBLATT-STELLUNG 66
DIE MÜHLE 68
DIE GESTÜTZTE VEREINIGUNG 70
ZUGEWANDTE STELLUNG 71
   ❈ DIE MAGIE DER BERÜHRUNG 72
HÄNGEBRÜCKE 74
STEHENDE KUHSTELLUNG 75
DIE STELLUNG DER KUH 76
   ❈ DAS GEHEIMNIS DER ABWECHSLUNG 78
EINFACHE GÄHNSTELLUNG 79
OFFENE PFLUGSTELLUNG 80
   ❈ VOM KÜSSEN 82
DER ELEFANT 84
GEÖFFNETE PERLMUSCHEL 86
LIEBESGROTTE 88
   ❈ VOM KRATZEN UND DEN NÄGELMALEN 90

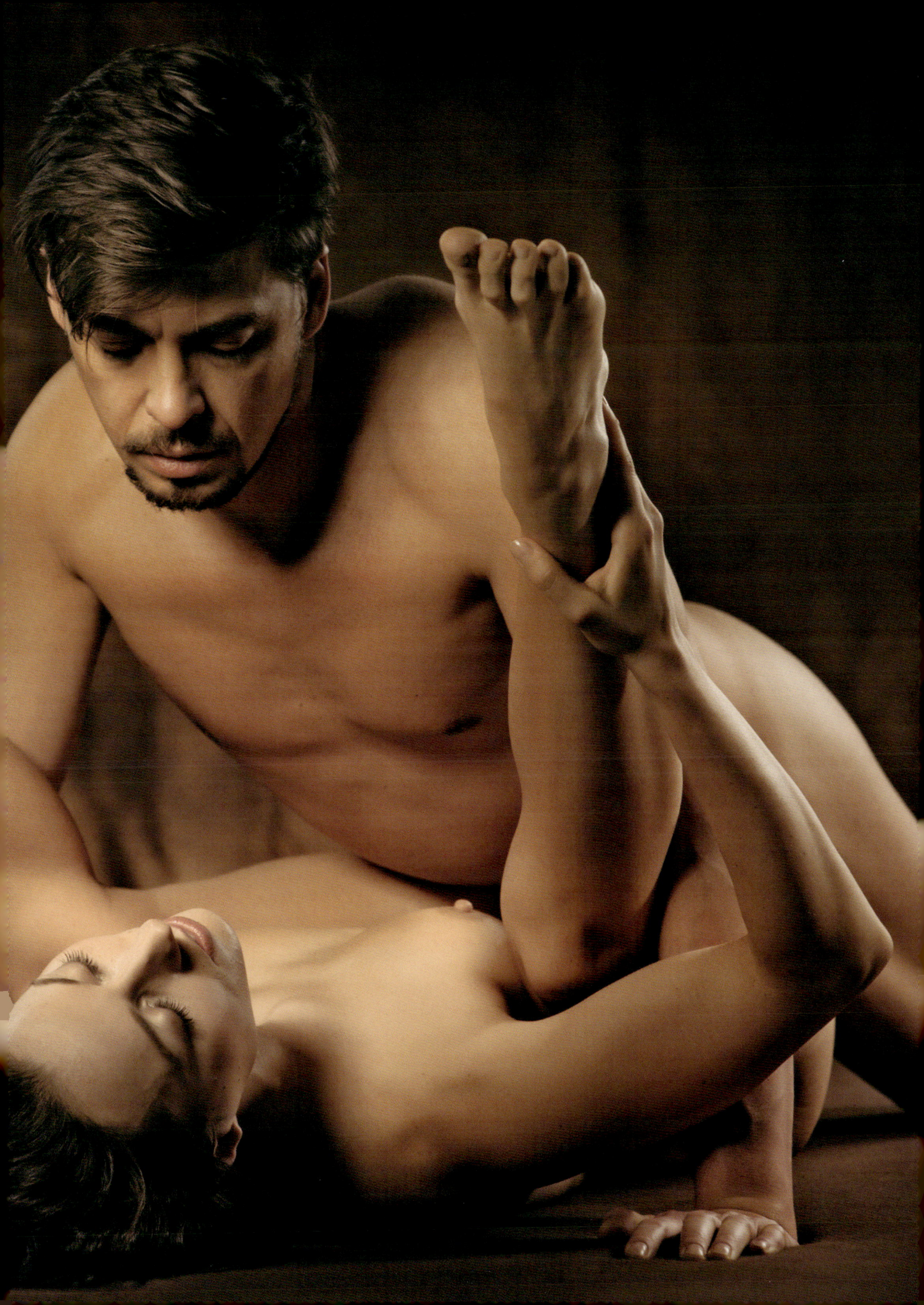

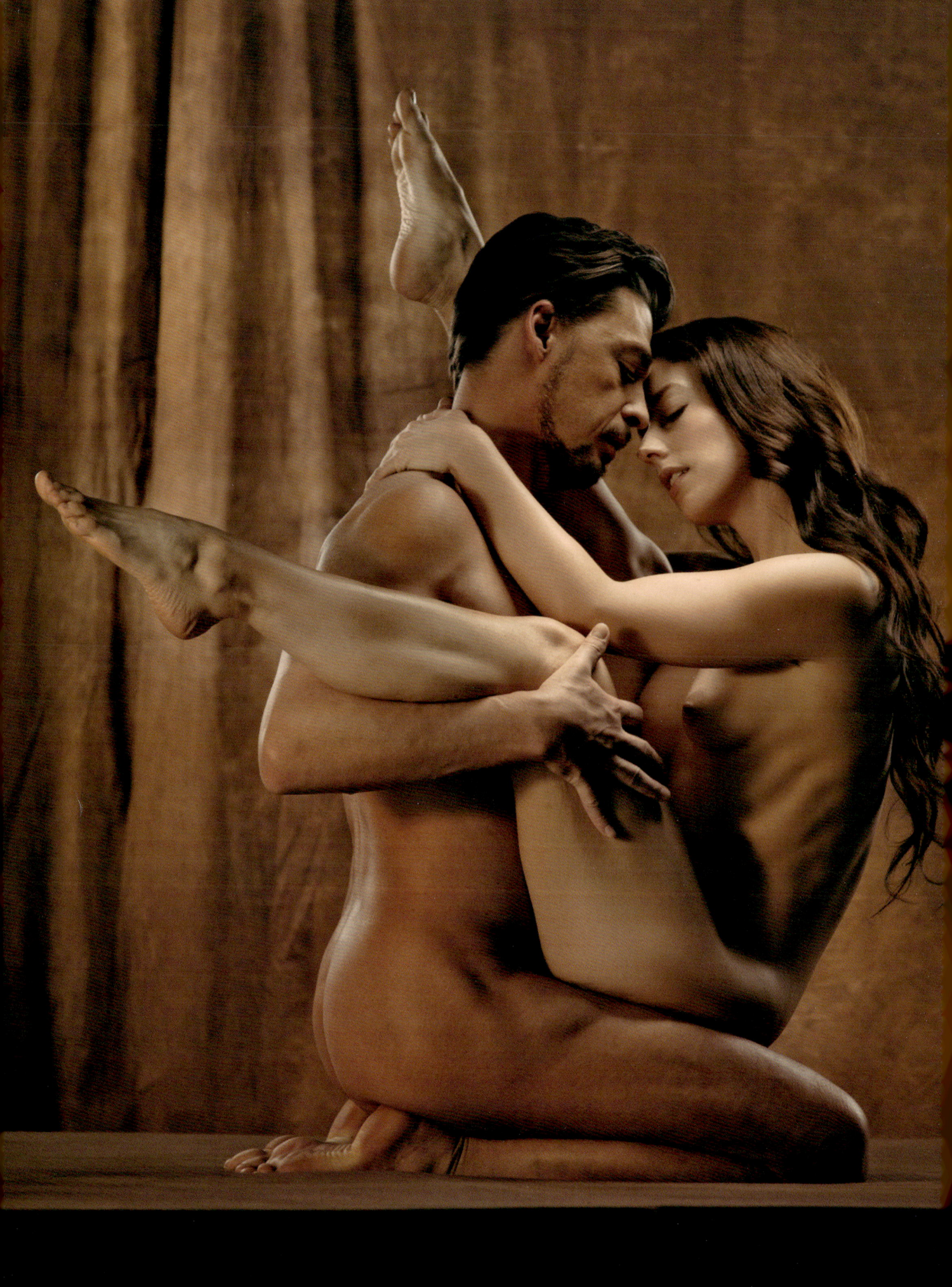

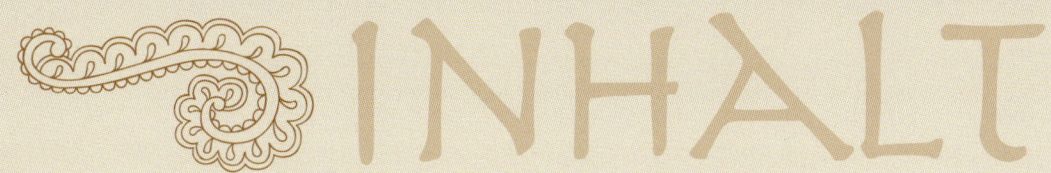

INHALT

DIE SPEERSPITZE 92
LIEBESDIWAN 94
STELLUNG DES EBERS 96
   ✿ DAS SPIEL DER LIEBE 98
KREUZSTELLUNG STEHEND 99
AUFGESTELLTE SCHENKELPRESSE 100
   ✿ VOM BEISSEN 102
SHAKTIS HOCKE 104
SHAKTIS RITT 106
   ✿ SEXUELLE ENERGIEN WECKEN 108
UMGEKEHRTE REITERIN 109
GESCHLOSSENE TIGERSTELLUNG 110
DAS DREIECK 112
   ✿ WENN FRAUEN DIE ROLLE DES MANNES SPIELEN ... 114
SEITGEDREHTE LIANE 116
OFFENE TIGERHALTUNG 118
ZUGEWANDTE REITERIN 120
   ✿ ATMEN 122
STÜTZSTELLUNG 124
UMGEKEHRTER LOTOS 126
UMSCHLINGENDER LOTOS 128
   ✿ VOM MUNDVERKEHR 130
KAMAS SITZ 132
BOGENSTELLUNG 134
DIE KATZE 136
   ✿ BEGINN UND ABSCHLUSS DES LIEBESSPIELS 138
SHAKTIS THRON 140
DIE AUSTER 142
LIEBESPERLE 144
   ✿ IN DEN KLANG EINTAUCHEN 146
SCHERENSTELLUNG 148
GESCHLOSSENE PERLMUSCHEL 150
BLÜTENBLATT 152
   ✿ POSITIVE GEFÜHLE NÄHREN 154

LITERATUREMPFEHLUNGEN 156
IMPRESSUM 160

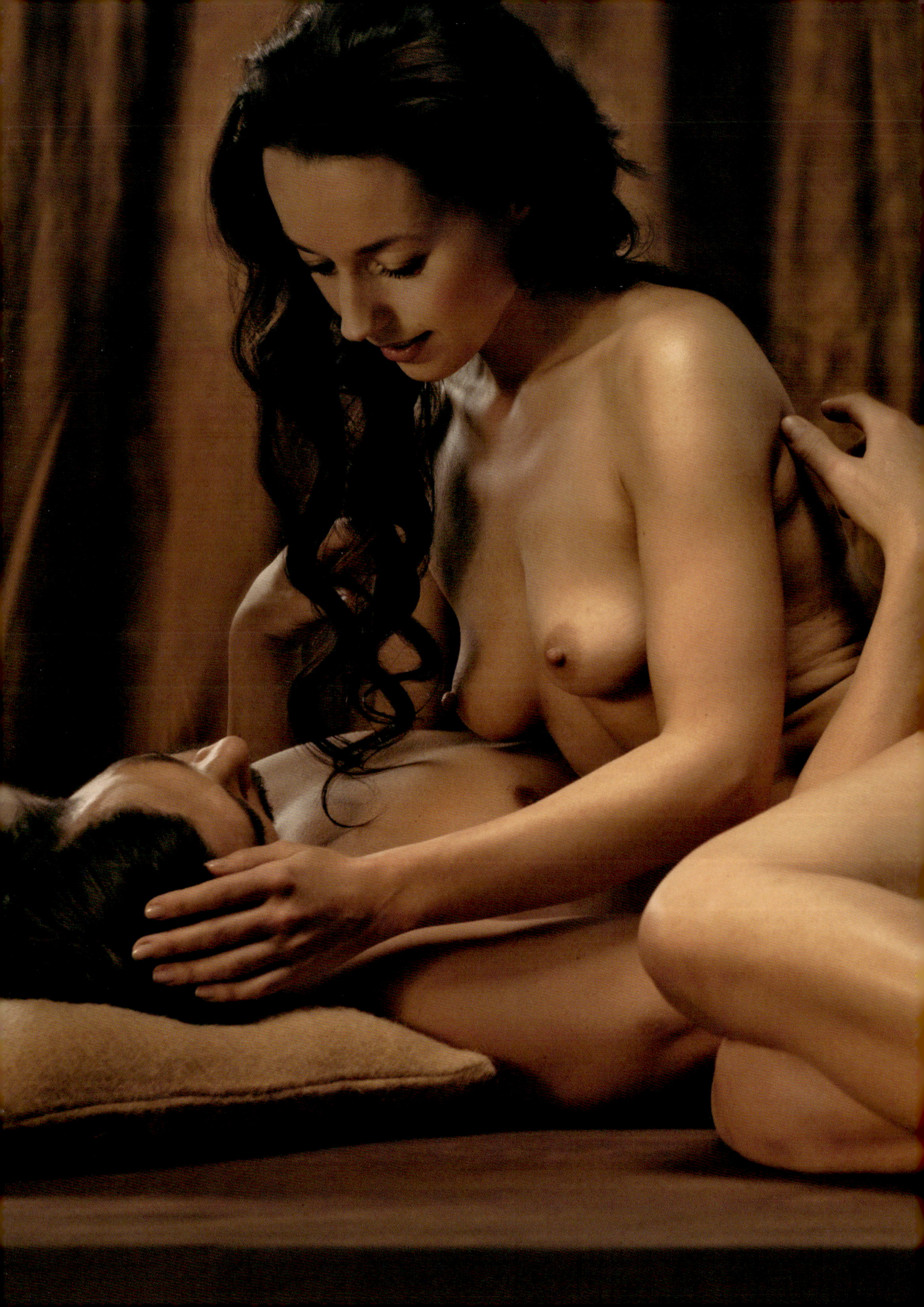

EINFÜHRUNG

Es gibt wohl kein anderes Buch der klassischen indischen Literatur, dem ein so verheißungsvoller Zauber anhaftet wie dem Kamasutra. Die detaillierten Schilderungen über das Verhalten des Edelmannes, den Umgang mit Kurtisanen, Jungfrauen und Ehefrauen, vor allem aber die Ausführungen über die Liebesstellungen und erotischen Umarmungen haben das Buch, dessen Quellen sich bis in die indische Mythologie zurückverfolgen lassen, weltweit bekannt gemacht.

Wer »Kamasutra« liest, der mag zunächst an glutäugige Helden, Prinzessinnen in goldenen Saris, den Duft von Sandelholz, vielleicht aber auch an erotische Akrobatik denken. Die Frage ist jedoch: Warum sollten wir uns überhaupt mit dem Kamasutra beschäftigen? Hat dieses Werk uns denn heute, zu Beginn des 21. Jahrhunderts, noch etwas zu sagen? Was hat es mit den sinnlichen Geheimnissen auf sich, die das Buch beinhaltet, oder mit anderen Worten: Was ist eigentlich die Essenz des Kamasutra?

Diese Fragen waren es, die mich dazu bewogen haben, über das Kamasutra zu schreiben. Schon vor vielen Jahren ist mir bei meinen Reisen durch die USA aufgefallen, was inzwischen auch für den deutschsprachigen Raum gilt: Entweder wird das Kamasutra auf reine Bildbände reduziert, die sich darauf beschränken, Liebespositionen aufzulisten, oder es werden relativ wortgetreue Übersetzungen des gesamten Originals angeboten, die zwar kulturhistorisch interessant, für die Freude an der Erotik jedoch kaum von Bedeutung sind. Und so schien es mir sinnvoll, das Thema einmal auf eine andere Weise anzugehen.

In den folgenden Kapiteln werden Sie das Wichtigste über Geschichte und Philosophie des Kamasutra sowie natürlich auch über Liebesstellungen, Küsse, Umarmungen usw. erfahren. Darüber hinaus wird es aber auch darum gehen, dass »Kama«, das Wohlgefühl, das beim Genießen der Liebe entsteht, erst durch Mitgefühl, Achtsamkeit und Meditation in seiner Tiefe erfahrbar wird. Nur wenn wir ebenso viel Wert auf unsere Geisteshaltung wie auf die erotischen Körperhaltungen legen, kann das Kamasutra für uns zu einer Brücke werden, die uns mit der Energie der Ekstase und der Kraft unserer Spiritualität verbindet.

DAS

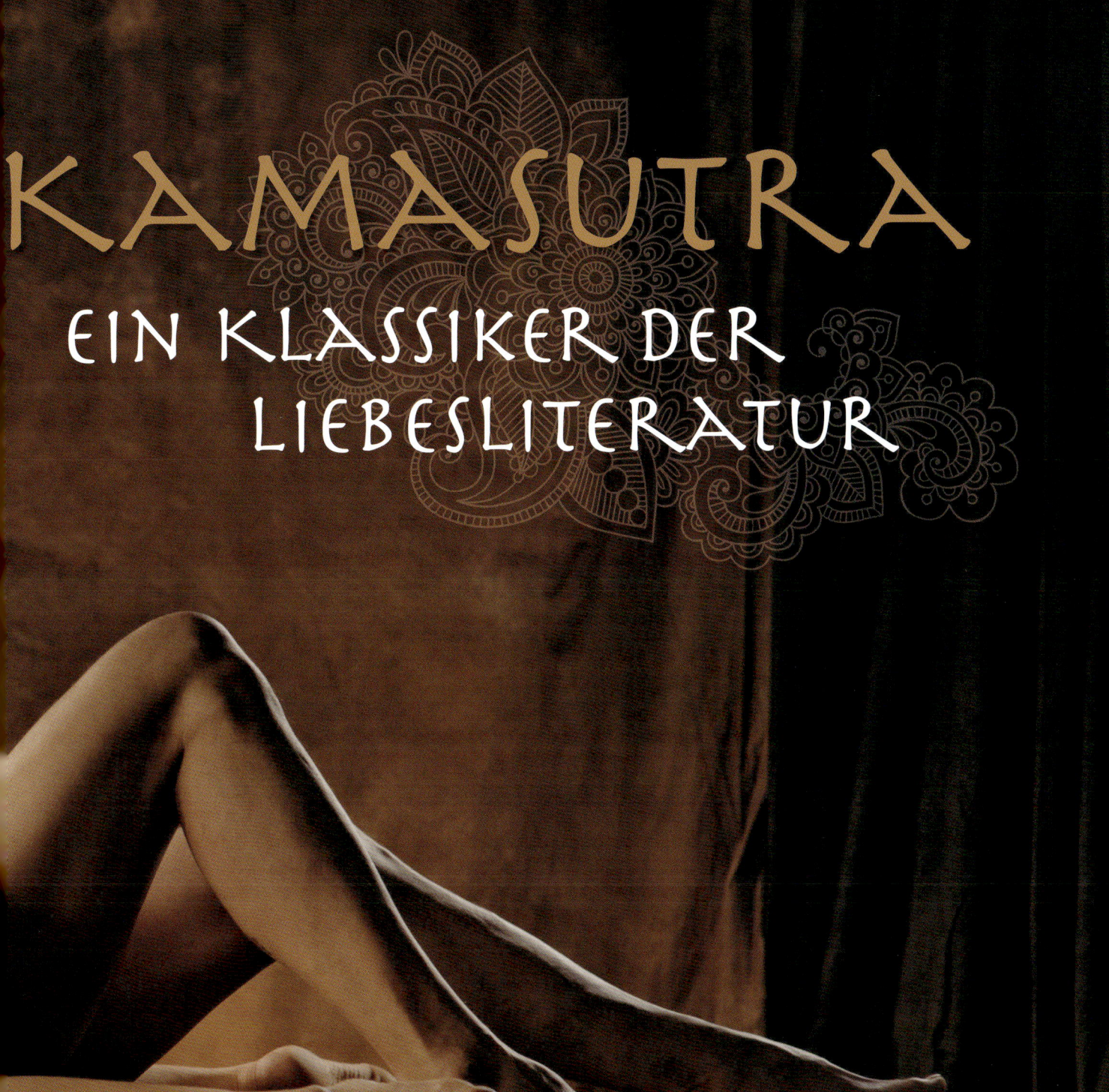

Das Kamasutra gilt auch heute noch als das bekannteste und einflussreichste Lehrwerk über die erotische Liebe. Das Buch gehört zur indischen Tradition von Kamashastra-Texten, den Lehrwerken über Erotik, und ist deren ältestes überliefertes Zeugnis. Besonders die Beschreibungen der zahlreichen Liebesstellungen haben das Buch, das in gewisser Weise als Vorläufer des heutigen Beziehungsratgebers angesehen werden kann, weltweit bekannt gemacht.

Der Begriff »Kamasutra« setzt sich aus zwei Sanskritbegriffen zusammen, aus »Kama«, was so viel wie »sinnliches Verlangen« oder »Erfüllung der Lust« heißt, und aus »Sutra« – »Sutras« sind kurze, in Versform verfasste Lehrtexte aus dem alten Indien.
Entstanden ist das Kamasutra etwa um 250 nach der westlichen Zeitrechnung im Norden Indiens. Vatsyayana Mallanga gilt als sein Verfasser; über ihn ist wenig bekannt. Auch wenn das Kamasutra mitunter als »Vatsyayana Kamasutra« bezeichnet wird, war Vatsyayana nicht der Autor, sondern Bearbeiter und Herausgeber des Werkes. Genau genommen ist das Kamasutra eine Sammlung von Texten, die sich aus sieben Büchern verschiedener Autoren zusammensetzt:

1. Allgemeine Bemerkungen über das Leben des Edelmannes (Autor: Charayana)
2. Über den Liebesgenuss (Autor: Suvarnanabha)
3. Über die Jungfrauen (Autor: Ghotakamukha)
4. Über die Ehefrauen (Autor: Gonardiya)
5. Über die Ehefrauen anderer Männer (Autor: Gonikaputra)
6. Über die Kurtisanen (Autor: Dattaka)
7. Über die Esoterik der Erotik (Autor: Kuchumara)

DAS KAMASUTRA AUS MODERNER SICHT

Eine erste Bearbeitung des Kamasutra erschien 1883 in Europa. Knapp 15 Jahre später veröffentlichte der deutsche Indologe Richard Schmidt dann seine eigene Übersetzung. Noch heute gilt diese als die beste innerhalb Europas. Im Anhang finden alle Leser, die sich für die Originaltexte interessieren, den entsprechenden Literaturhinweis.
Auch wenn das Kamasutra aus sieben Abschnitten besteht, sind aus heutiger Sicht nur noch zwei davon interessant. Das erste Buch, Sadharana, gibt eine allgemeine Übersicht und verrät einiges über die rechte Lebensweise sowie über die drei Lebensziele, und damit über die spirituelle Entwicklung des Menschen. Das zweite Buch, Samprayogika, enthält die Texte, an die wohl die meisten von uns denken, wenn sie den Begriff »Kamasutra« hören und die oft fälschlicherweise mit dem gesamten Kamasutra gleichgesetzt werden. Dieses zweite Buch behandelt den Liebesgenuss in detaillierter Form – es enthält Regeln und Hinweise für verschiedene Arten von Küssen, Bissen, Umarmungen und natürlich insbesondere die Beschreibung der Liebesstellungen.
Zwar geht es auch in den folgenden fünf Büchern des Kamasutra um erotische, vor allem aber doch um gesellschaftliche Themen. Sie beziehen sich etwa auf die Gesell-

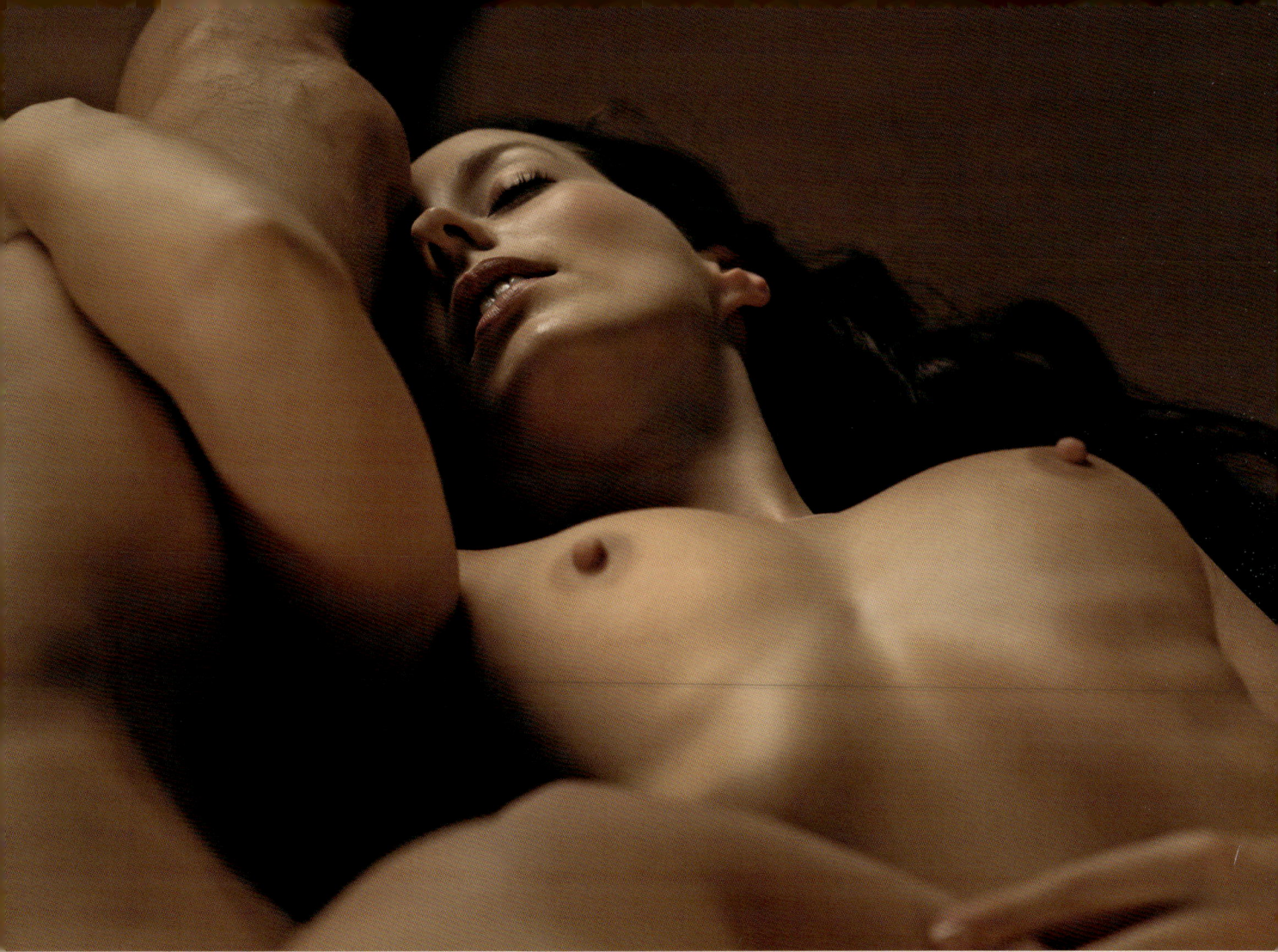

schaftsstruktur und das Kastensystem im alten Indien und behandeln unter anderem die Gestaltung der Hochzeitsfeier, den Umgang mit Jungfrauen, das Benehmen der Gattin, während ihr Gemahl auf Reisen ist, oder Anweisungen für die Botin. Das sechste Buch richtet sich in erster Linie an die Kurtisanen und gibt beispielsweise Vorschläge für den Erwerb von Vermögen oder die Wiederaufnahme eines ruinierten Liebhabers. Es versteht sich, dass diese Themen in der heutigen Zeit und erst recht in der westlichen Welt kaum noch nachvollziehbar sind, geschweige denn einen Bezug zur Lebenspraxis haben. Für alle Interessierten gibt es dennoch einige gute Übersetzungen des Gesamttextes.

In diesem Buch werden wir uns jedoch auf das Wesentliche konzentrieren: auf »Kama«, die Liebe zur Lust oder die Lust an der Liebe. Dabei habe ich mir erlaubt, die Zitate aus dem Kamasutra neu zu übersetzen, wobei ich mich in weiten Teilen an der gängigen Übersetzung Richard Schmidts orientiert habe. Ferner habe ich darauf verzichtet, die Originalpassagen aus dem Kamasutra zu kommentieren, da dies den Rahmen dieses Buches sprengen würde. Textstellen, die für unsere heutige Zeit ungewöhnlich sind – wie etwa der Abschnitt über Eunuchen –, sind ohnehin rar und können auch für uns heutige Leser interessant sein, sofern wir dabei nie vergessen, dass das Kamasutra ein Schriftzeugnis aus einer lange vergangenen Zeit und einer weit entfernten Kultur ist.

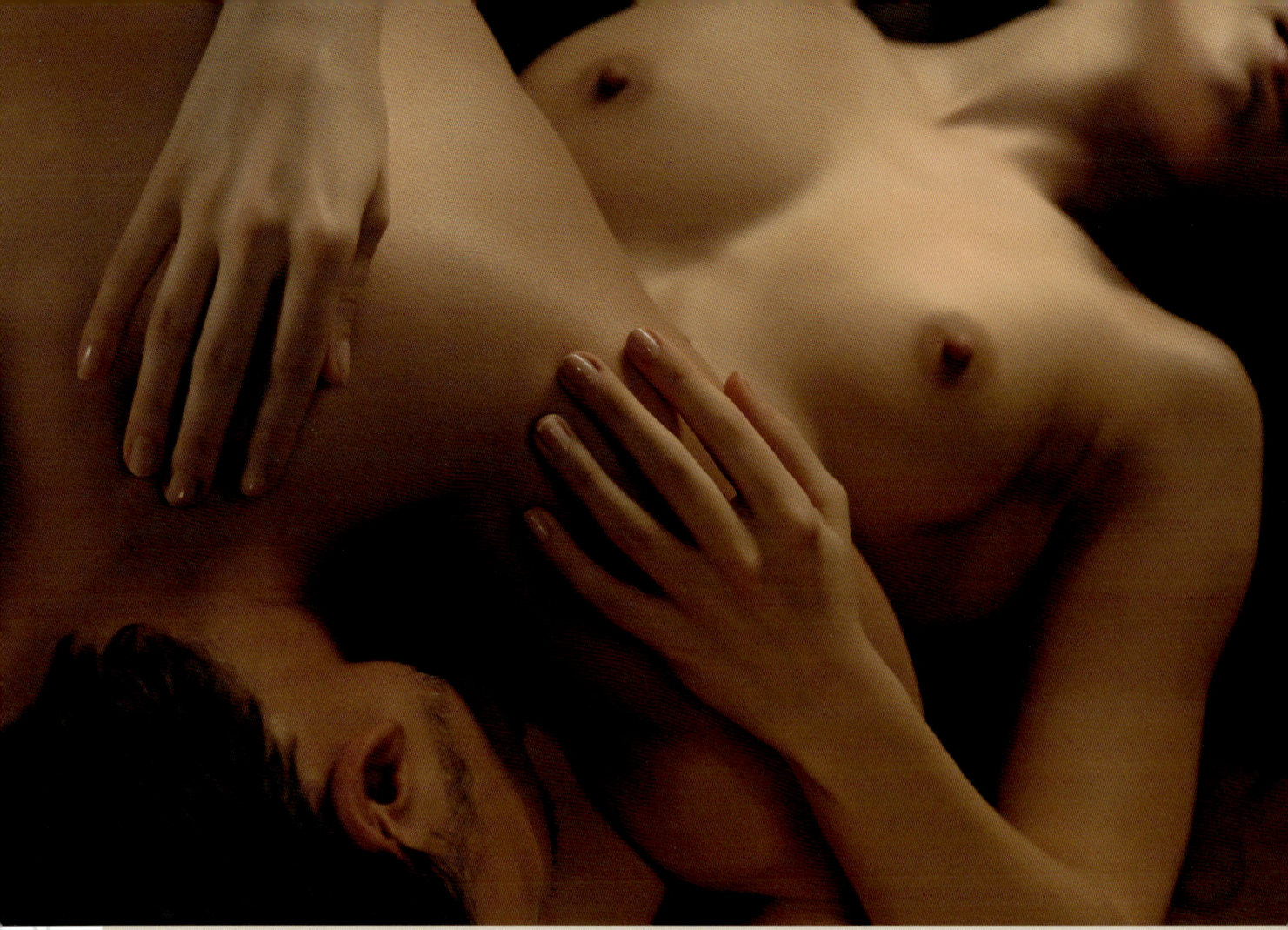

DHAMA, ARTHA, KAMA UND MOKSHA: DIE PHILOSOPHIE DES ERFÜLLTEN LEBENS

Das Kamasutra hat auch für den heutigen Menschen noch viel zu bieten. Es gibt zahlreiche Anregungen, um die Leidenschaft zu entfachen, und lädt zu neuen Erfahrungen in der Partnerschaft ein. Zuweilen hilft es sogar dabei, sexuelle Probleme und Beziehungsprobleme zu lösen. Zudem weckt das Kamasutra die Fantasie und fordert uns dazu auf, der Erotik und der Sinnlichkeit mehr Raum in unserem Leben zu geben, wodurch das Kamasutra auch ein Weg der Lebensfreude ist.

Ebenso wie in den meisten anderen Texten aus dem alten Indien geht es jedoch auch im Kamasutra um mehr: Es geht darum, sich seelisch weiterzuentwickeln und nicht zuletzt auch darum, Glück zu erfahren. Ein geglücktes und somit glückliches Leben ist der indischen Philosophie zufolge jedoch davon abhängig, ob man einige grundlegende Ziele erreicht.

Im Hinduismus gehört Kama, ebenso wie Dharma, Artha und Moksha zu den essenziellen Lebenszielen. Nicht etwa nur das Befolgen ethischer Richtlinien (Dharma), sondern auch das Streben nach Wohlstand (Artha) und die Entwicklung der Lust (Kama) galten im Alten Indien als legitime, vernünftige Ziele, um die jeder Mensch sich bemühen sollte.

DIE VIER LEBENSZIELE

Hundert Jahre lebt der Mensch. Er vergeude seine Zeit nicht, sondern strebe vielmehr danach, die Lebensziele zu verwirklichen – ein jedes zu der rechten Zeit und das eine auf das andere folgend. Solange die Kindheit währt, möge er sein Wissen vervollkommnen, in der Jugend und dem Erwachsenenalter Artha und Kama erlangen. Gegen Ende seines Lebens aber strebe er danach, Moksha zu erreichen und sich aus dem ewigen Kreislauf der Wiedergeburten zu befreien.

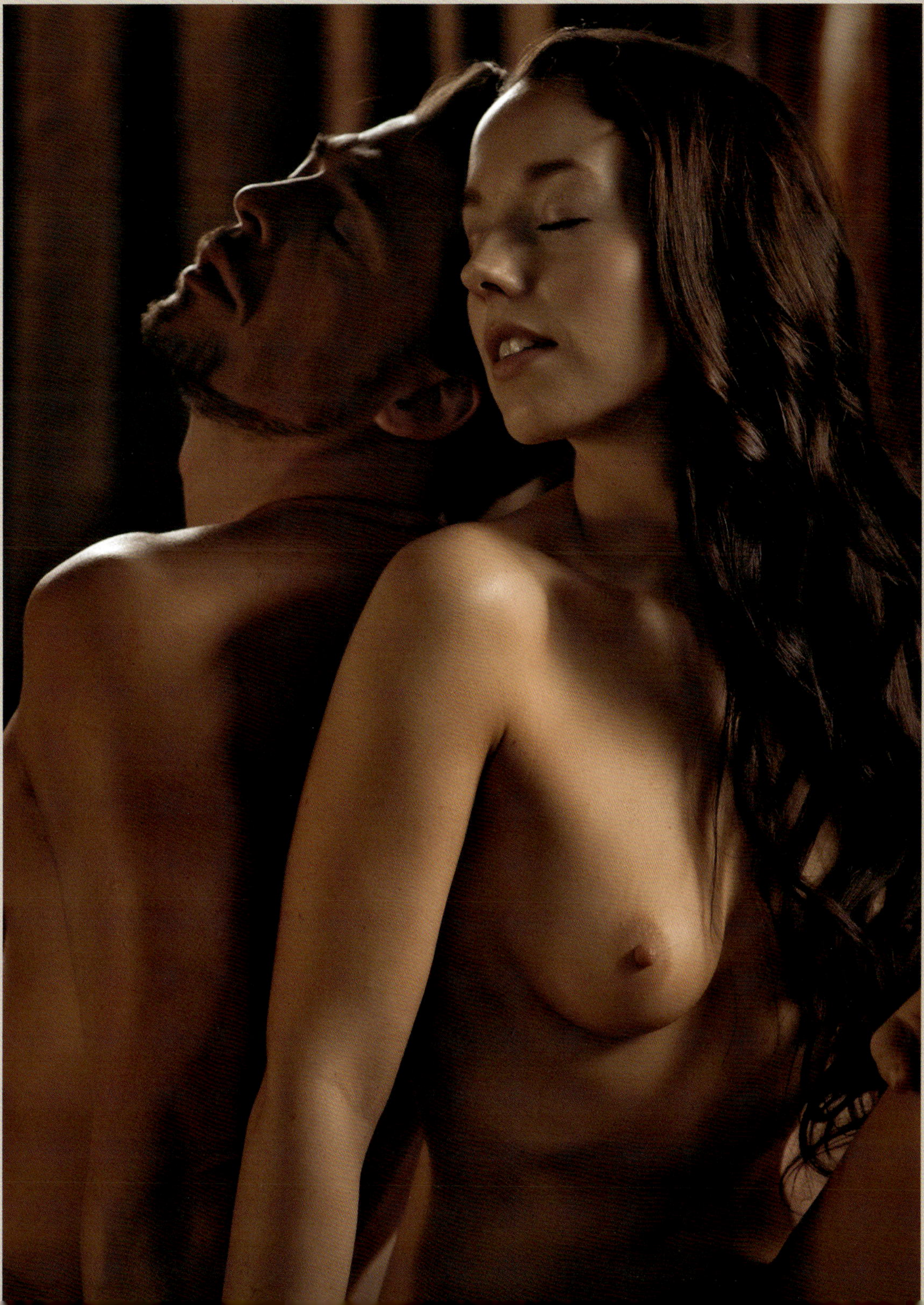

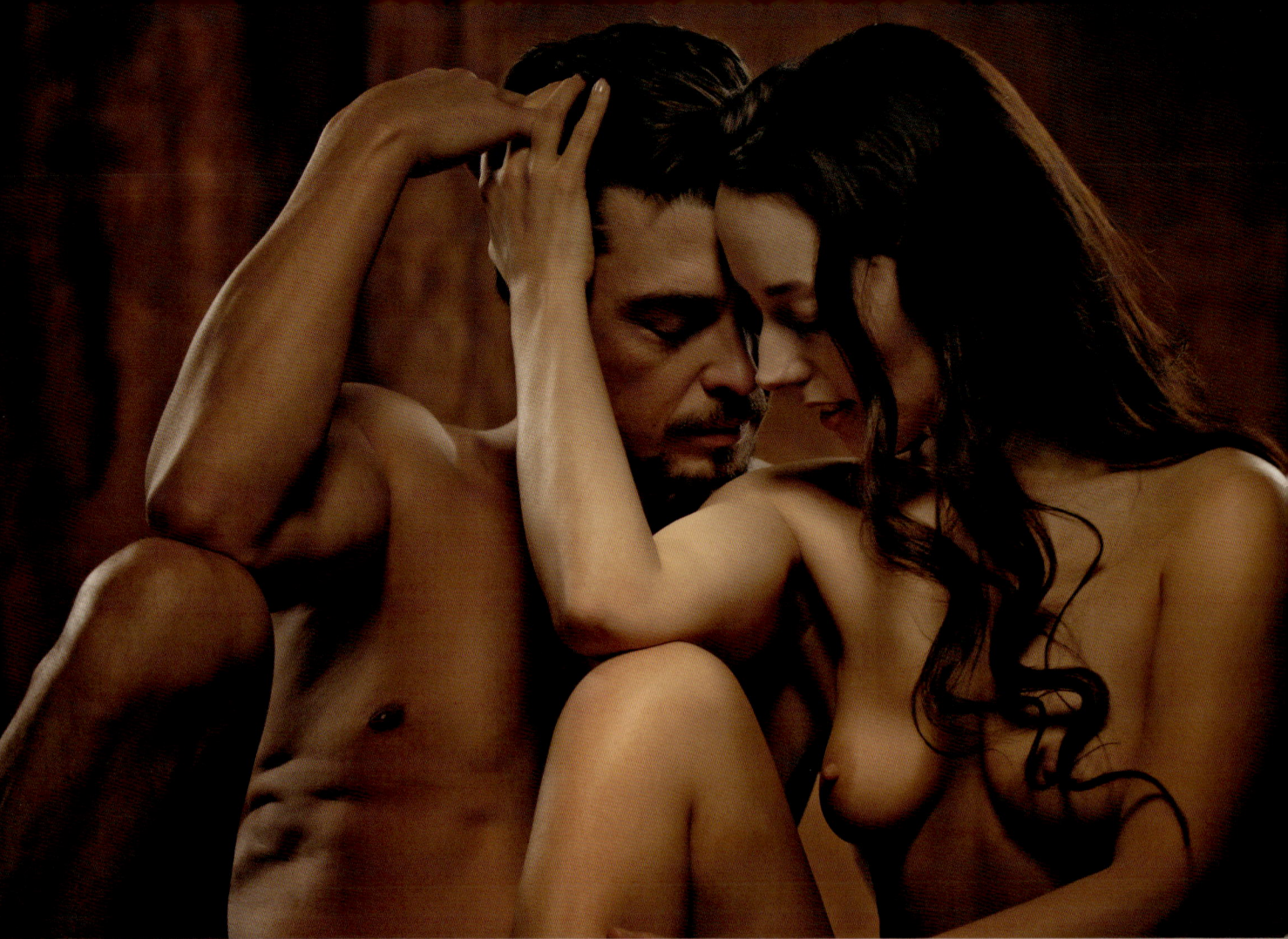

Kama, auf das sich das Kamasutra bezieht, ist also nur eines der vier Lebensziele, die im Zentrum der altindischen Philosophie stehen. Werfen wir einen kurzen Blick auf diese vier Wege, die genau genommen nur Streckenabschnitte des »großen Weges« zur Befreiung der Seele sind.

Dharma bedeutet Rechtschaffenheit und Ethik und bezieht sich auf das Einhalten der »göttlichen Gesetze«. Dem Dharma folgen wir, indem wir Rituale vollziehen, religiöse und philosophische Texte lesen und uns im Leben tugendhaft und gerecht verhalten. Ebenso wie im Hinduismus werden ethische Regeln wie Gewaltlosigkeit, Wahrhaftigkeit, Ehrlichkeit oder Mitgefühl auch in allen anderen Religionen befolgt. Sie bilden die Grundlage für die menschliche Entwicklung. Je stärker die Wurzeln der Rechtschaffenheit sind, desto reicher wird die Ernte später auch in allen anderen Lebensbereichen ausfallen.

Artha bedeutet Wohlstand oder Erfolg. Im Hinduismus ist der Wunsch nach Wohlstand vollkommen legitim und steht der spirituellen Entwicklung nicht im Weg – ganz im Gegenteil. Die Sicherung unserer Grundbedürfnisse, das Streben nach Gütern, die unser Überleben ebenso garantieren wie das unserer Nachkommen, bildet die Basis für ein glückliches Leben in der Welt. Es versteht sich, dass das Streben nach Wissen, Ländereien und Gütern ethischen Regeln unterliegt (siehe »Dharma«) und nicht zum Selbstzweck werden oder in Gier ausarten darf.

Kama bezieht sich auf Lust, Liebe, Sinnlichkeit und Leidenschaft. Kama nennt man insbesondere den Genuss, der durch die Sinne – Hören, Tasten, Sehen, Riechen und Schmecken – erfahren werden kann. Kama steht im Mittelpunkt des Kamasutra und wir werden im folgenden Kapitel näher darauf eingehen.

Moksha wird im Kamasutra nur kurz angesprochen. Nichtsdestotrotz ist es das letzte und höchste Ziel der menschlichen Seele. Es ist das Prinzip der Erlösung, und nur durch Moksha können wir uns von allen weltlichen Bindungen befreien und erkennen, dass Atman, das individuelle Selbst, nie von Brahman, dem kosmischen Selbst, getrennt war. Alles ist eines – alles ist göttlich. Moksha wird auch mit Erleuchtung gleichgesetzt, doch da Moksha jenseits dessen liegt, was wir mit dem Verstand begreifen können, ist es müßig, darüber viele Worte zu verlieren. Wichtig ist nur, im Kopf – oder eher im Herzen – zu behalten, dass es einen Weg in die Freiheit gibt, unabhängig davon, was uns im Leben widerfährt. Allerdings können wir auf unserem Weg immer nur einen Schritt nach dem anderen machen. Mit anderen Worten: Erst wenn wir gelernt haben, intensiv und mit allen Sinnen zu leben, so wie es uns das Kamasutra lehrt, können wir dazu übergehen, loszulassen und vollkommen frei zu werden.

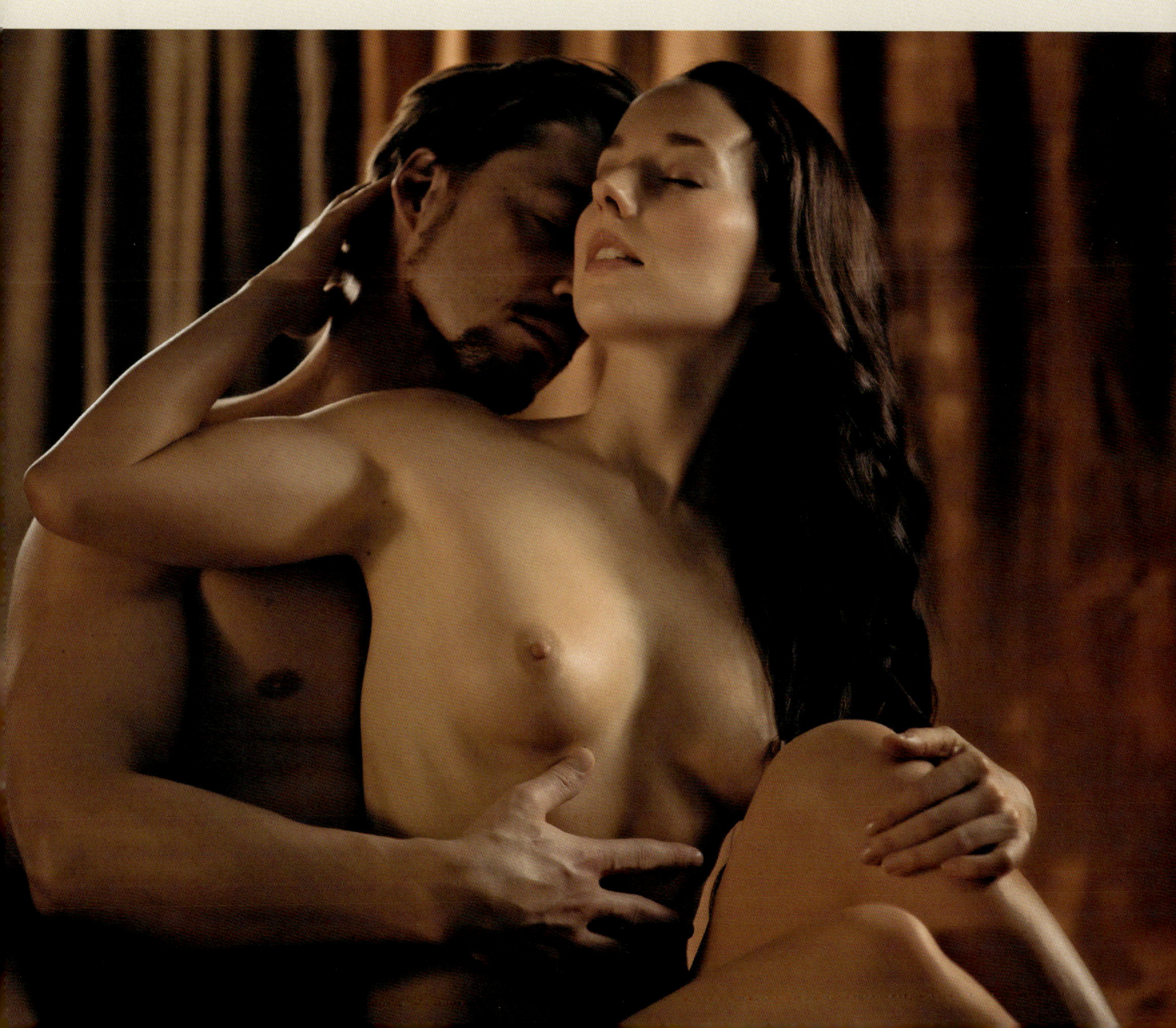

Im Mittelpunkt die Lust

Im Kamasutra wird die Lust ausdrücklich gutgeheißen, sie gilt sogar als Voraussetzung für spirituelles Wachstum. Damit unterscheidet sich diese Methode von vielen anderen religiösen Wegen, die das Streben nach Lebenslust, Sinnlichkeit oder gar erotischen Erfahrungen rundum ablehnen.

Das Ausklammern eines so wichtigen Aspekts wie der Sexualität und der sinnlichen Erfahrungen ist aus Sicht des Kamasutra jedoch undenkbar. Das, was viele Religionen als »niedere Begierden« bezeichnen, gilt im Kamasutra gerade als große Chance für die geistig-seelische Entwicklung. Nur indem wir tief in das Leben eintauchen, können wir die Erfahrungen machen, die schließlich zu Weisheit und Gleichmut führen.

Der Begriff »Kama« bezieht sich nicht nur auf Lust und Leidenschaft, sondern ist zugleich der Name des indischen Liebesgottes: Kama gilt als Sohn des Schöpfergottes Brahma. Darüber hinaus bezeichnet Kama auch das Gefühl der Verbundenheit zwischen zwei Liebenden.

Im Kamasutra heißt es: »Ebenso wie unser Leib die Nahrung benötigt, um gedeihen zu können, benötigt er auch sinnliches Vergnügen. Daher sind die darauf ausgerichteten Handlungen legitim, sofern sie auch Dharma und Artha gerecht werden. Beim Genießen und den Vergnügungen ist es förderlich, auf das rechte Maß zu achten.«

Natürlich ist es nicht die Lust um der reinen Lust willen, um die es im Kamasutra geht. Schnelle Triebbefriedigung galt im alten Indien bei Edelleuten geradezu als verpönt. Die Jagd nach dem schnellen Höhepunkt behindert die Entfaltung unserer Sinne und steht der tieferen Bedeutung der Sexualität entgegen. Die Vereinigung von Mann und Frau – oder auf göttlicher Ebene das Verschmelzen von Shiva und Shakti – ist ein heiliger Akt. Die Lust ist nur der innere Antrieb, der diesen Akt fördert, niemals jedoch alleiniger Zweck.

Das Kamasutra empfiehlt, sich ausgiebig mit den »64 Künsten« zu beschäftigen. Diese Künste zielen allesamt darauf ab, Schönheit und Sinnlichkeit im eigenen Leben zu entfalten. Zu diesen Künsten zählen unter anderem

- Musik
- Tanz
- das Färben von Zähnen, Kleidung, Nägeln und Haaren
- Malerei
- Lesen und Singen
- die Kunst, den Leib zu pflegen, zu parfümieren, die Haare zu glätten, duftend zu machen und zu flechten
- geistige Ertüchtigung
- Kenntnis der Literatur
- Geschicklichkeit in körperlichen Übungen.

VOM RECHTEN LEBENSWANDEL DES EDELMANNS

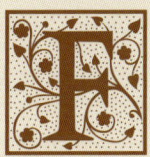rüh am Morgen stehe er auf, putze sich die Zähne, parfümiere den Leib maßvoll mit duftenden Salben, streiche sich Augenwasser auf die Augenlider und Alaktaka (roten Lack) auf die Lippen, wonach er seine Erscheinung im Spiegel kontrollieren soll.

Jeden Tag genieße er ein Bad, jeden zweiten salbe er sich mit Öl ein, jeden dritten reibe er seinen Leib mit Seifenschaum ein, alle vier Tage rasiere er sich das Gesicht und den Kopf und alle fünf oder zehn Tage den restlichen Körper, denn diese Pflichten sind für die Pflege des Leibes unverzichtbar.

Abends wird musiziert. Schließlich empfängt der Edelmann in Gesellschaft eines Freundes seine Geliebte – der Raum ist reich geschmückt und von allerlei Räucherwerk erfüllt. (…) Sobald die Geliebte eingetreten ist, unterhalten er und sein Freund sie mit freundlichen, heiteren Reden.

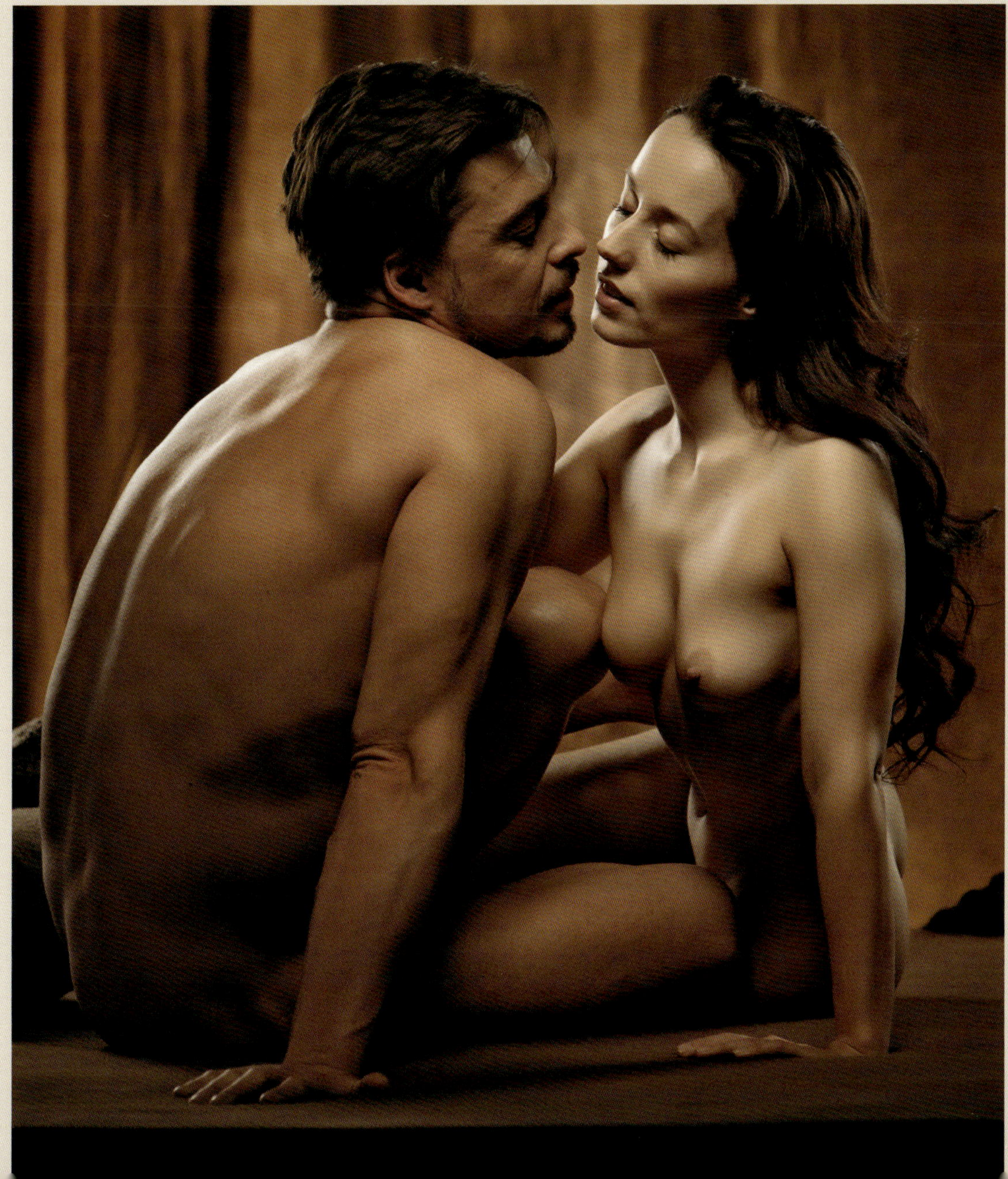

DAS LEBEN DES EDELMANNS

Ausdrücklich rät das Kamasutra auch dem Mann, auf seine Körperpflege zu achten. Hierzu gibt es zahlreiche Hinweise.
Von der Körperreinigung bis zum Mittagsschlaf, vom Empfang der Geliebten bis zu gesellschaftlichen Unterhaltungen mitsamt der Gestaltung von Zechgelagen, Picknicks und Spielen im Freien gibt das Kamasutra ausführliche Anleitungen. Im Mittelpunkt steht dabei immer die Entwicklung von Lust und Sinnlichkeit. Denn wer in einer Weise handelt, die sowohl ihm selbst als auch seinem Partner angenehm ist, so das Kamasutra, der fügt auch niemandem Leid zu und der schafft somit gute Voraussetzungen für ein gelungenes Leben.

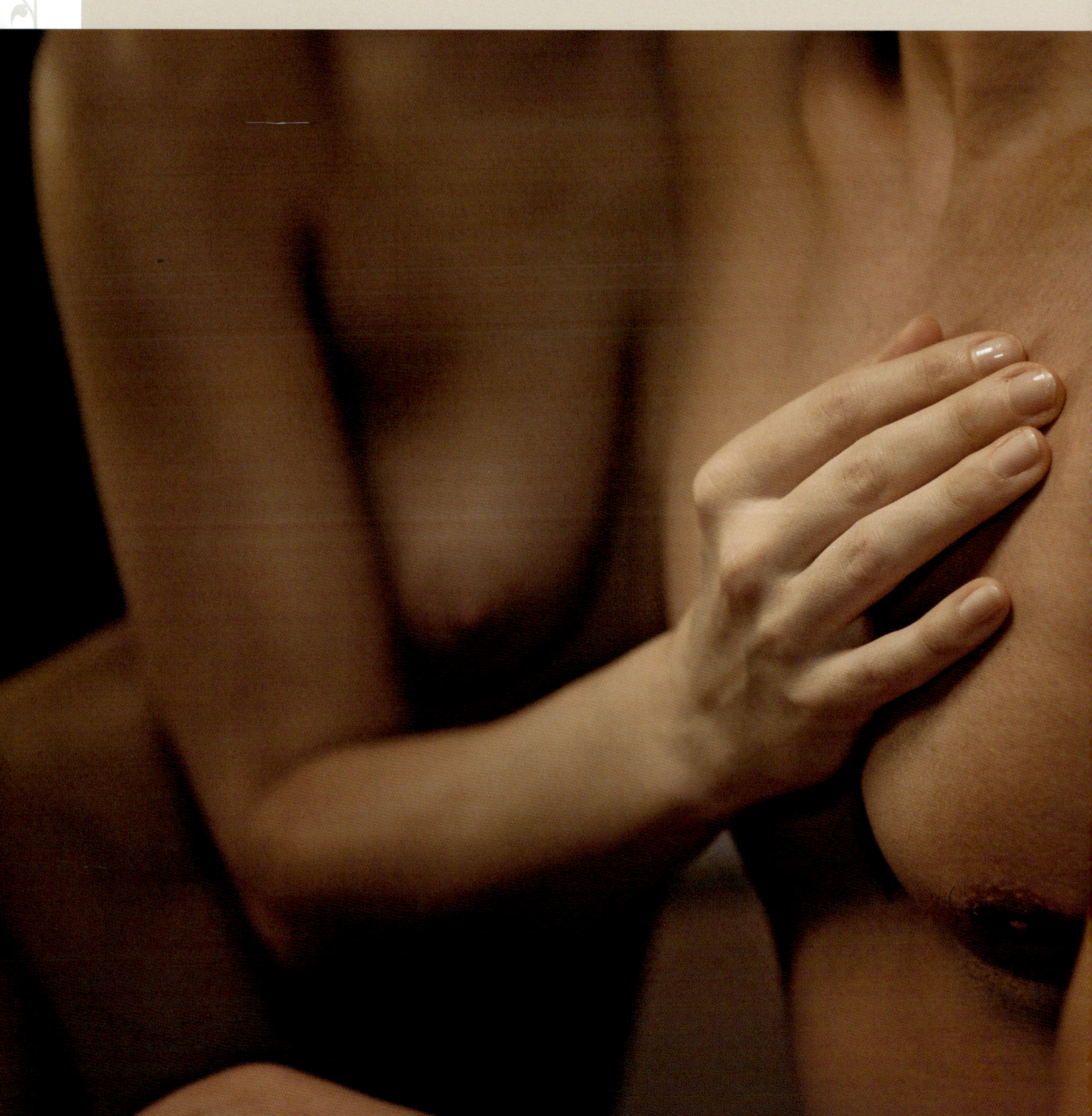

SEXUALITÄT ALS TOR ZUR SPIRITUALITÄT

Auf den ersten Blick mag das Kamasutra wie eine bloße Aufzählung von Verhaltensweisen, Liebesstellungen und zahlreichen Regeln für die Begegnung zwischen Mann und Frau wirken. Wer jedoch zwischen den Zeilen liest, wird schnell bemerken, dass es hier um viel mehr geht. Der Vergleich zum Yoga drängt sich auf: Auch hier werden zwar Körperstellungen und Atemtechniken genau beschrieben – es geht jedoch nicht um Akrobatik, sondern um die Entwicklung unseres Bewusstseins. Ebenso geht es auch beim Kamasutra letztlich nicht darum, Blumen in der richtigen Weise zu streuen oder seine Beine in der optimalen Weise anzuwinkeln, sondern es geht um Achtsamkeit und neue Erfahrungen, die das seelisch-geistige Wachstum anregen sollen.

Die Wiederentdeckung der Sinnlichkeit ist gerade in der heutigen Zeit von entscheidender Bedeutung für unser Glück. Und natürlich erst recht für das Glück und die Erfüllung in unserer Beziehung. Das Kamasutra lädt uns dazu ein, weniger zu denken und dafür mehr zu spüren. Wer die Regeln des Kamasutra beherzigt, weckt nicht nur alle seine Sinne, sondern lernt, dem spielerischen Element der Sexualität neuen Raum zu geben. Dies kann dazu führen, dass sogar Partner, die seit vielen Jahren Schwierigkeiten miteinander haben und deren Lust längst erloschen scheint, wieder lernen, sich »zu berühren« – nicht nur körperlich, sondern auch seelisch.

RITUALE DER LIEBE

Das Kamasutra beschreibt im Grunde ritualisierte Formen der Liebe. Ob es um das Studium der 64 Künste, um die korrekte Beschreibung von Liebesstellungen oder Empfehlungen für den Tagesablauf und die Reihenfolge der Reinigung geht – immer wieder begegnen uns die verschiedenen Stadien des Liebesspiels in Form von Ritualen.

Rituale haben den Vorteil, dass sie das Bewusstsein aus den Fesseln des Alltags zu befreien vermögen. Doch trotz aller Empfehlungen, die das Kamasutra gibt, geht es nicht darum, sich strenge Regeln aufzuerlegen. Ein Ritual sollte uns dienen, nicht wir dem Ritual. Das äußere Befolgen festgelegter Schritte ist nur ein Mittel zum Zweck. Dieser Zweck besteht darin, tief in die Liebe einzutauchen. Und er besteht darin, sich für den Reichtum, den wir in der Verbundenheit mit unserem Partner erleben können, zu öffnen. Rituale wirken reinigend und sie helfen, den Kontakt zum eigenen Körper und zu dem des oder der Geliebten zu intensivieren.

Im Wesentlichen besteht ein Liebesritual aus einfachen Elementen: Zunächst sollte viel Wert auf die Atmosphäre gelegt werden – Schönheit, Ästhetik und Sinnlichkeit stehen im Mittelpunkt des Liebesakts. Einen gewöhnlichen Raum in einen Liebestempel zu verwandeln ist nicht schwierig. Farben, Düfte und Klänge sind dabei die wichtigsten »Zutaten«. Einige Punkte sind darüber hinaus hilfreich:

- Die Zeit sollte keine Rolle spielen. Befreien Sie sich von allen Terminen und verbannen Sie sämtliche Uhren aus dem Raum.
- Zimmer und Bett sollten mit Blumen, bunten Tüchern und Kissen geschmückt werden.
- Das Licht sollte dezent sein – Kerzen eignen sich hier besonders gut.
- Durch Räucherstäbchen oder Aromaöle entsteht ein Wohlgeruch im Raum, durch Salben und Parfüms auf der Haut; doch hier wie dort sollten zu starke Düfte vermieden werden.
- Wein oder kleine Speisen wie etwa Obststücke sollten bereitgestellt werden und heitere Musik erklingen.

Unter den 64 Künsten, die dazu dienen, den Liebesgenuss zu steigern, nennt das Kamasutra viele, die sich auf das Schmücken des Liebeszimmers und die Pflege des Körpers beziehen. Dazu gehören

- das Verzieren des Bodens und des Liebeslagers mit Blumen
- das Bereiten des Liebeslagers und das Anordnen von Kissen
- Kränze und Girlanden aus Blumen anfertigen
- die kunstvolle Verfertigung von Diademen, Turbanen und Frisuren
- das Mischen von Wohlgerüchen und Parfüms
- die Zubereitung von Säften, Sorbets und Likören
- das kunstvolle Parfümieren des Körpers, das Glätten und Flechten der Haare
- die Kunst der Kostümierung.

LIEBE IN ACHTSAMKEIT

Kamasutra ist nicht Sex. Zwar spielt Sex im Kamasutra eine große Rolle, doch viel wichtiger als der sexuelle Akt an sich ist die innere Haltung, mit der wir unserem Partner begegnen. Das Kamasutra setzt ganz selbstverständlich voraus, dass Paare beim Liebesspiel wach und achtsam sind und sich sehr viel Zeit füreinander nehmen. Doch heute ist das nicht mehr so einfach wie vor 2000 Jahren. Tag für Tag sorgen zahlreiche Ablenkungen dafür, dass unser Geist zerstreut wird. Ob Termindruck, Medien wie das Internet, Telefonate oder andere Alltagsbelastungen – wann immer wir uns von den Reizen, die auf uns eindringen, aus unserer Mitte reißen lassen, können wir nicht gleichzeitig wach und präsent sein. Doch genau das ist wichtig, wenn wir den Weg des Kamasutra gehen wollen: innerlich voll und ganz bei dem zu sein, was wir tun und uns im Hier und Jetzt auf unseren Partner und uns selbst einzulassen.

Trotz aller Ablenkungen kann jeder Mensch in seinem Leben prinzipiell die Erfahrung der spirituellen Dimension machen. Und so kann auch jeder erfahren, dass es in der körperlichen Liebe um viel mehr geht als nur um schnelle Triebbefriedigung. Das einzige Heilmittel, das uns jedoch von den Problemen des Alltags und dem Gefängnis der Oberflächlichkeit befreien kann, ist die Achtsamkeit. Nur durch Achtsamkeit können wir

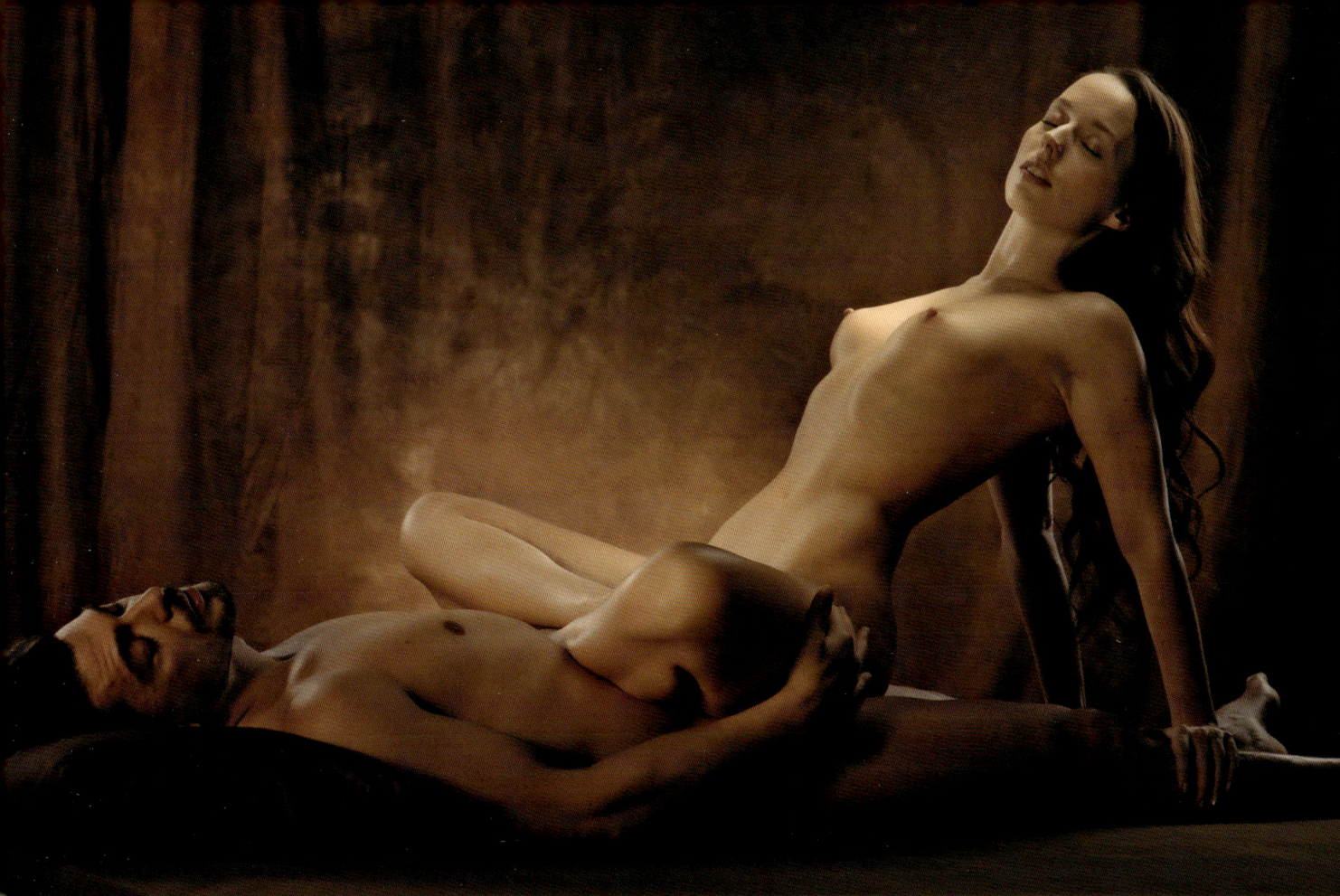

unsere Sinnlichkeit entwickeln und die Verbundenheit zu unserem Partner von Augenblick zu Augenblick vertiefen.

Was ist Achtsamkeit? Achtsamkeit hat viel Ähnlichkeit mit Genießen, geht jedoch weit darüber hinaus. Achtsamkeit ist die Fähigkeit, sich ganz und gar mit dem gegenwärtigen Moment zu verbinden. Durch die Kraft der Achtsamkeit ist es möglich, Grübeleien und Probleme aus der Liebe herauszuhalten. Und das ist wichtig, denn sonst verwechseln wir die Welt in unserem Kopf mit der Wirklichkeit, an der wir damit vorbeigehen. Durch Achtsamkeit schaffen wir Raum für neue Erfahrungen und intensive Begegnungen. Dabei ist Achtsamkeit weder eine Frage des Charakters noch Zufall, sondern eine Fähigkeit, die sich üben lässt. Das Gleiche gilt übrigens auch für die Sinnlichkeit, die ebenfalls nicht einfach so vom Himmel fällt, sondern kultiviert, und das heißt vor allem geübt, werden kann. Das Kamasutra bietet hier viele Anregungen. Sie können Ihre Achtsamkeit wie auch Ihre Sinnlichkeit gemeinsam mit Ihrem Partner entwickeln, indem Sie einige einfache Regeln befolgen:

- Konzentrieren Sie sich auf das, was Sie tun und auf das, was Sie erleben.
- Vertrauen Sie Ihrem Bauch, Ihrer Intuition und Ihrem Gefühl. Denken Sie nicht zu viel nach, sondern lassen Sie Ihre Gedanken los.
- Genießen Sie das Liebesspiel mit allen Sinnen. Sie können Ihre Aufmerksamkeit auf das lenken, was Sie sehen, hören, spüren oder riechen – auf Farben, Musik, Berührungen oder Düfte.

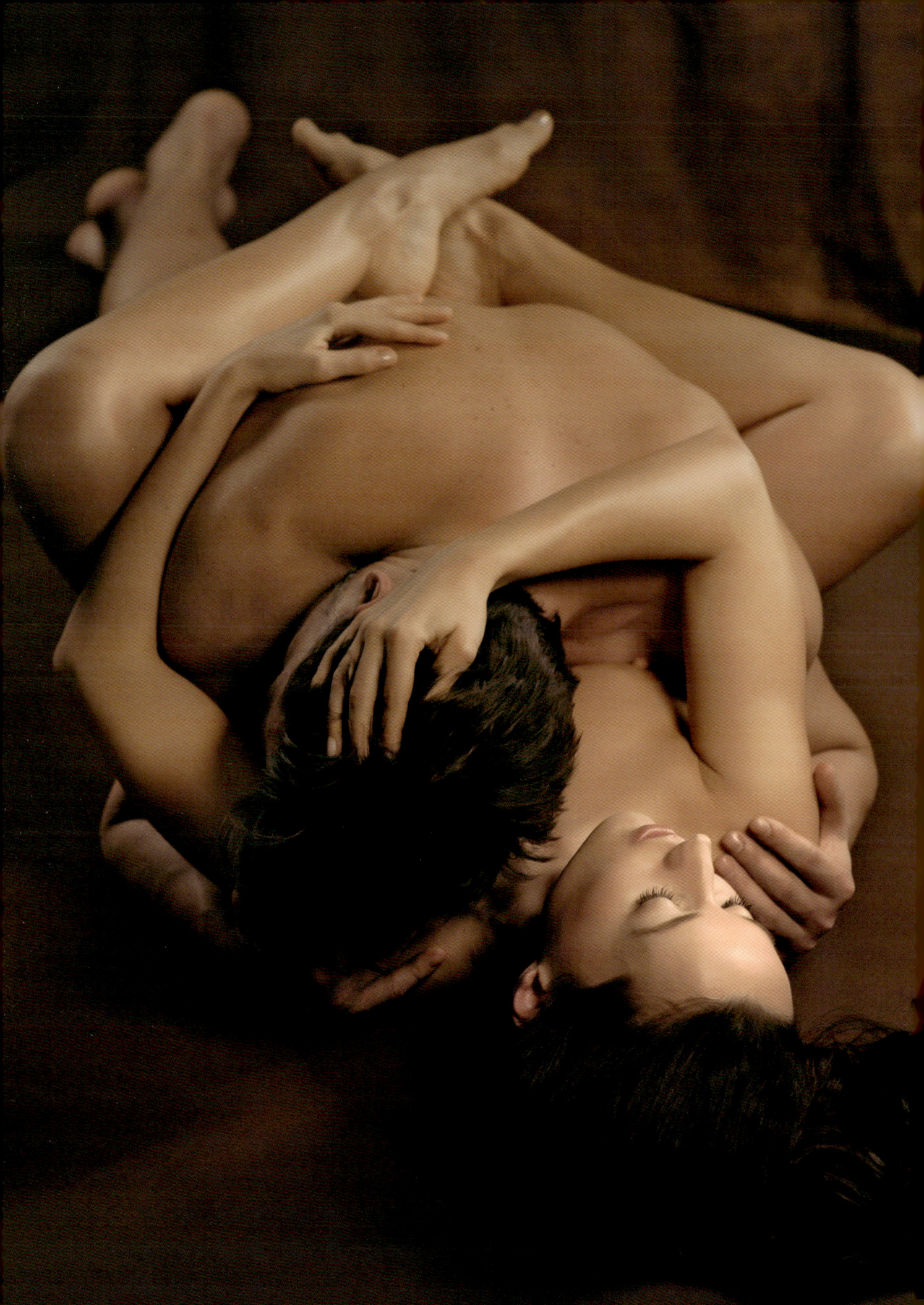

- Bewerten und verurteilen Sie nichts, sondern beobachten Sie nur, was Sie erleben. Hüten Sie sich davor, in Kategorien wie »schlecht«, »gut«, »verboten«, »unanständig«, »erlaubt«, »schön« oder »hässlich« zu denken. Bleiben Sie offen, denn nur so können Sie neue Erfahrungen machen.
- Prinzipiell können Sie Ihre Achtsamkeit sowohl auf sich selbst als auch auf Ihren Partner richten. Es empfiehlt sich, die Achtsamkeit gelegentlich zwischen Ihnen beiden wandern zu lassen. Vor allem aber: Wann immer Ihre Gedanken abwandern, sich mit Plänen oder Erinnerungen beschäftigen oder sich vom Alltagsdenken davontragen lassen, sollten Sie die Achtsamkeit wieder sanft auf das Hier und Jetzt lenken. Sie üben das einfach dadurch, indem Sie es immer wieder tun. Es ist nicht schwer, doch Sie sollten beharrlich sein.

DER WEG DES MITGEFÜHLS

Ebenso wie Achtsamkeit ist auch Mitgefühl für sich selbst und seinen Partner sehr entscheidend, um das Geheimnis von Kama, der sinnlichen Liebe, zu ergründen. Achtsamkeit und Mitgefühl sind wie die zwei Flügel eines Vogels. Mitfühlend und achtsam zu sein bedeutet, gut für sich und seine Geliebte oder seinen Geliebten zu sorgen. Sich selbst und dem anderen seine volle Aufmerksamkeit entgegenzubringen ist dabei nur die eine Seite. Die andere, ebenso wichtige, erfordert, dass wir freundlich und mild mit uns und ihm oder ihr umgehen.

Keiner ist perfekt. Jeder Mensch hat Schwächen und Fehler, und das ist vollkommen in Ordnung so. Leider werden Liebesbeziehungen jedoch oft von negativen Bewertungen, unterschwelligem Groll, Minderwertigkeits- oder Schuldgefühlen belastet. Es versteht sich, dass eingefahrene Muster, also Schubladen, in die wir uns selbst oder unseren Partner stecken, ein großes Hindernis für Lust, Leidenschaft und Harmonie sind. Daher sollten wir stets auch unser Mitgefühl entwickeln, wenn wir uns mit der Praxis des Kamasutra beschäftigen. Dies beinhaltet, dass wir uns immer wieder auf das Schöne und Außergewöhnliche in unserem Partner – und natürlich auch in uns selbst – konzentrieren. Es beinhaltet aber auch, Altes loszulassen, zu vertrauen und beispielsweise den Blick unseres Partners zu suchen.

Wann immer wir in intimen Augenblicken miteinander reden, sollten wir das Positive, etwa in Form von Komplimenten oder Dankbarkeit, zum Ausdruck bringen. Genauso gut, wenn nicht gar besser, ist es jedoch, gemeinsam zu schweigen – nicht weil es nichts mitzuteilen gäbe, sondern weil unser Mitgefühl gar keiner Worte bedarf.

Da Achtsamkeit und Mitgefühl derart entscheidende Faktoren für die Liebe sind, habe ich zwischen die Beschreibungen der Liebesstellungen einige Male Übungen beziehungsweise Reflexionen eingebaut, die die Bedeutung dieser Aspekte unter verschiedenen Gesichtspunkten nochmals hervorheben. Inzwischen gibt es viele Buchveröffentlichungen zum Thema Achtsamkeit und Selbst-Mitgefühl und es lohnt sich, sich bei Interesse näher damit zu beschäftigen.

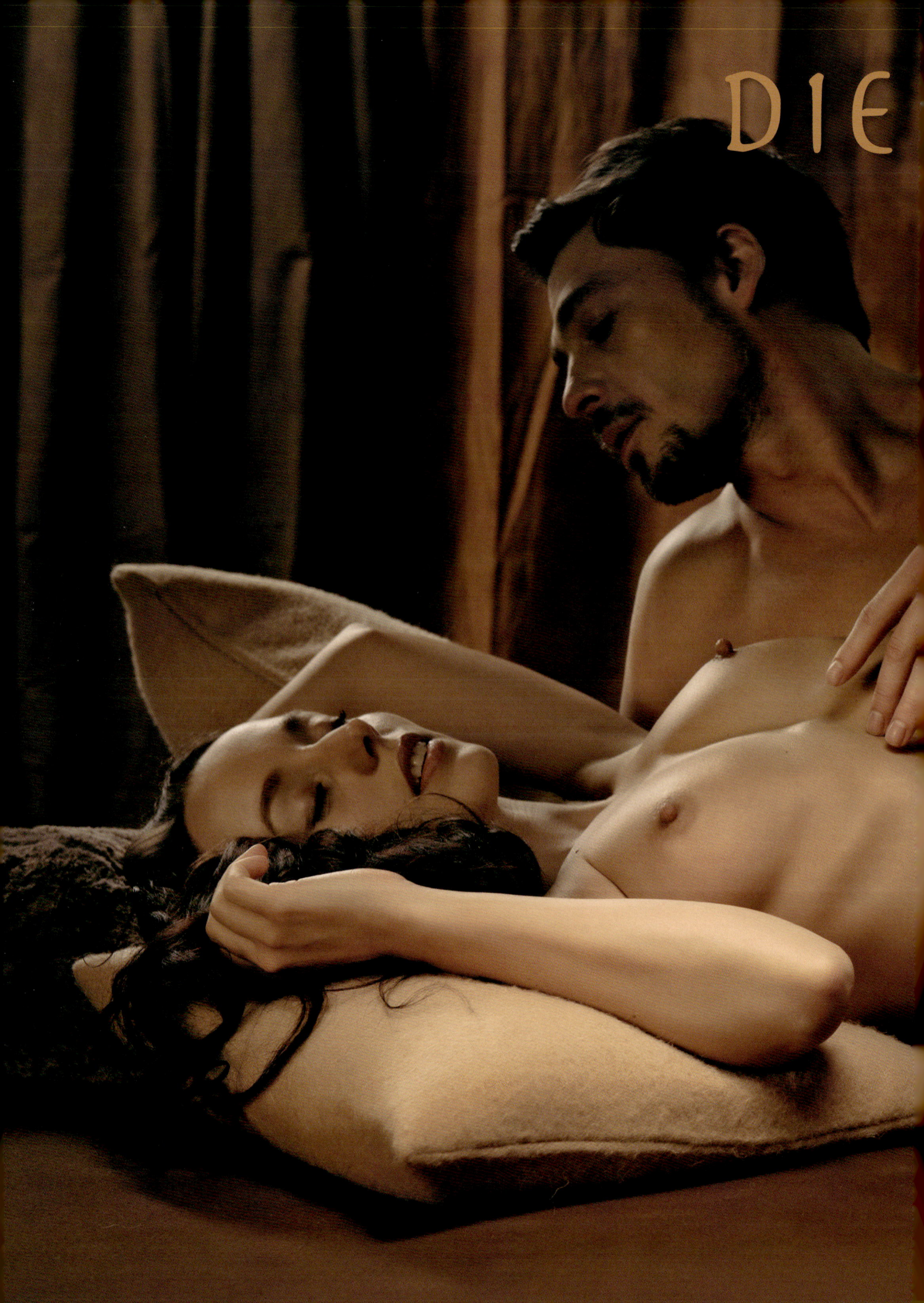

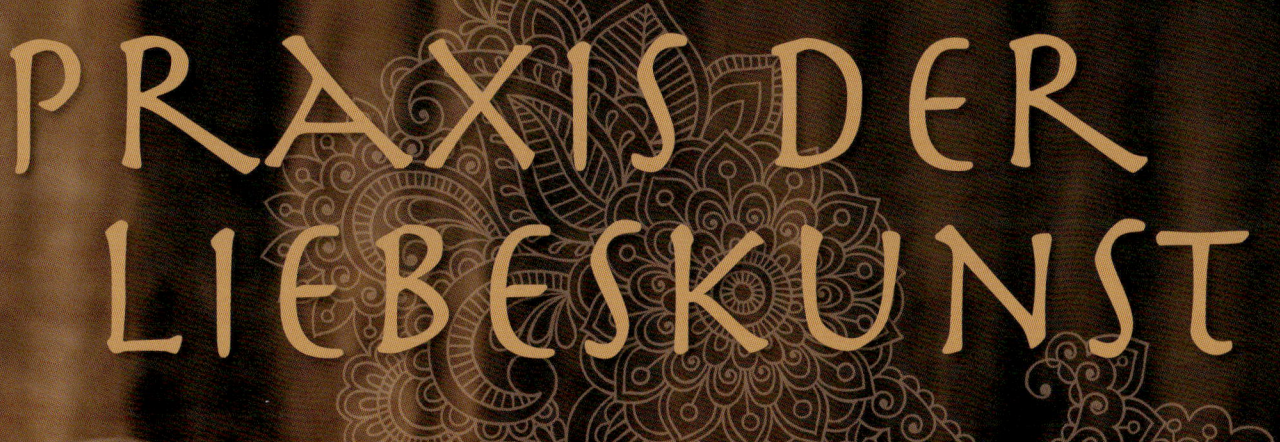

PRAXIS DER LIEBESKUNST

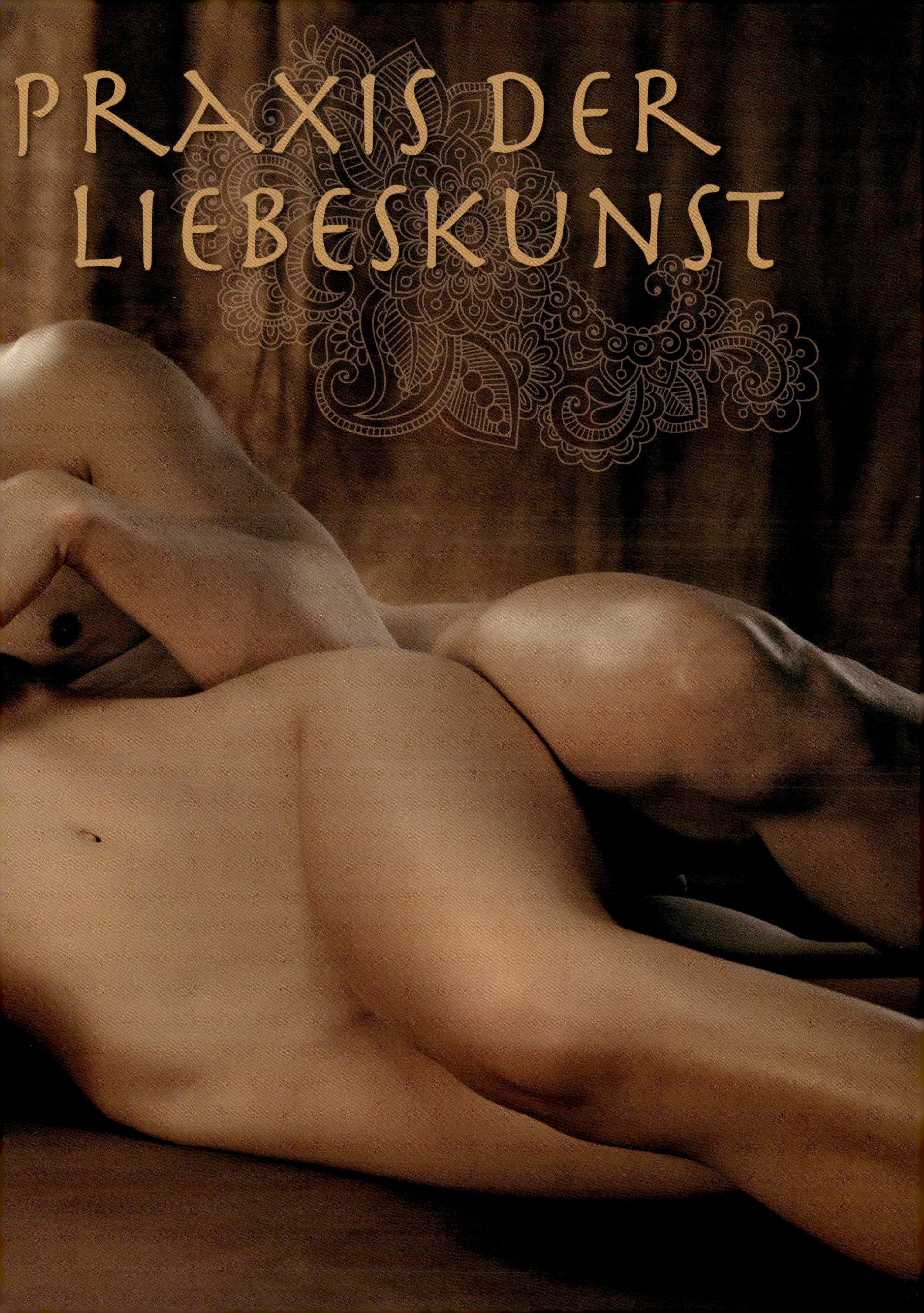

Das Kamasutra beschreibt viele Varianten von Küssen, Bissen, Liebesstellungen usw. Eine feste Reihenfolge ist dabei nicht einzuhalten, und natürlich können Sie sehr frei mit den jeweiligen Vorschlägen umgehen. Beispielsweise können Sie sich zunächst mit den Stellungen befassen, die im Folgenden genau beschrieben sind. Um lange Theoriekapitel zu vermeiden, habe ich mich entschieden, alle für das Kamasutra typischen Themen wie Küssen, Bisse, Umarmungen, Rollentausch usw. in Form relativ kurzer Abschnitte aus dem Kamasutra über das Buch verteilt einzustreuen und so zu einem spielerischen Umgang mit den Themen einzuladen.

Das Kamasutra ist kein Schnellkurs in Sachen Erotik, sondern eine Anleitung, sein Repertoire an Liebestechniken ohne Eile schrittweise zu erweitern. Grundsätzlich empfiehlt es sich, die Texte gemeinsam mit Ihrem Partner zu lesen – doch wie gesagt: Sie müssen nicht zuerst »alles lesen«. Wenn Sie möchten, können Sie noch heute damit beginnen, das Kamasutra in die Praxis umzusetzen.

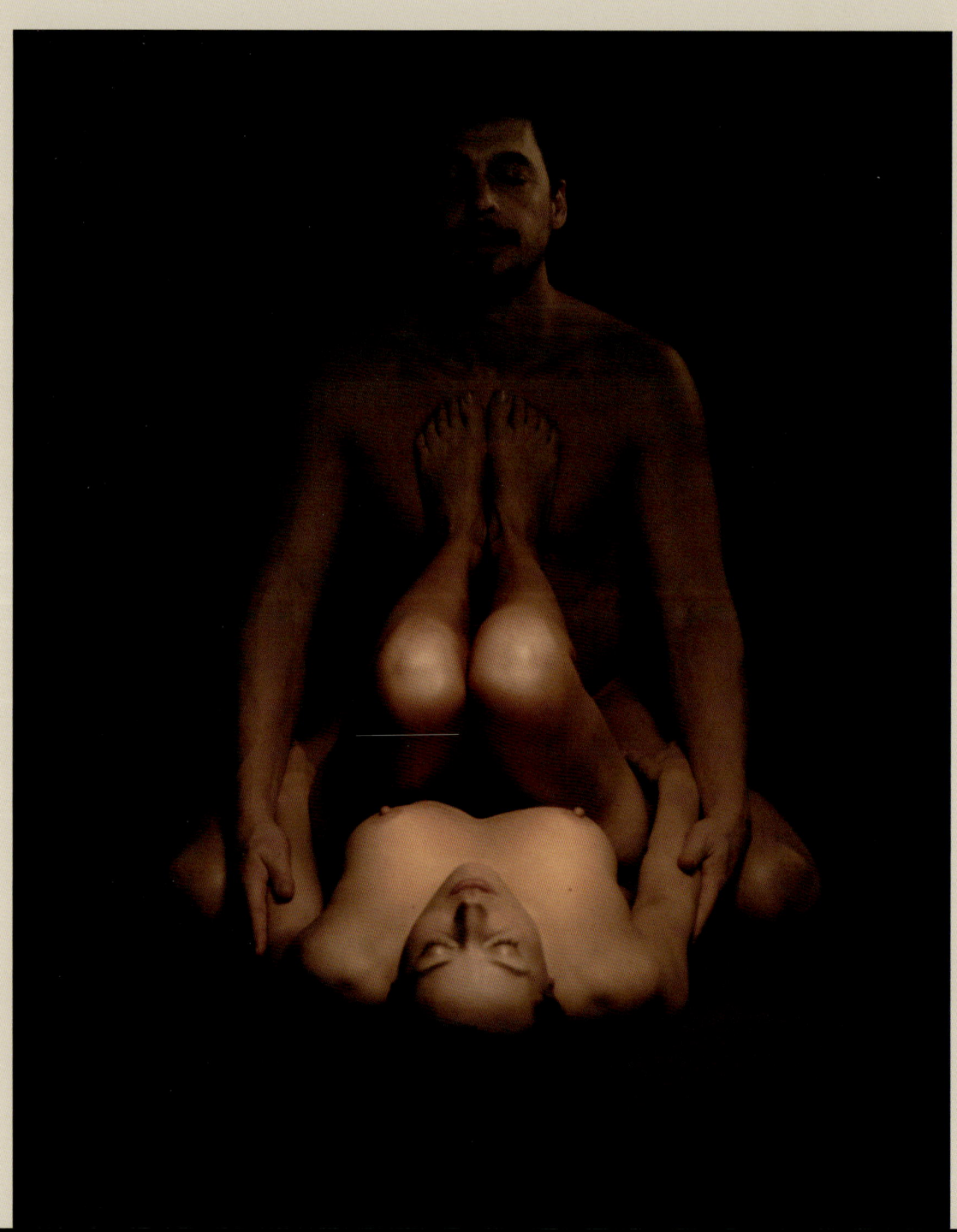

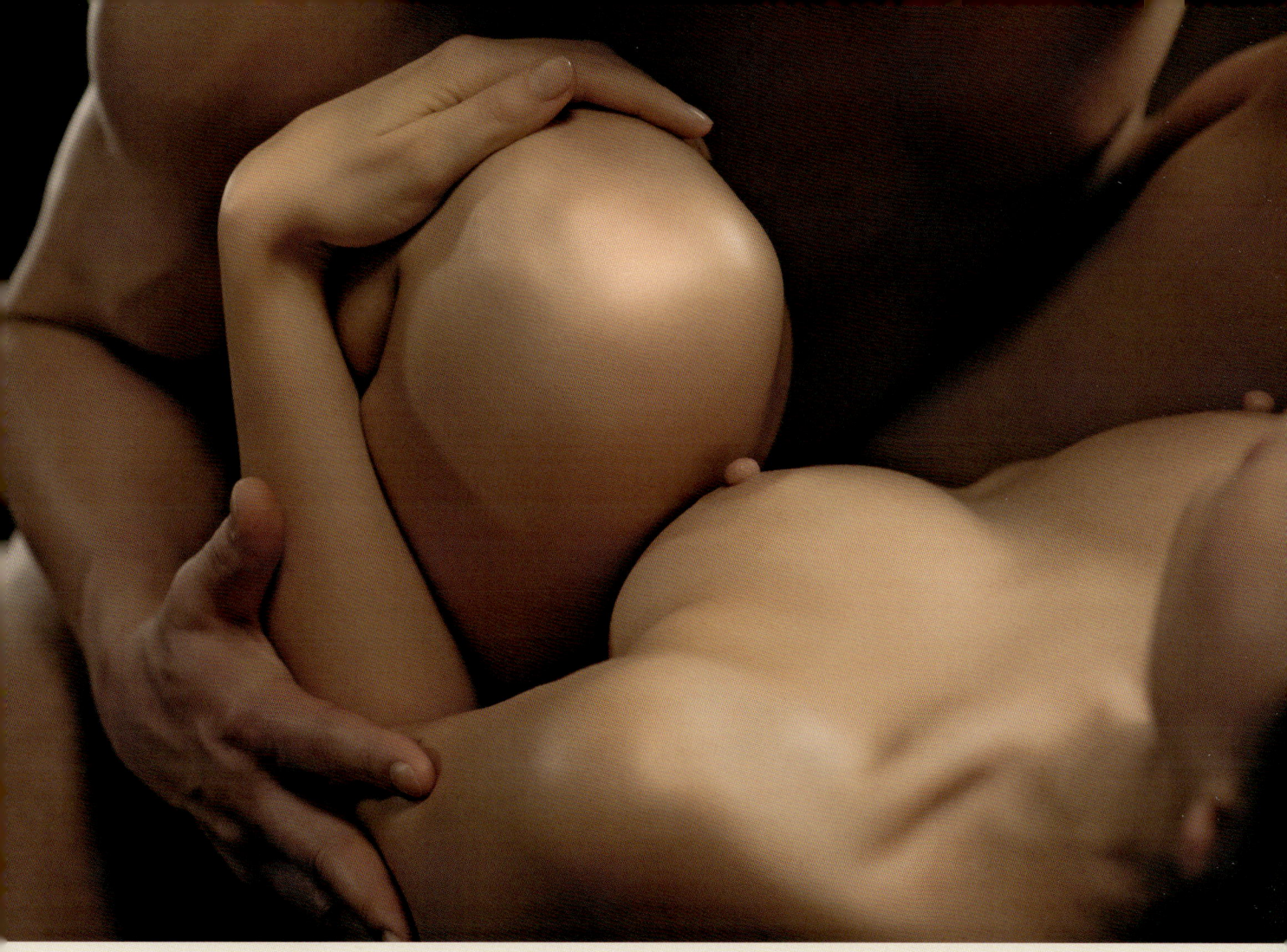

KAMASUTRA – EINE ART »SEXGYMNASTIK«?

Im Mittelpunkt der meisten Veröffentlichungen zum Thema Kamasutra steht die Darstellung zahlreicher Liebesstellungen. Nicht selten wird das Kamasutra daher von Menschen, die sich nicht eingehender mit der Materie befasst haben, als eine Art indische »Sexgymnastik« angesehen. So einseitig und oberflächlich dieser Vergleich auch ist, so steckt doch ein wenig Wahrheit darin. Deutlich näher kommen wir der Sache allerdings, wenn wir das Wort »Gymnastik« durch »Yoga« und »Sex« durch »Sinnlichkeit« ersetzen. Einige wesentliche Teile des Kamasutra könnte man nämlich in der Tat gut als »Yoga der Sinnlichkeit« bezeichnen.

Ebenso wie im Yoga haben die unterschiedlichen Körperhaltungen, die im Liebesspiel eingenommen werden, durchaus ihren Sinn und dienen nicht allein der Abwechslung. Genau wie im Yoga gilt auch für das Kamasutra, dass jede Veränderung der Körperstellung sich auch auf das Bewusstsein auswirkt. Unsere Haltung bestimmt unser Verhalten und nicht zuletzt auch unsere Erfahrung. Ob die Frau auf dem Rücken oder auf dem Bauch liegt, ob das Paar steht, kniet oder liegt – all das verändert die Qualität des Liebesspiels. Die Darstellungen der unterschiedlichen erotischen Haltungen sollten daher

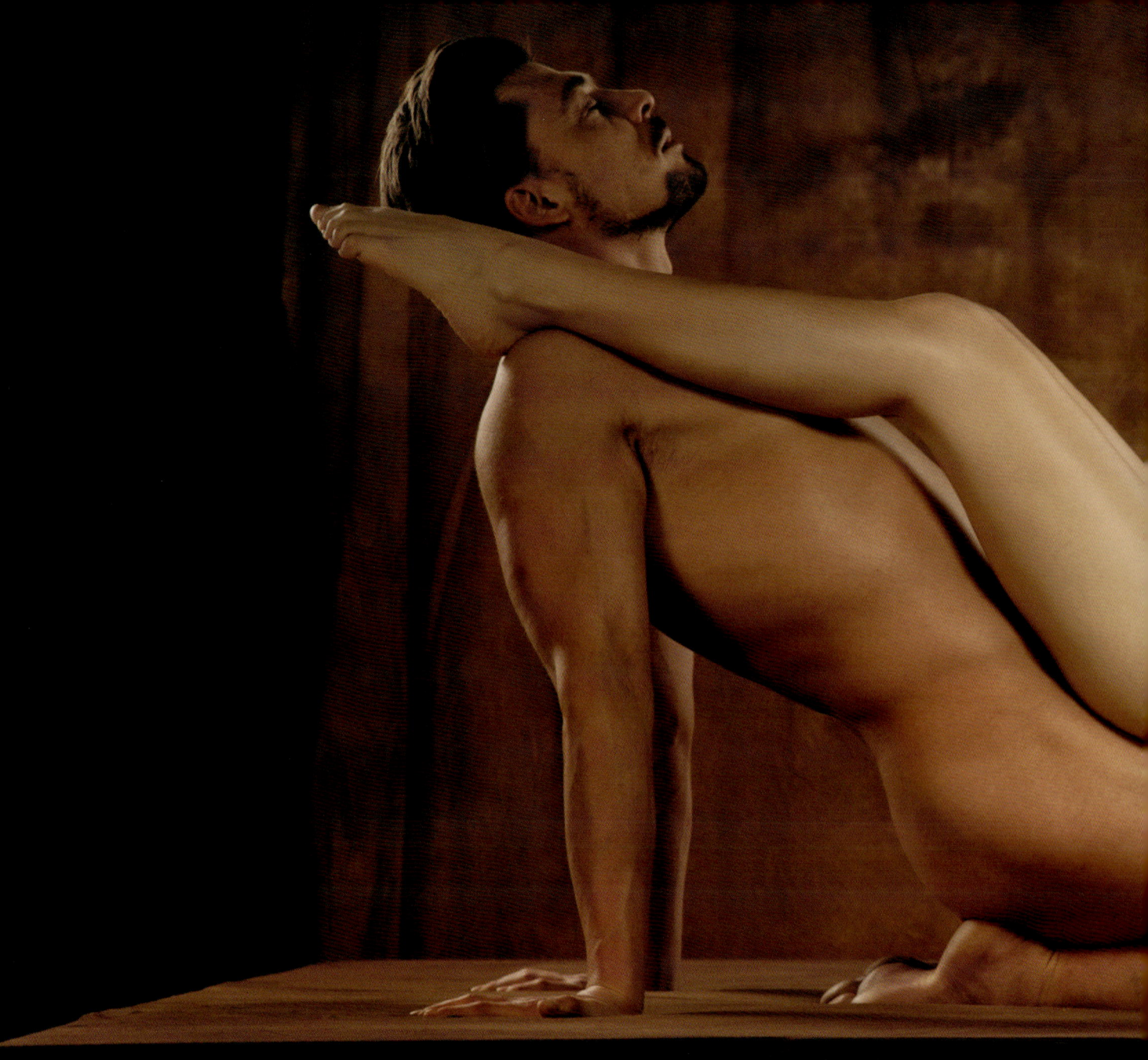

immer auch als Anregung dienen, seinen eigenen Körper wie auch den seines Partners achtsam wahrzunehmen und gemeinsam die Unterschiede zu erforschen, die durch die Veränderung der Körperpositionen bewirkt werden.

Die Stellungen im Kamasutra sind gar nicht so viele. Bei den meisten, auf die Vatsyayana näher eingeht, liegt die Frau auf dem Rücken. Viele Stellungen sind sich recht ähnlich und oft macht lediglich der Winkel der Beine den Unterschied aus.

Die Reihenfolge der Stellungsbeschreibungen habe ich aus dem Kamasutra übernommen. Ferner habe ich ergänzend eine Auswahl der wichtigsten Stellungen aus dem Ananga Ranga übernommen, einer erotischen Schrift, die im 15. Jahrhundert von Kalyana Malla verfasst wurde. Abgesehen von den reinen Liebesstellungen werden im Kamasutra auch zwei erotische Umarmungen beschrieben: »Sesam und Reis« sowie »Milch und Wasser«.

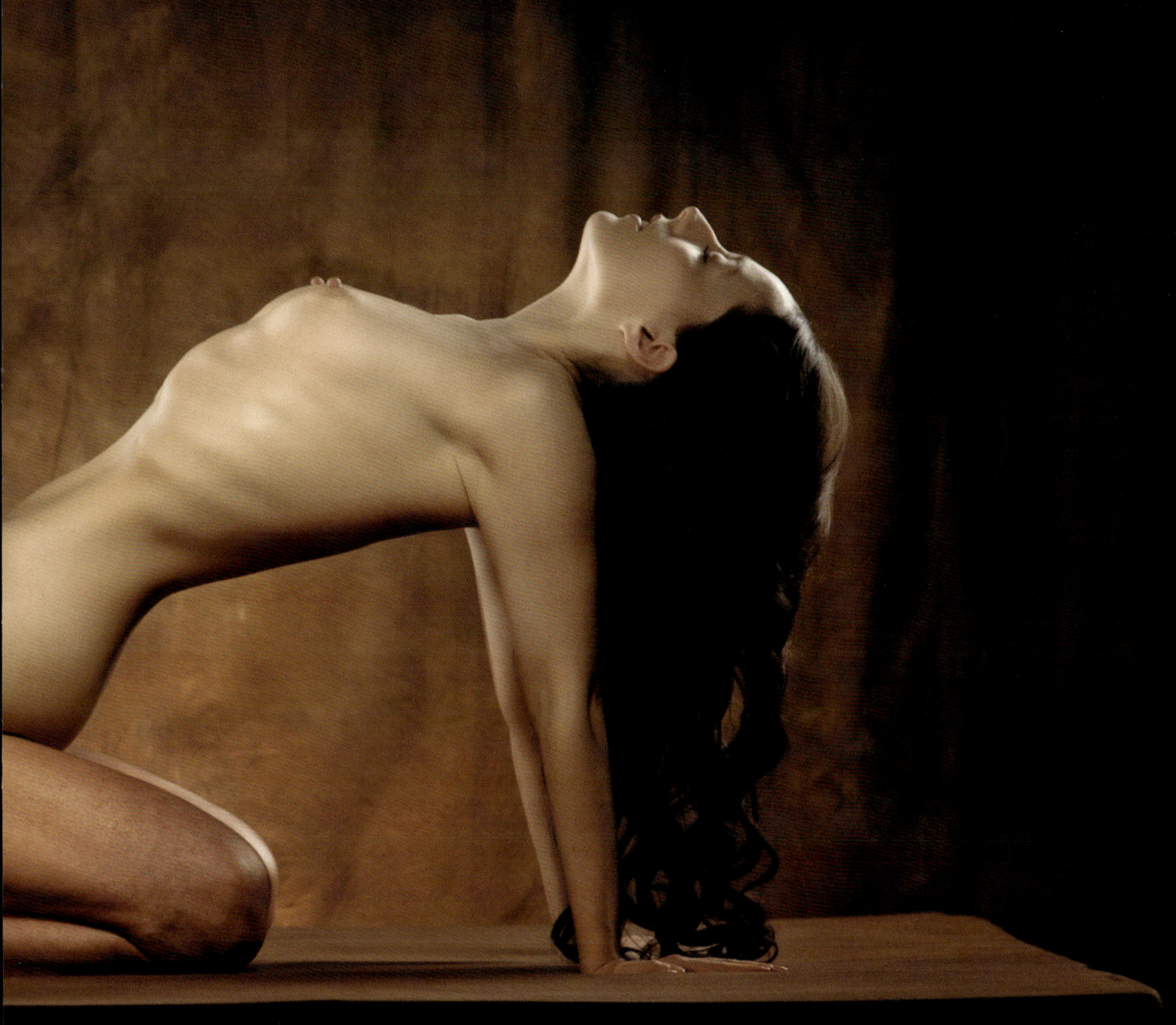

Wählen Sie anfangs vor allem einfache und bequeme Stellungen aus. Erforschen Sie, welche davon Ihnen und Ihrem Partner am meisten Lust bereiten. Liegt der Mann auf der Frau, so hat diese meist wenig Bewegungsfreiheit. Umgekehrt kann die Frau die Führung übernehmen und sich frei bewegen, wenn sie oben sitzt oder liegt. Bei sitzenden Stellungen ist es am leichtesten, wach und achtsam zu bleiben, dafür sind die Bewegungsmöglichkeiten eingeschränkt. Stehende Stellungen eignen sich hingegen eher für außergewöhnliche Augenblicke und erfordern oft von beiden Partnern viel Kraft und Flexibilität. In jedem Fall ist es wichtig, bei allen Liebespositionen zu beobachten, wie sich diese auf die geistige Wachheit und die Gefühle auswirken und darüber auch mit seinem Partner zu sprechen – jedoch selbstverständlich nicht während der Vereinigung, sondern zu anderen Zeiten.

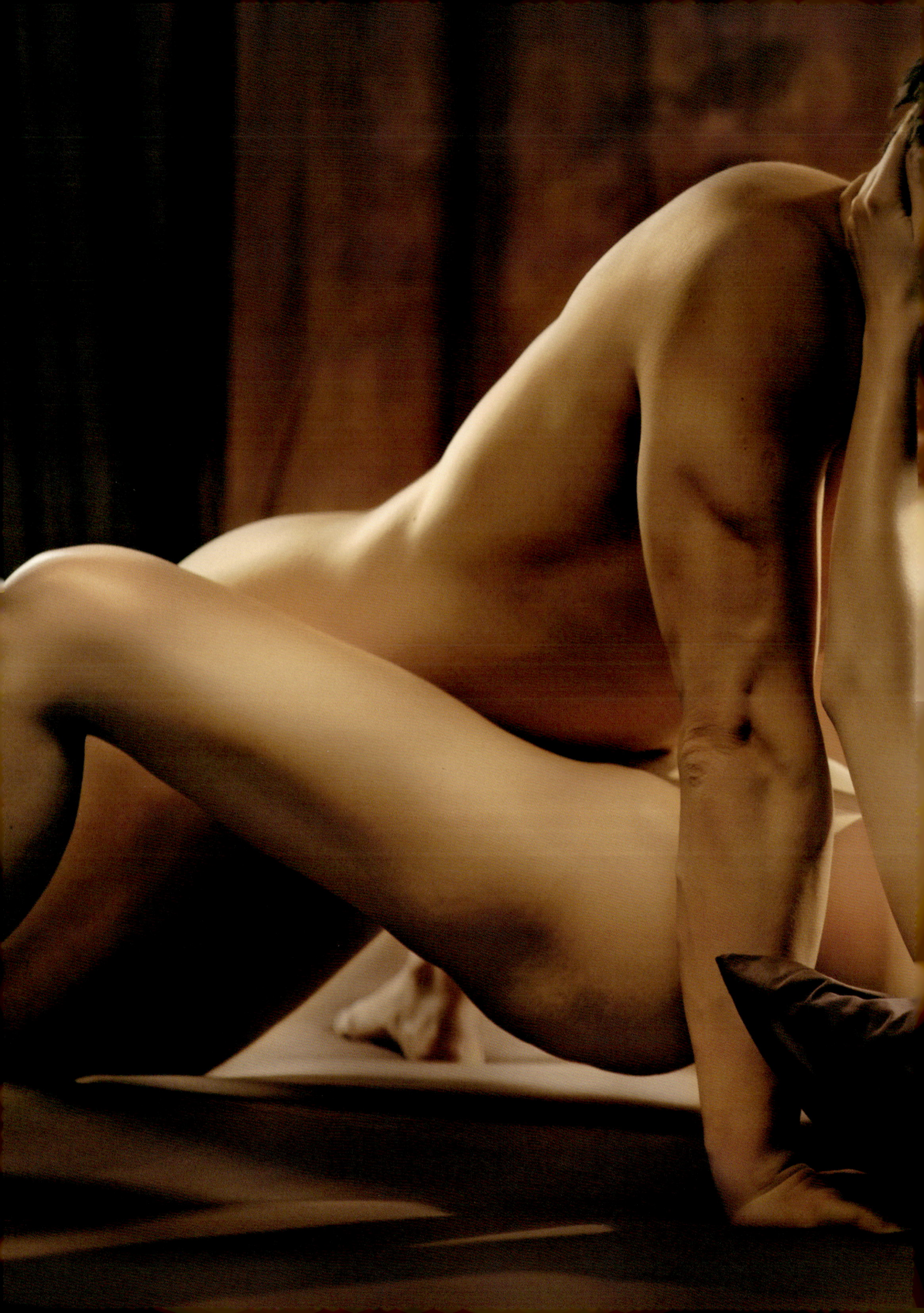

Sie liegt auf dem Rücken und neigt den Kopf nach vorne, indem sie das Kinn leicht zur Brust zieht. Gleichzeitig spreizt sie die Beine und hebt ihr Becken ein wenig nach oben, indem sie ihre Füße kräftig gegen das Bett drückt. Ihr Liebster liegt über ihr und dringt vorsichtig in sie ein. Da diese Stellung relativ viel Kraft in den Beinen erfordert, sollte sie nicht zu lange gehalten werden. Dies gilt erst recht, wenn die Frau ihr Becken in dieser Haltung kreisen lässt. Um ihre Muskeln zu entspannen, sollte sie ihr Becken daher zwischendurch immer wieder auf dem Bett ablegen. Die Stellung kann erleichtert werden, indem ein großes Kissen unter das Gesäß gelegt wird.

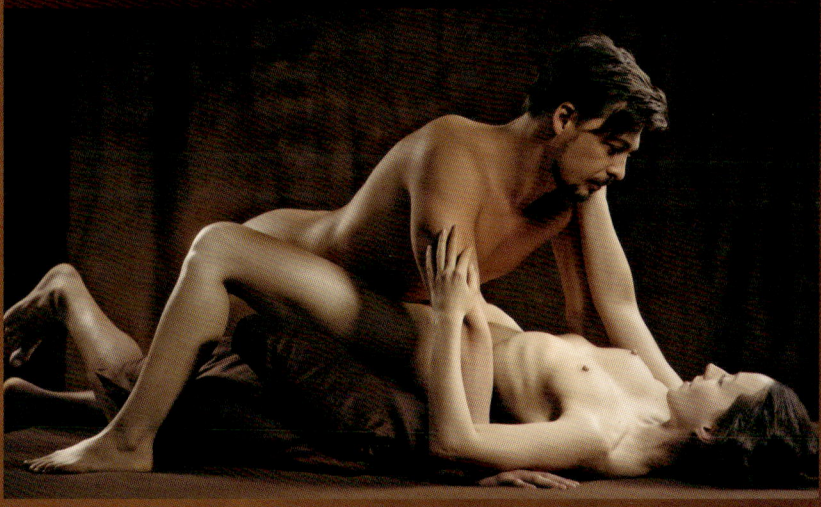

WEIT GEÖFFNETE STELLUNG

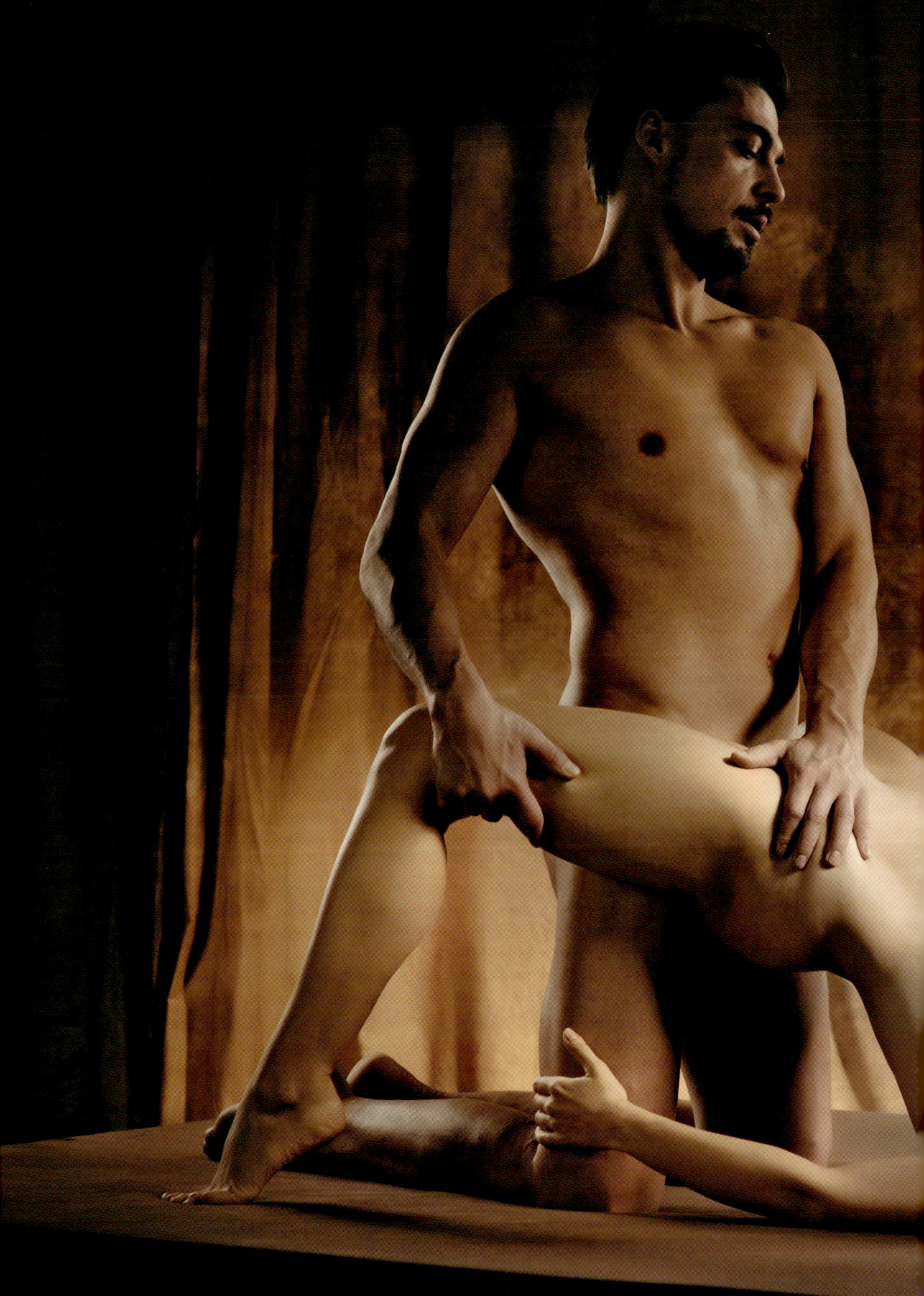

GÄHNENDE STELLUNG

Diese Stellung unterscheidet sich von der vorigen (»Weit geöffnete Stellung«, siehe Seiten 34f.) nur dadurch, dass die Frau ihr Becken diesmal so weit wie möglich nach oben heben sollte. Auch in dieser Position sind ihre Schenkel aufgestellt und gespreizt und sie übt kräftigen Druck auf die Fußsohlen aus. Mithilfe der Bauch- und Rückenmuskeln kann die Frau ihr Becken kreisen lassen oder es sanft hin und her wiegen. Der Mann kniet zwischen den Schenkeln seiner Partnerin und kann sie unterstützen, indem er sie an den Hüften hält. Alternativ dazu kann die Frau sich beim Heben des Beckens mit den Händen im unteren Rücken abstützen. Auch bei dieser Stellung sollte der Mann sehr behutsam eindringen.

INDRAS GATTIN

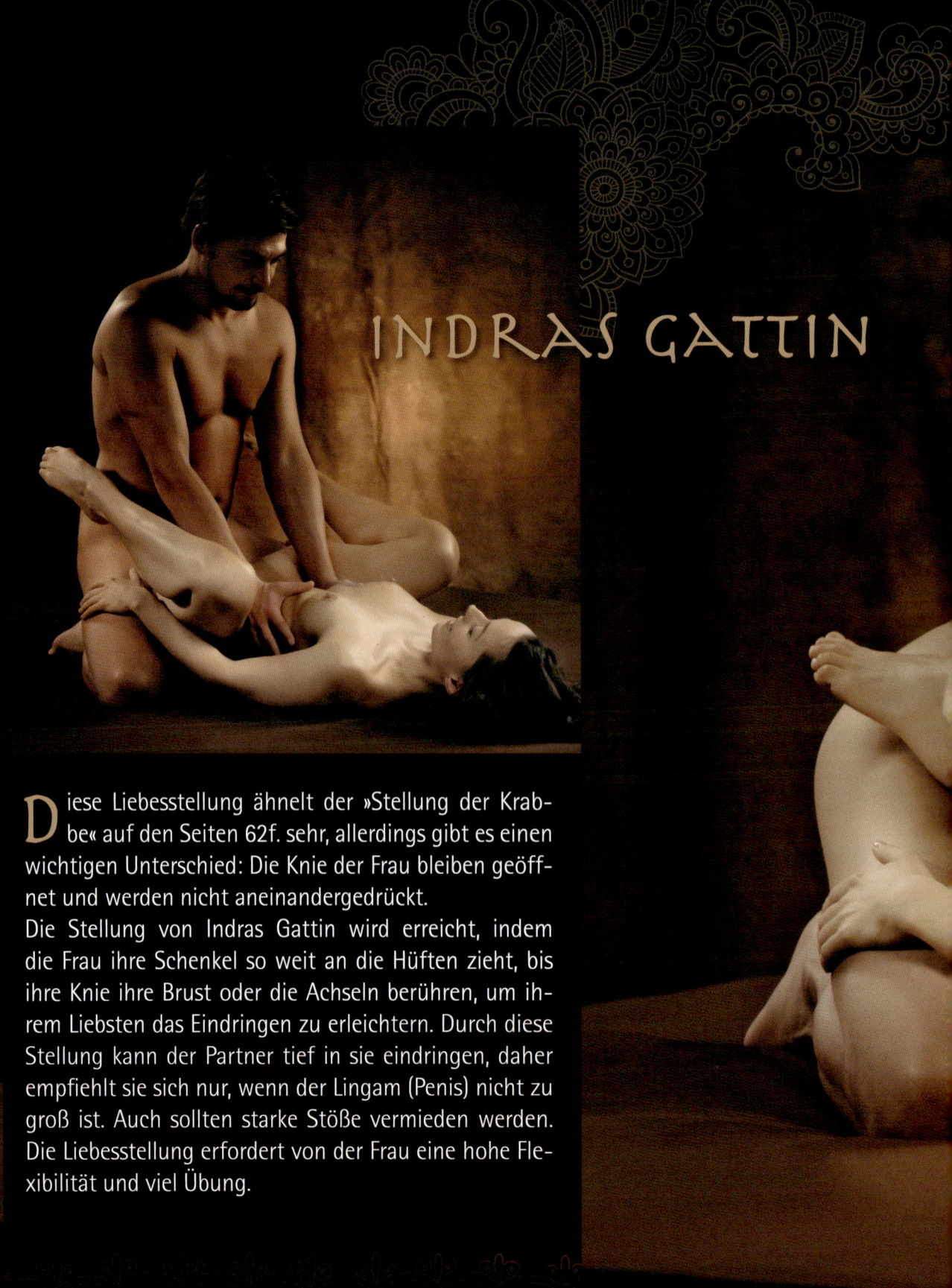

Diese Liebesstellung ähnelt der »Stellung der Krabbe« auf den Seiten 62f. sehr, allerdings gibt es einen wichtigen Unterschied: Die Knie der Frau bleiben geöffnet und werden nicht aneinandergedrückt.
Die Stellung von Indras Gattin wird erreicht, indem die Frau ihre Schenkel so weit an die Hüften zieht, bis ihre Knie ihre Brust oder die Achseln berühren, um ihrem Liebsten das Eindringen zu erleichtern. Durch diese Stellung kann der Partner tief in sie eindringen, daher empfiehlt sie sich nur, wenn der Lingam (Penis) nicht zu groß ist. Auch sollten starke Stöße vermieden werden. Die Liebesstellung erfordert von der Frau eine hohe Flexibilität und viel Übung.

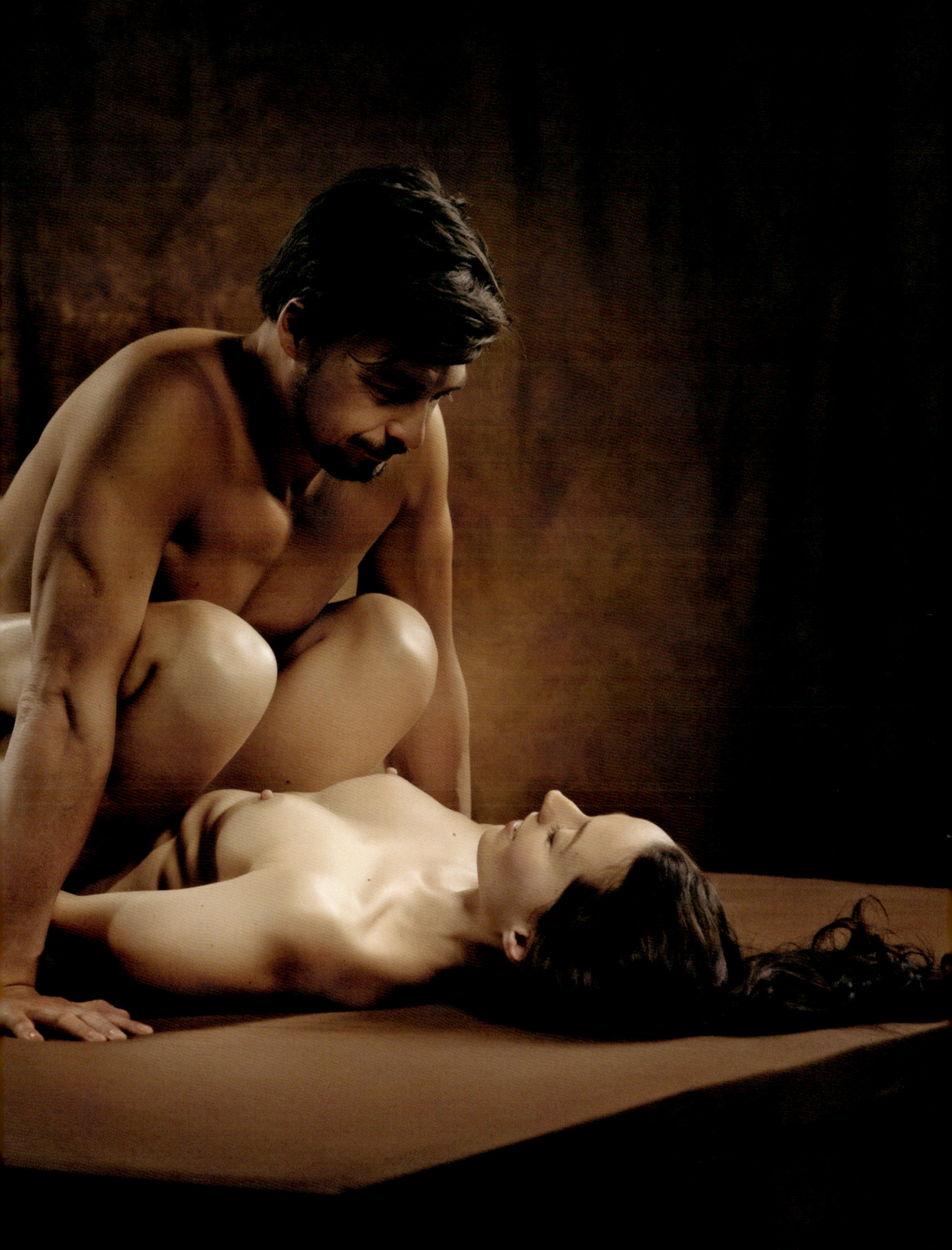

DIE TYPOLOGIE DER VEREINIGUNG

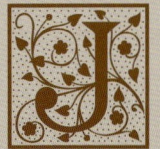e nach Länge und Umfang ihres Lingam (Penis) werden die Männer in drei Typen eingeteilt: Hase, Stier und Hengst. Je nach Tiefe und Dehnbarkeit ihrer Yoni (Vagina) werden auch die Frauen in drei Klassen eingeteilt: Gazelle, Stute oder Elefantenkuh. Bei der Vereinigung von Mann und Frau gibt es neun Kombinationen, von denen drei, was die Größe der Geschlechtsorgane betrifft, gut und sechs weniger gut zueinander passen.

Die harmonischen Vereinigungen entstehen aus den Kombinationen
- Hase und Gazelle
- Stier und Stute
- Hengst und Elefantenkuh.

Die unvorteilhaften Vereinigungen entstehen aus den Kombinationen
- Hase und Stute
- Hase und Elefantenkuh
- Stier und Gazelle
- Stier und Elefantenkuh
- Hengst und Stute
- Hengst und Gazelle.

Von den neun Varianten der Vereinigung entsprechend der Größe der Geschlechtsorgane sind die günstigsten jene, wo beide Partner sich entsprechen, die ungünstigsten jene, die am stärksten entgegengesetzt sind; alle übrigen sind mittelmäßig. Auch ergeben sich je nach erotischem Temperament – kühl, mäßig und feurig – neun Arten des Beischlafs. Ist das Temperament des Mannes kühl, so ist sein erotisches Begehren spärlich und sein Samenerguss dürftig – die Umarmung durch eine feurige Partnerin ist für ihn unerträglich. Zudem gibt es Männer mit mäßigem oder feurigem Temperament, wobei jeder männlichen Kategorie eine weibliche entgegensteht, sodass sich also neun Kombinationsmöglichkeiten ergeben.

Auch was die Dauer der Vereinigung betrifft, kann man wiederum drei Typen von Männern und Frau unterscheiden – rasche, mittlere und geruhsame. Und wiederum ergeben sich durch die verschiedenen Kombinationsmöglichkeiten auch hier neun Arten des Liebesgenusses.

Vatsyayana weist ferner darauf hin, dass der Liebesgenuss umso höher ist, je besser Mann und Frau zusammenpassen – durch ihre Anatomie, ihr Temperament und ihren Zeitrhythmus. Grundsätzlich erleben Mann und Frau die Wollust jedoch unterschiedlich: Während der Mann seinen Samen erst am Ende der Vereinigung ergießt und so zum Gipfelpunkt kommt, kann die Frau ununterbrochen Wollust erfahren und ihre Leidenschaft wächst Schritt für Schritt, wodurch ihr Vergnügen dauerhafter ist. Aus diesem Grunde wird eine Frau ihren Partner umso mehr begehren, je länger er die Vereinigung ausdehnt, während sie enttäuscht sein wird, wenn er den Beischlaf allzu abrupt beendigt.

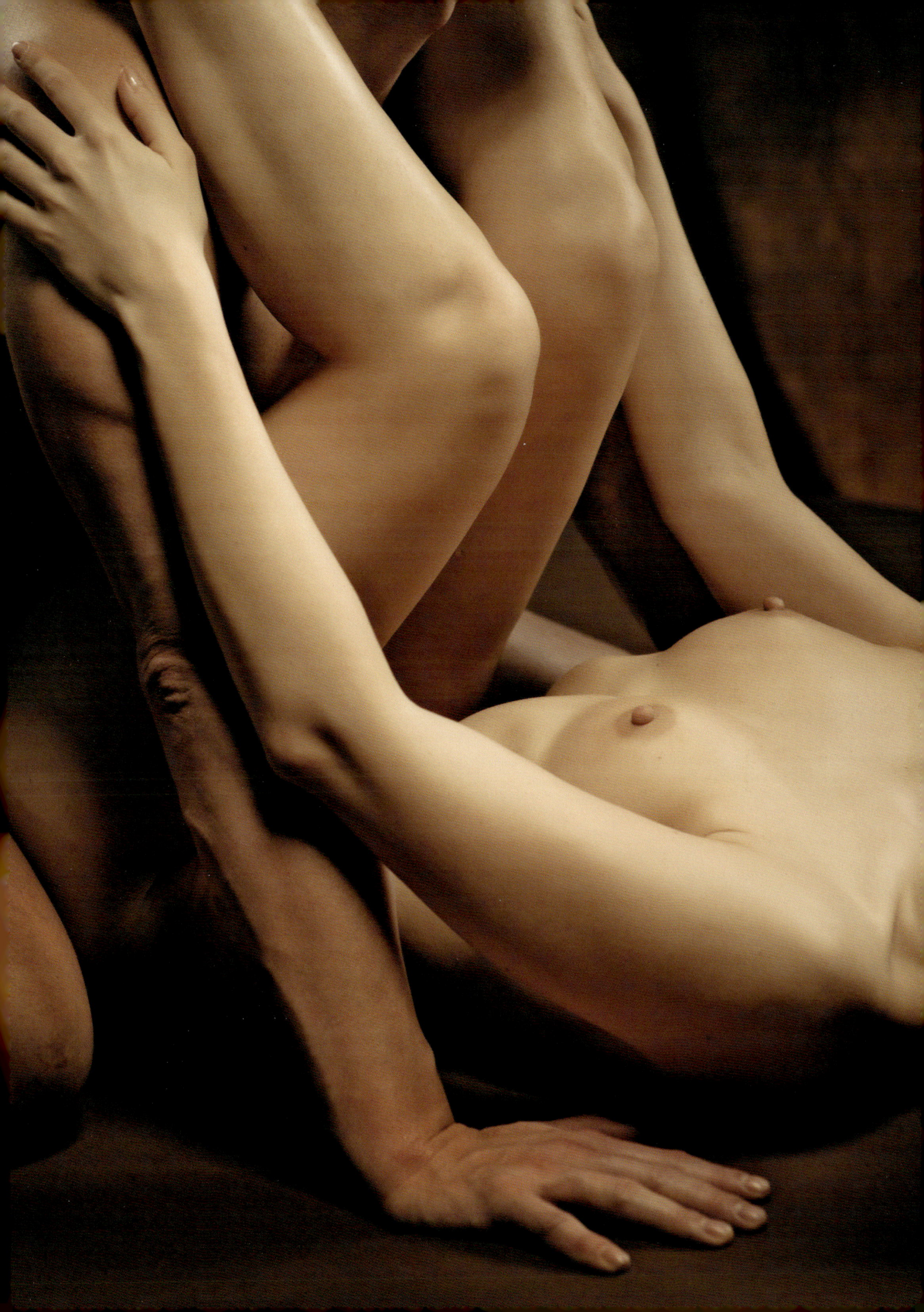

GESCHLOSSENE STELLUNG

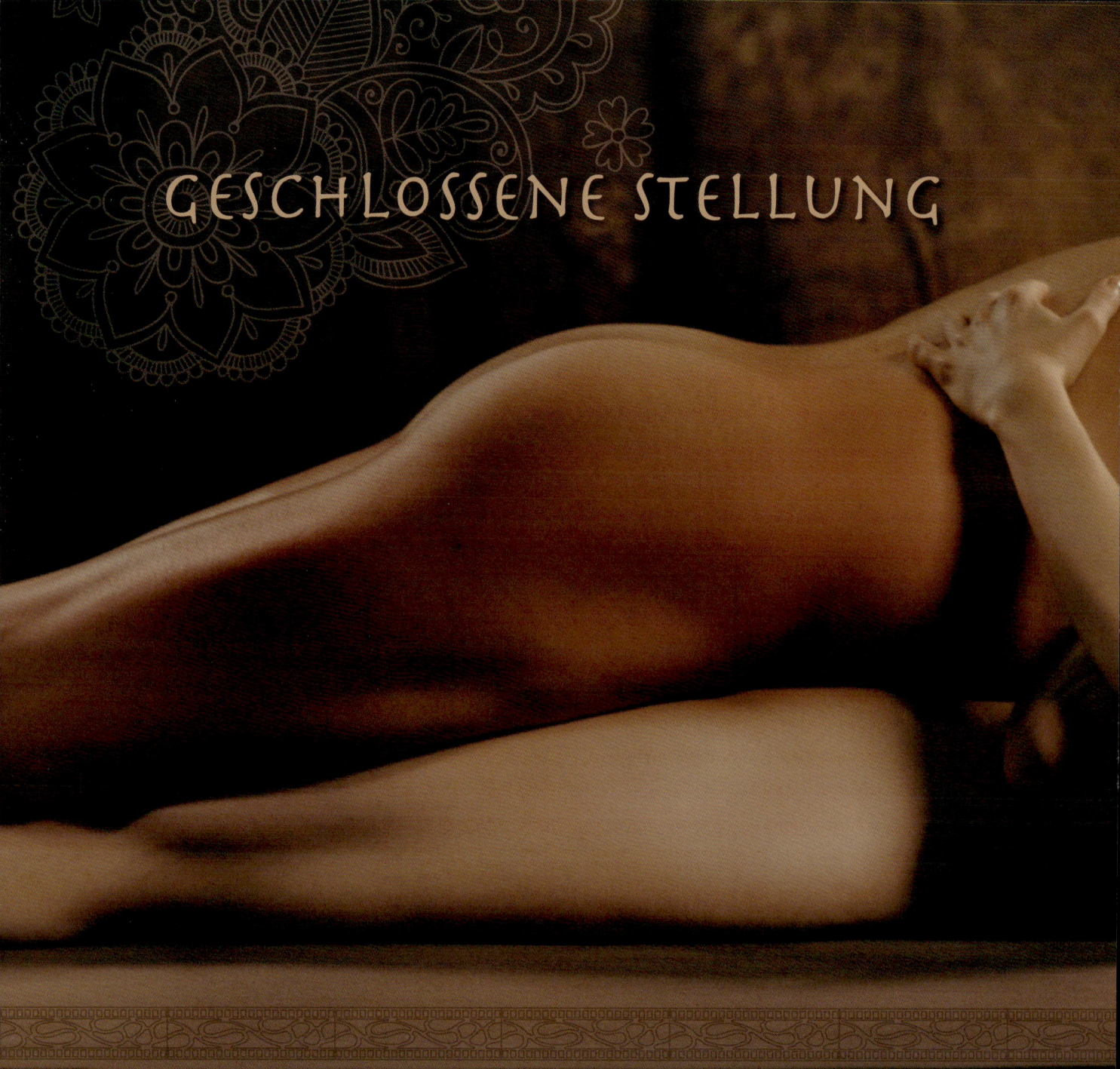

Die Beschreibung dieser Stellung im Kamasutra lässt einige Interpretationen und somit Varianten zu. Nach der Originalanweisung liegen beide mit ausgestreckten Beinen flach aufeinander. Ob dabei jedoch der Mann oder die Frau oben liegt, bleibt dem Paar überlassen. Ebenso können die Beine bei beiden geschlossen sein, dann empfiehlt es sich jedoch, dass sie ihre Beine erst dann ausstreckt, wenn ihr Partner zuvor in sie eingedrungen ist. Ebenso können die Beine der Frau aber auch leicht geöffnet bleiben.

In dieser Stellung kann das Paar bewegungslos verharren, während die Yoni durch Kontraktionen den Lingam massiert. Die Frau kann ihr Becken jedoch auch sanft bewegen.

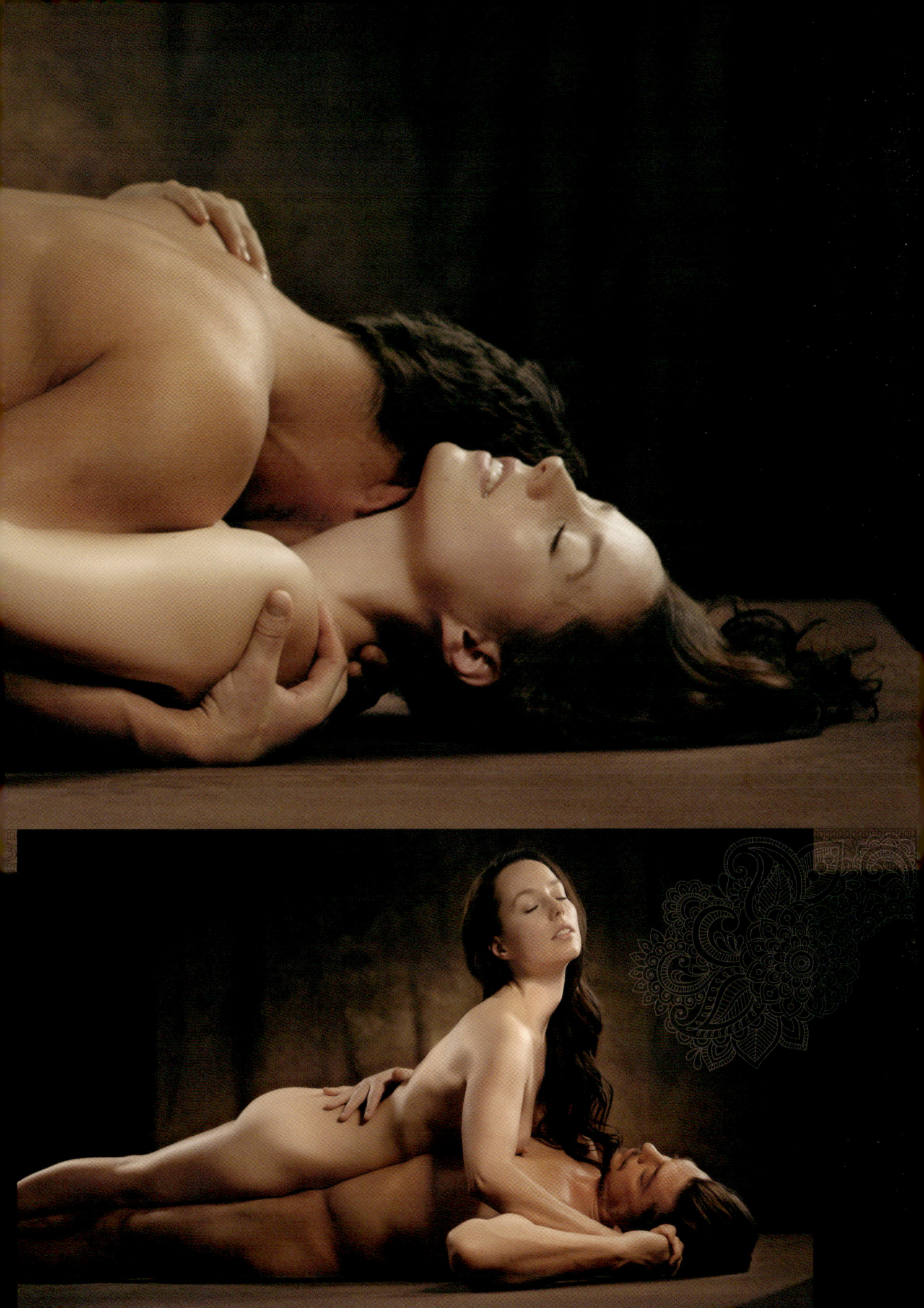

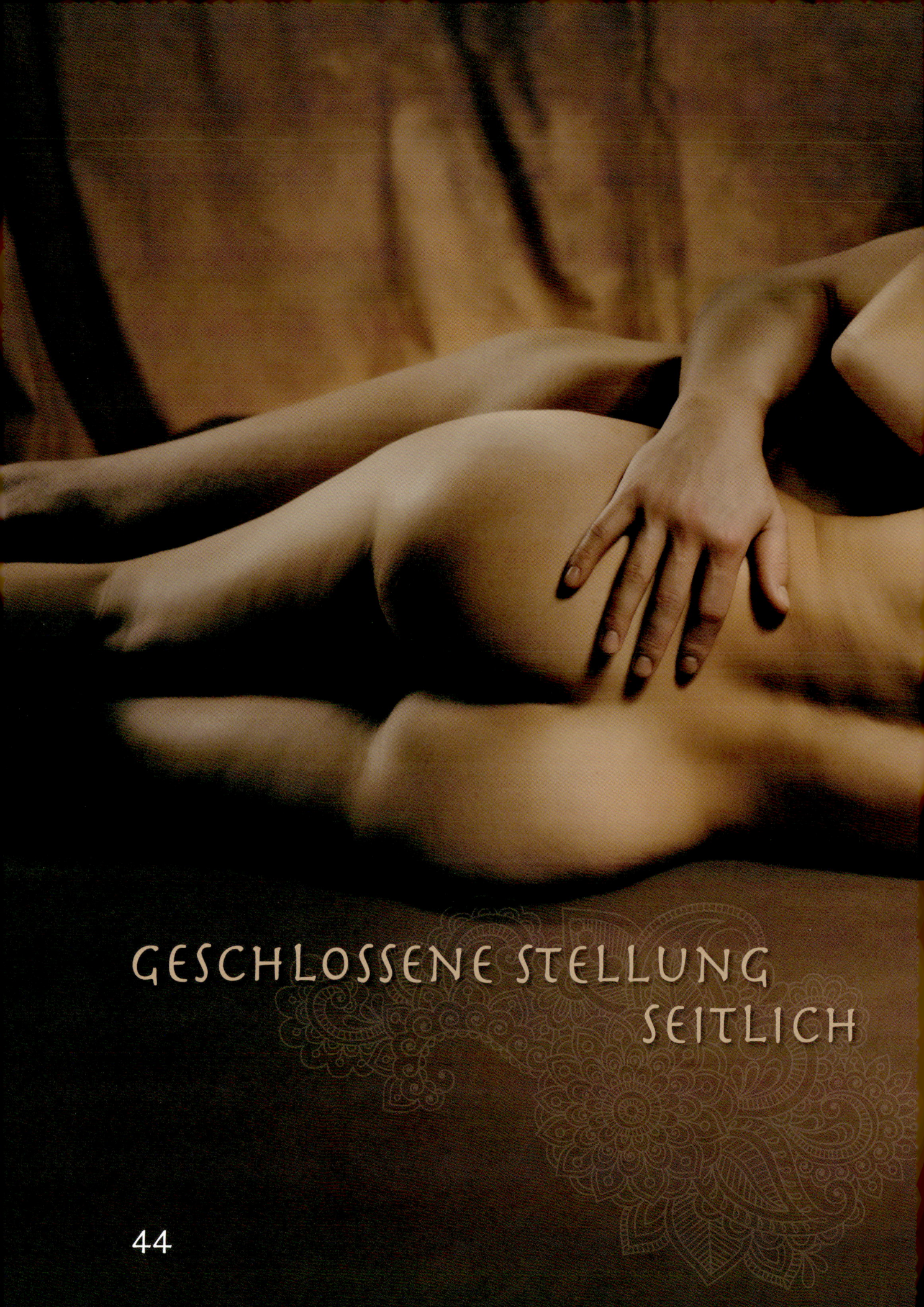

GESCHLOSSENE STELLUNG SEITLICH

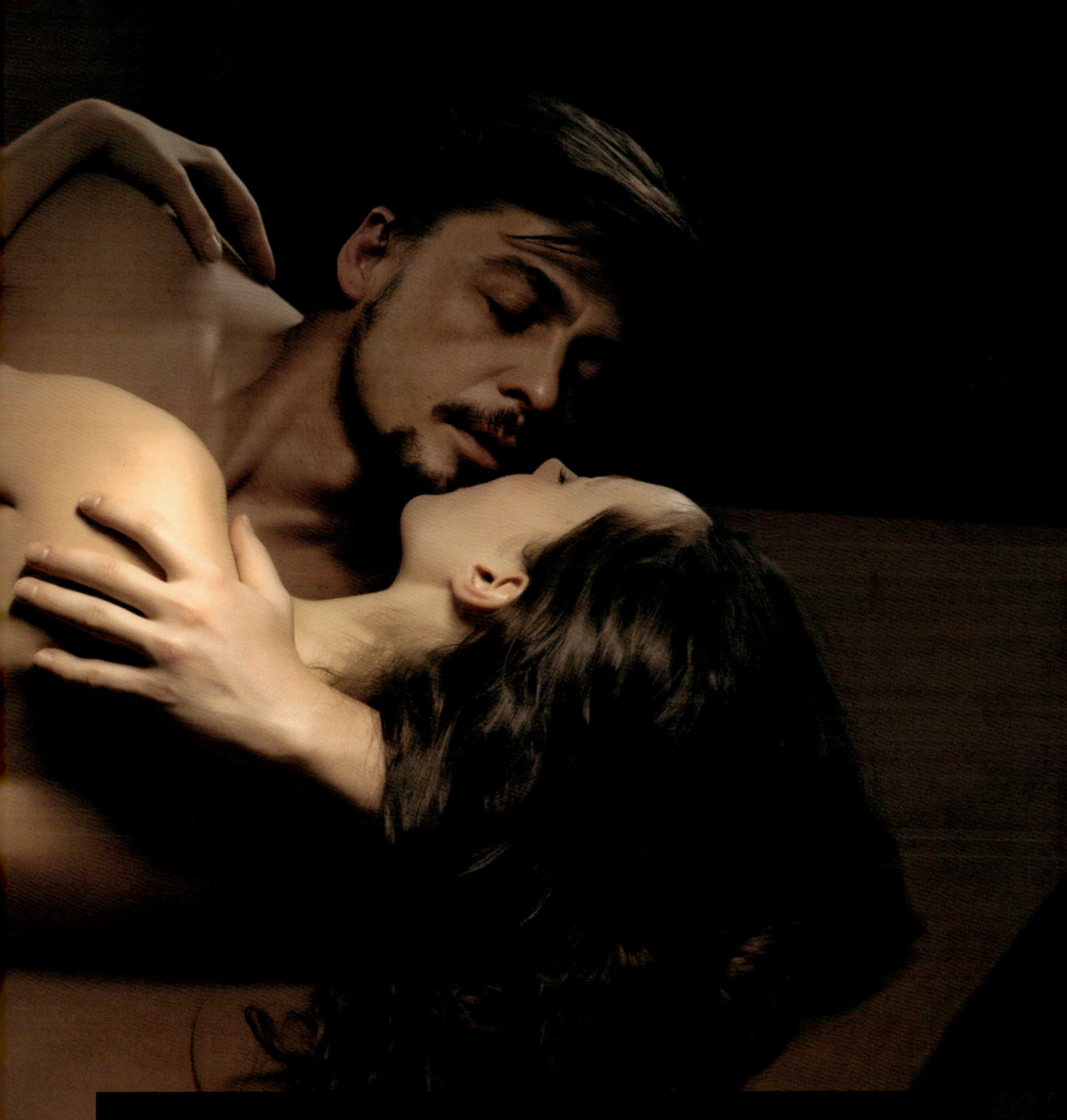

Diese Stellung ist eine Variation der vorigen (»Geschlossene Stellung«, siehe Seiten 42f.), doch diesmal legen sich beide Liebende einander zugewandt auf die Seite und halten die Beine gestreckt. Sie sollte ihre Beine jedoch erst schließen, nachdem ihr Geliebter in sie eingedrungen ist. Die Stellung lässt nur minimale Bewegungen zu, die jedoch durchaus als sehr intensiv erfahren werden. Durch die enge Verschmelzung kommt es zu einer Harmonisierung der Energiezentren von Mann und Frau. Laut Kamasutra sollte der Mann dabei auf seiner linken Körperseite, die Frau entsprechend auf ihrer rechten liegen.

SCHENKELKLAMMER

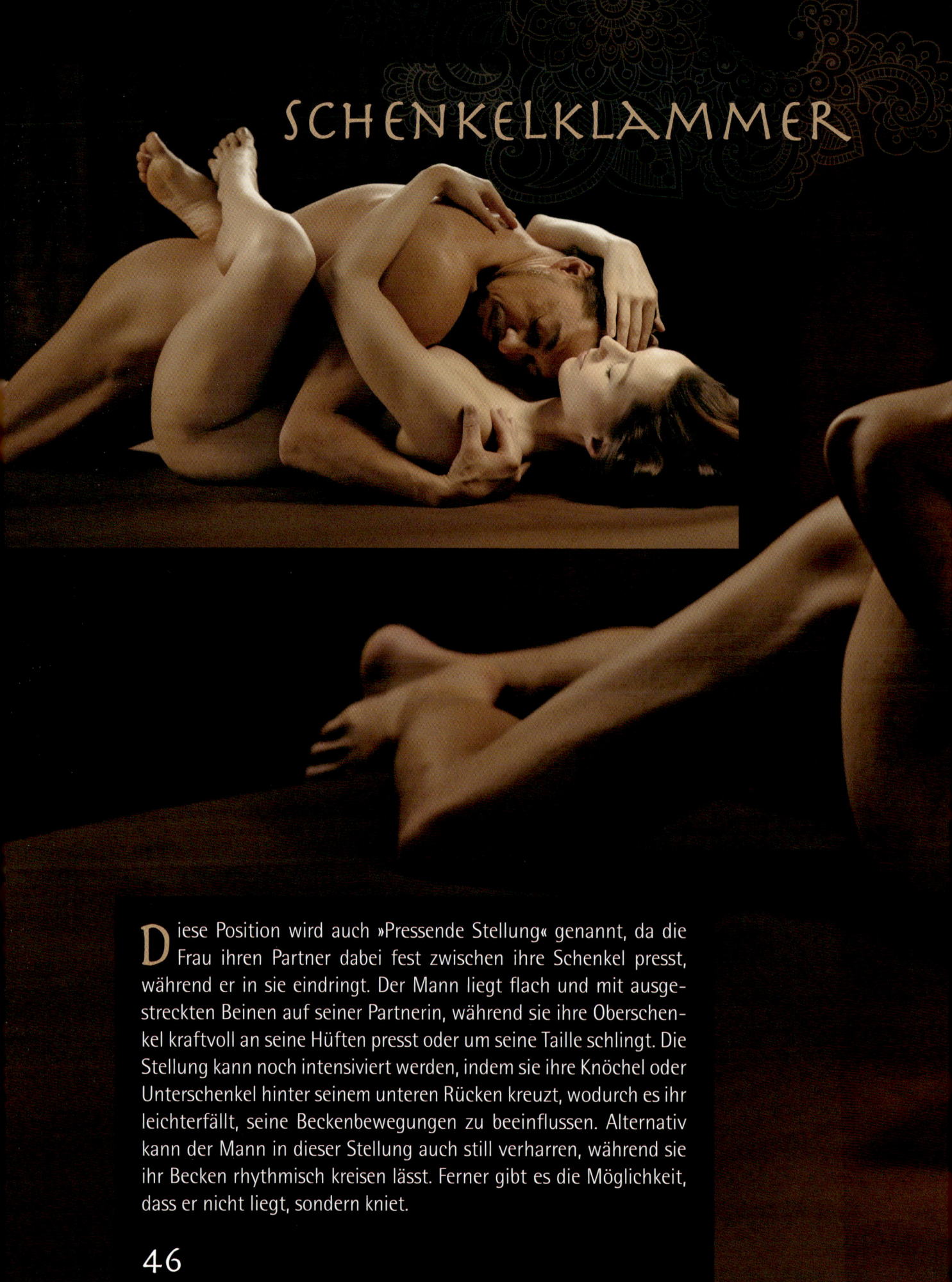

Diese Position wird auch »Pressende Stellung« genannt, da die Frau ihren Partner dabei fest zwischen ihre Schenkel presst, während er in sie eindringt. Der Mann liegt flach und mit ausgestreckten Beinen auf seiner Partnerin, während sie ihre Oberschenkel kraftvoll an seine Hüften presst oder um seine Taille schlingt. Die Stellung kann noch intensiviert werden, indem sie ihre Knöchel oder Unterschenkel hinter seinem unteren Rücken kreuzt, wodurch es ihr leichterfällt, seine Beckenbewegungen zu beeinflussen. Alternativ kann der Mann in dieser Stellung auch still verharren, während sie ihr Becken rhythmisch kreisen lässt. Ferner gibt es die Möglichkeit, dass er nicht liegt, sondern kniet.

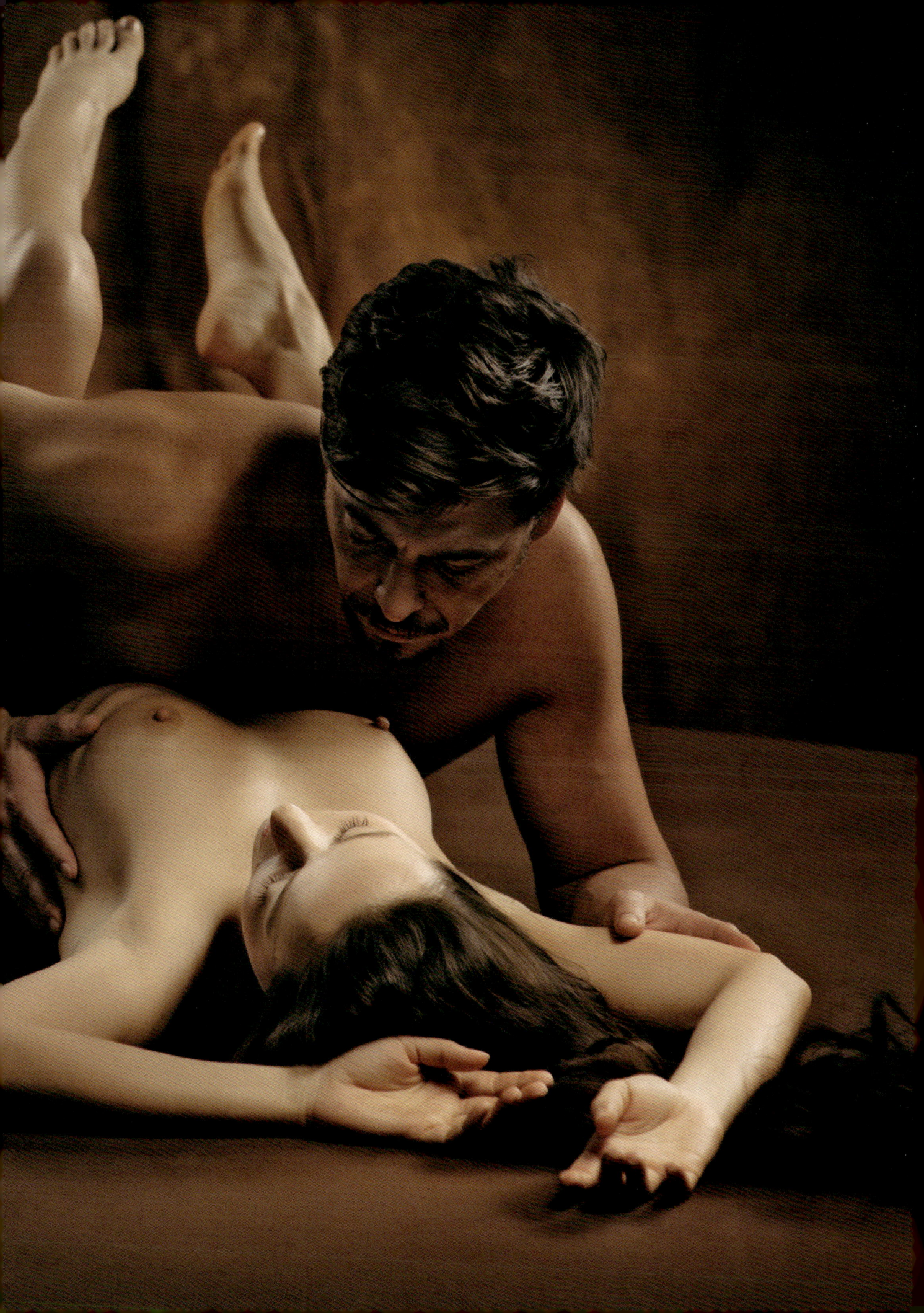

MITGEFÜHL ALS SCHLÜSSEL

Die Beschreibungen des Kamasutra lassen sich leider leicht als »technische Gebrauchsanleitungen« missverstehen. Doch letztlich dienen die vielen Stellungen dazu, neue Erfahrungen zu sammeln und für Abwechslung zu sorgen, um die Liebe am Leben zu erhalten. Wohlgemerkt: die Liebe! Denn sie steht im Mittelpunkt des Kamasutra.

Folgen wir der Stimme unseres Herzens. Um zu lieben, brauchen wir Mitgefühl. Und das gilt erst recht für die körperliche Liebe, die sonst allzu leicht missbraucht werden kann.

Sie entwickeln Ihr Mitgefühl, indem Sie freundlich und wohlwollend handeln. Wichtig ist dabei, dass Sie nicht nur Ihrem Partner, sondern auch sich selbst gegenüber mitfühlend sind, denn letztlich ist Selbst-Mitgefühl die Voraussetzung für echte Zuwendung.

Durch Vertrauen, Wärme, Humor und Offenheit können wir mehr Mitgefühl kultivieren. Beim Kamasutra geht es nicht um Leistung. Es geht nicht darum, etwas »gut« oder »richtig« zu machen oder »gut auszusehen«. Jede Erfahrung ist wertvoll – und Mitgefühl ist der Schlüssel zu tief greifenden Erfahrungen.

Achten Sie einmal darauf, wie oft Sie während des Liebesspiels beurteilen und bewerten – sich selbst oder Ihren Partner. Achtsam zu sein bedeutet, nicht zu urteilen, sondern die Dinge so sein zu lassen, wie sie sind. Mit jeder Bewertung, mit jedem Urteil verlieren Sie den Kontakt zu Ihrer Sinnlichkeit. Lassen Sie Ihre Erwartungen an Ihren Partner und sich selbst daher bewusst los. Genießen Sie die Zeit, in der Sie die gemeinsame Erotik erleben, sich entspannen und lachen können.

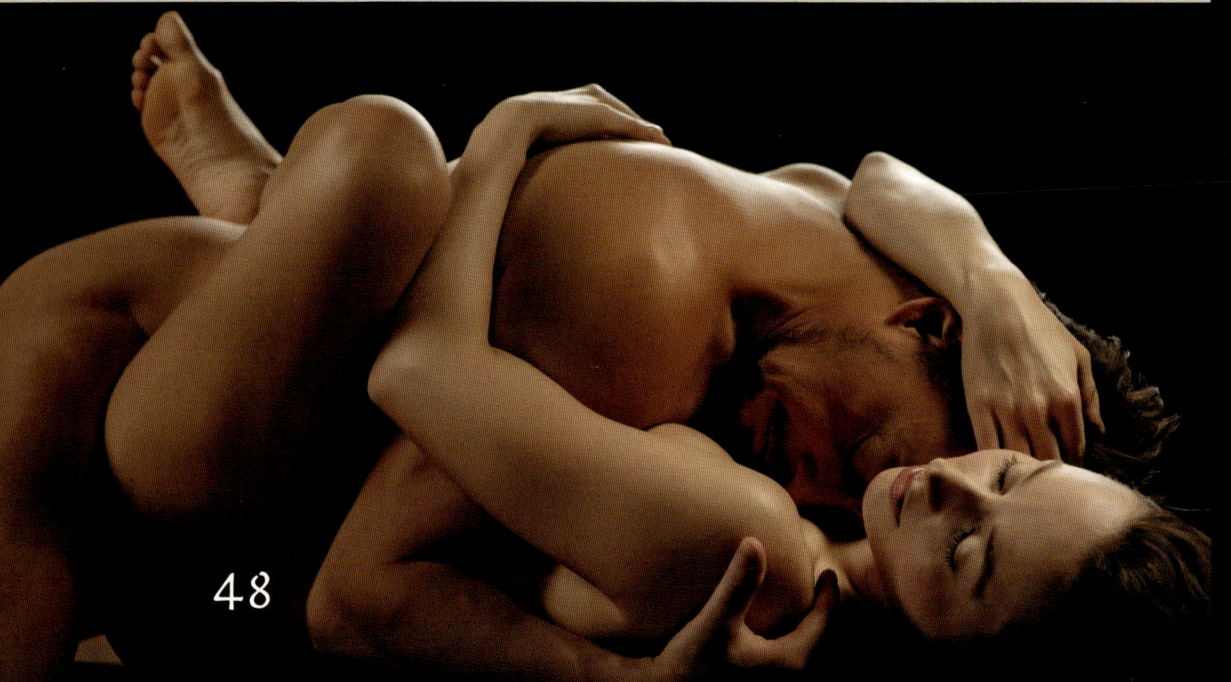

Auch in dieser Stellung liegt die Frau mit geöffneten Beinen auf dem Rücken, ihr Partner liegt mit gestreckten Beinen auf ihr und stützt sein Gewicht mit den Händen ab. Diesmal bleibt jedoch ein Fuß in Kontakt zum Bett, während sie das andere Bein um den Oberschenkel oder die Hüfte ihres Liebsten schlingt, so als wollte sie ihn wie eine Kletterpflanze umranken. Durch den Druck und die Bewegungen ihres Beines kann die Frau sowohl den Rhythmus als auch die Intensität seiner Stoßbewegungen beeinflussen. Durch die Berührung und den Druck ihrer Ferse gegen sein Gesäß kann sie ihn sanft massieren und so dazu beitragen, die Leidenschaft ihres Liebsten zusätzlich zu entfachen.

Umrankende Stellung

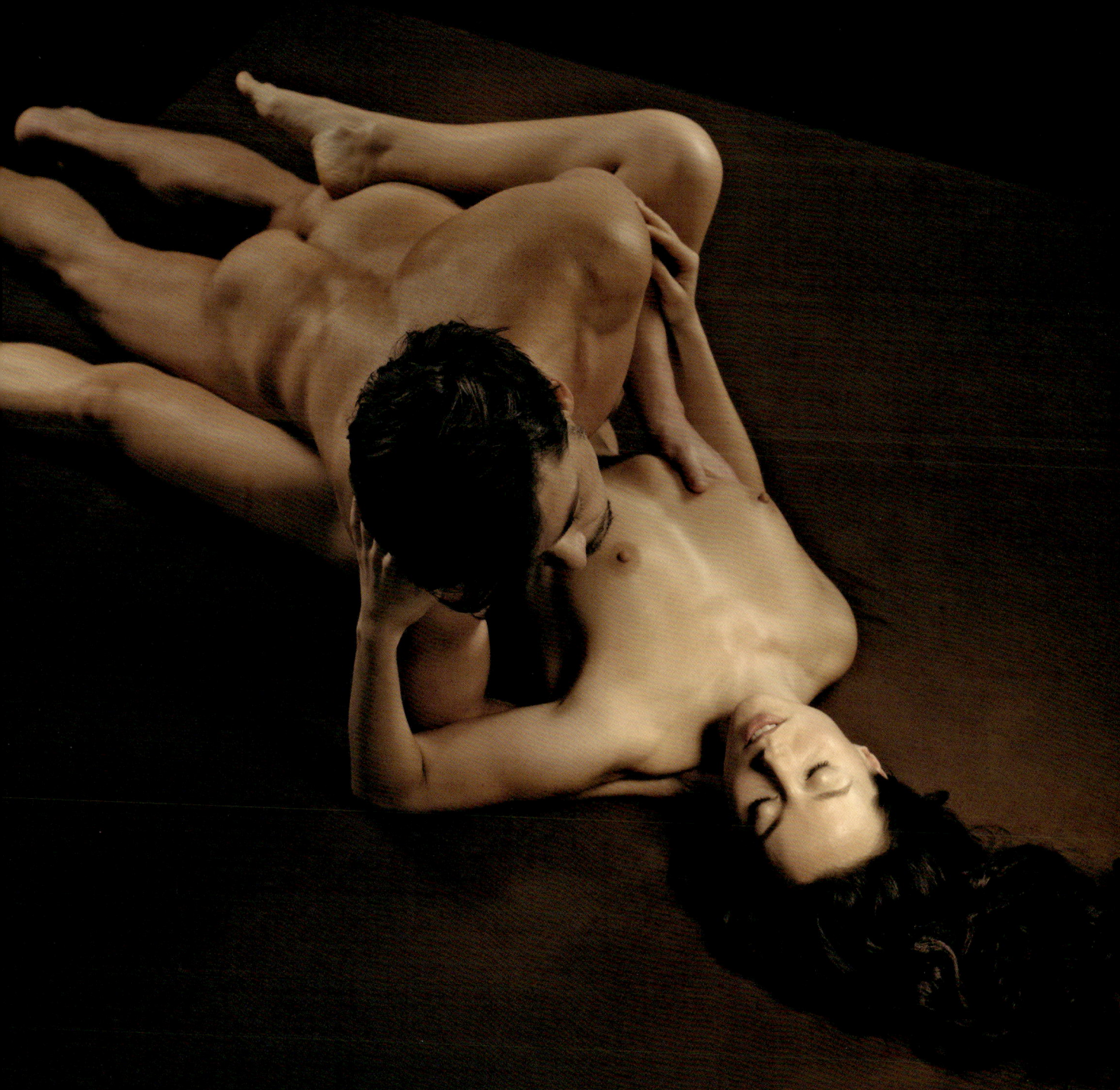

DIE STUTE

Bei dieser Anweisung aus dem Kamasutra wird keine Stellung, sondern vielmehr eine Liebestechnik beschrieben: Durch feste und rhythmische Kontraktionen ihrer Yoni presst und »saugt« die Frau den Lingam ihres Mannes. Dabei kommt es ausschließlich zu einer inneren Bewegung, die von außen nicht sichtbar ist. Die Technik der Stute lässt sich mit etwas Übung in jeder Stellung einsetzen, doch die folgende Position ist optimal, um das rhythmische Zusammenziehen der Vagina zu üben: Dabei liegt sie auf dem Rücken, er liegt oder kniet über ihr und stützt sich mit den Händen ab. Nachdem er in sie eingedrungen ist, schließt sie ihre Schenkel, während er seine spreizt. In dieser Haltung sollten beide unbewegt bleiben und sich ganz auf die inneren Bewegungen der Yoni konzentrieren.

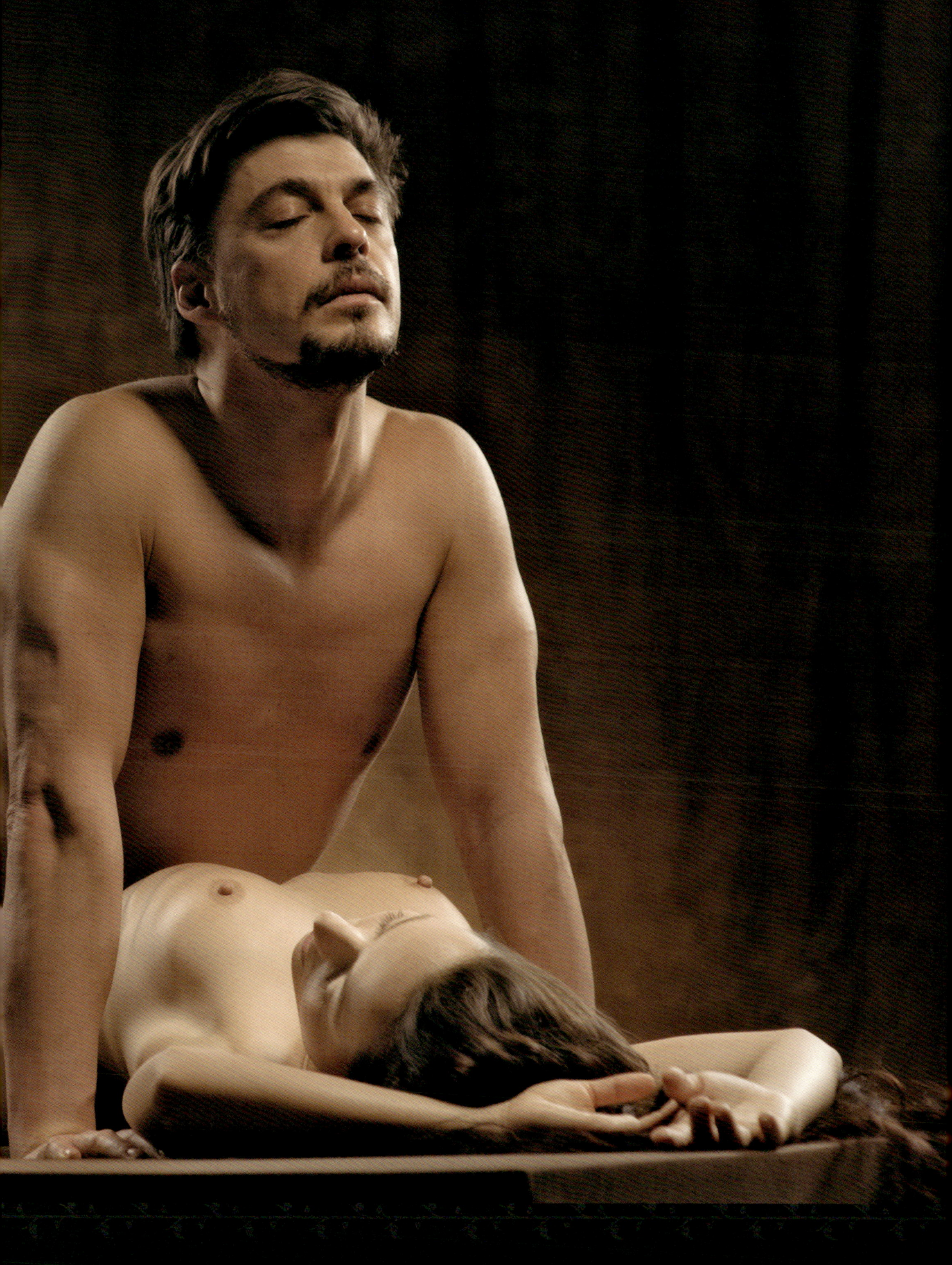

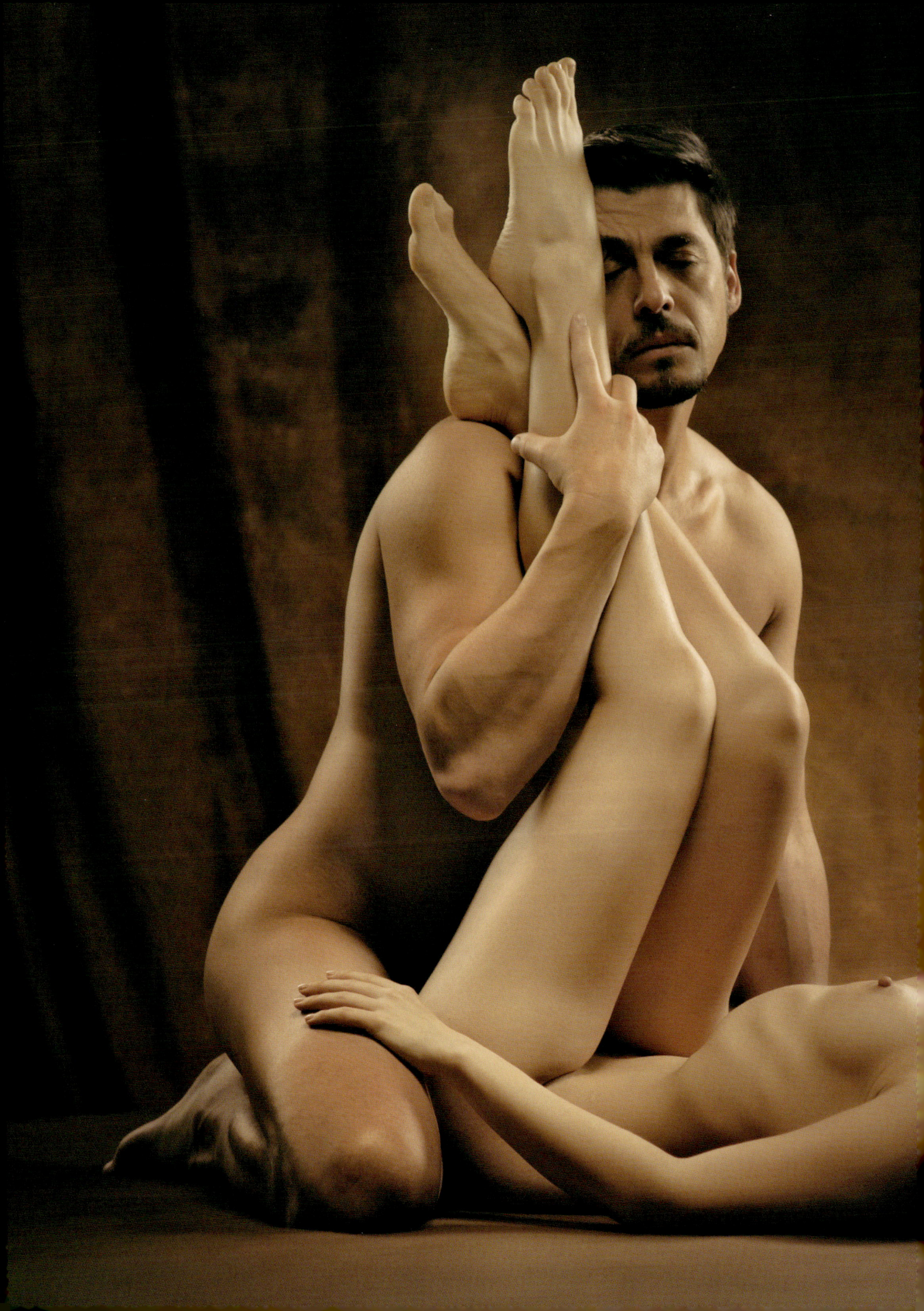

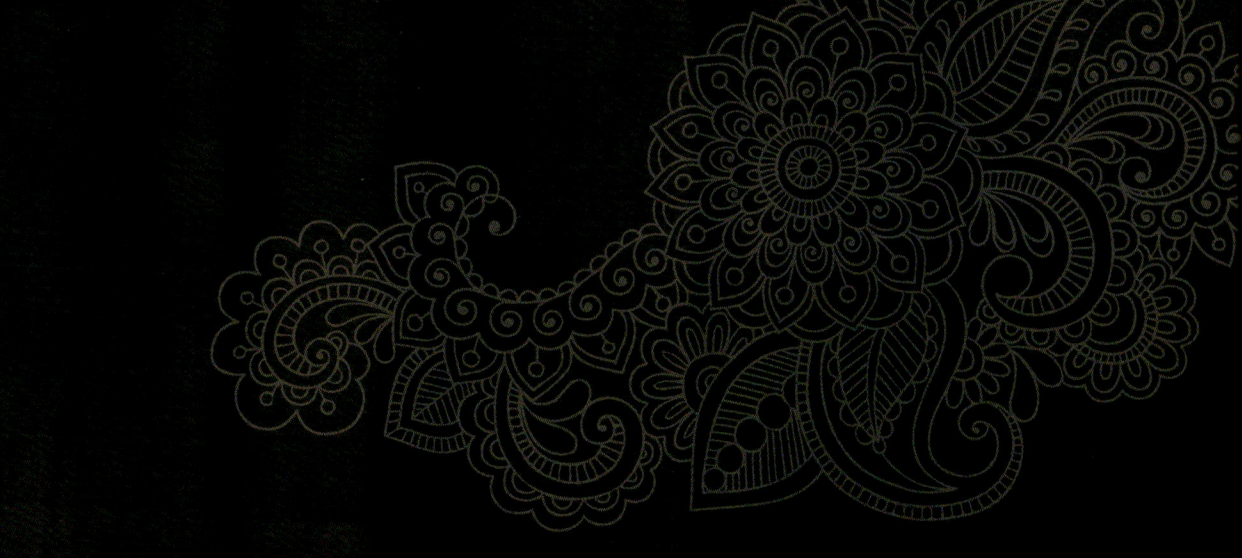

AUFGESTELLTE LAGE

Diese Stellung wird auch als »Emporgehobene Position« bezeichnet, wobei das »Emporheben« sich ausschließlich auf die Beine der Frau bezieht. Sie liegt flach auf dem Rücken, streckt beide Schenkel senkrecht nach oben und legt sie auf der Schulter ihres Liebsten ab. Dabei kann sie nach Belieben die Unterschenkel kreuzen. Zu beachten ist, dass ihre Beine in dieser Stellung nur an einer Seite seiner Schulter anliegen. Ihr Partner kniet im Fersensitz über ihr, hält sich an ihren Beinen fest oder drückt ihre Schenkel zusammen, um die Intensität zu steigern. Während sie in dieser Stellung kaum Bewegungsfreiheit hat, kann er sich frei bewegen und durch Gewichtsverlagerung den Winkel ihrer Beine verändern, wobei er immer ihre Dehngrenze beachten muss.

DIE VIERFACHE NATUR DER LIEBE

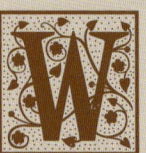issende, die die Geheimnisse des Kama kennen, sind der Meinung, dass es vier verschiedene Arten der Liebe gibt – die Liebe aus Gewohnheit, die Liebe, die auf Einbildung gründet, die Liebe, die auf Vertrauen gründet und die Liebe, die mit den Sinneseindrücken zusammenhängt.

1. Die Liebe, die auf Gewohnheit gründet: Diese Art der Liebe entsteht durch die regelmäßige und häufige Wiederholung bestimmter Handlungen. Auf diese Weise entsteht zum Beispiel die gewohnheitsmäßige Liebe zum Geschlechtsverkehr, zum Trunk oder zum Spiel.
2. Die Liebe, die auf Einbildung gründet: Diese Art der Liebe entspringt der Fantasie und der Vorstellungskraft. So kann etwa die Vorliebe für den Oralverkehr, für Küsse oder Umarmungen allein durch innere Bilder in der Gedankenwelt erwachsen.
3. Die Liebe, die auf Vertrauen gründet: Diese Liebe wurzelt in gegenseitiger Offenheit, Aufrichtigkeit, wechselseitigem Vertrauen und der Nähe zweier Seelen.
4. Die Liebe, die mit den Sinneseindrücken zusammenhängt: Diese Art der Liebe gründet in der Sinnlichkeit, der Lebensfreude und der Erotik. Sie ist es, die von allen Arten der Liebe die höchste Wonne schenken kann.

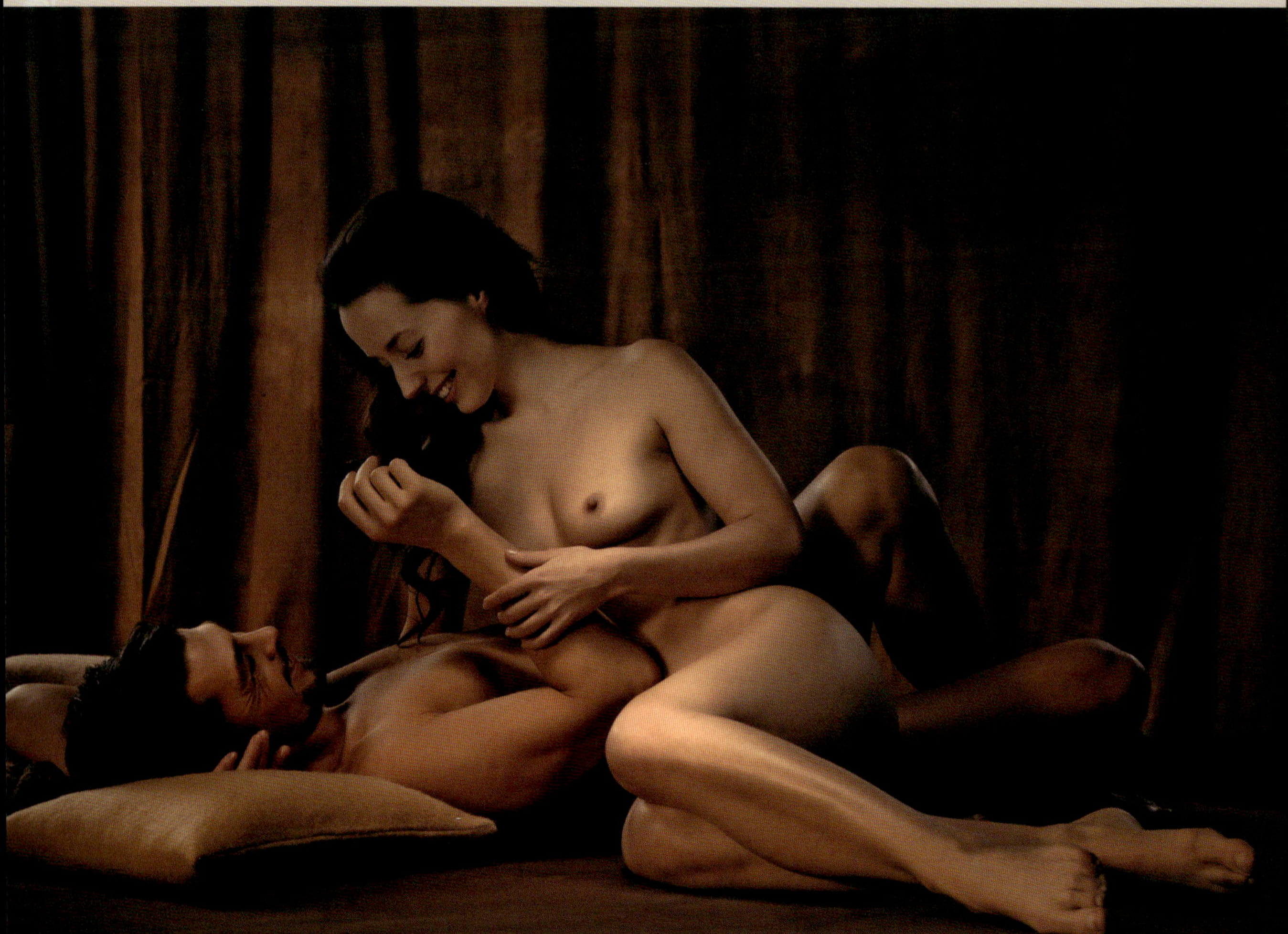

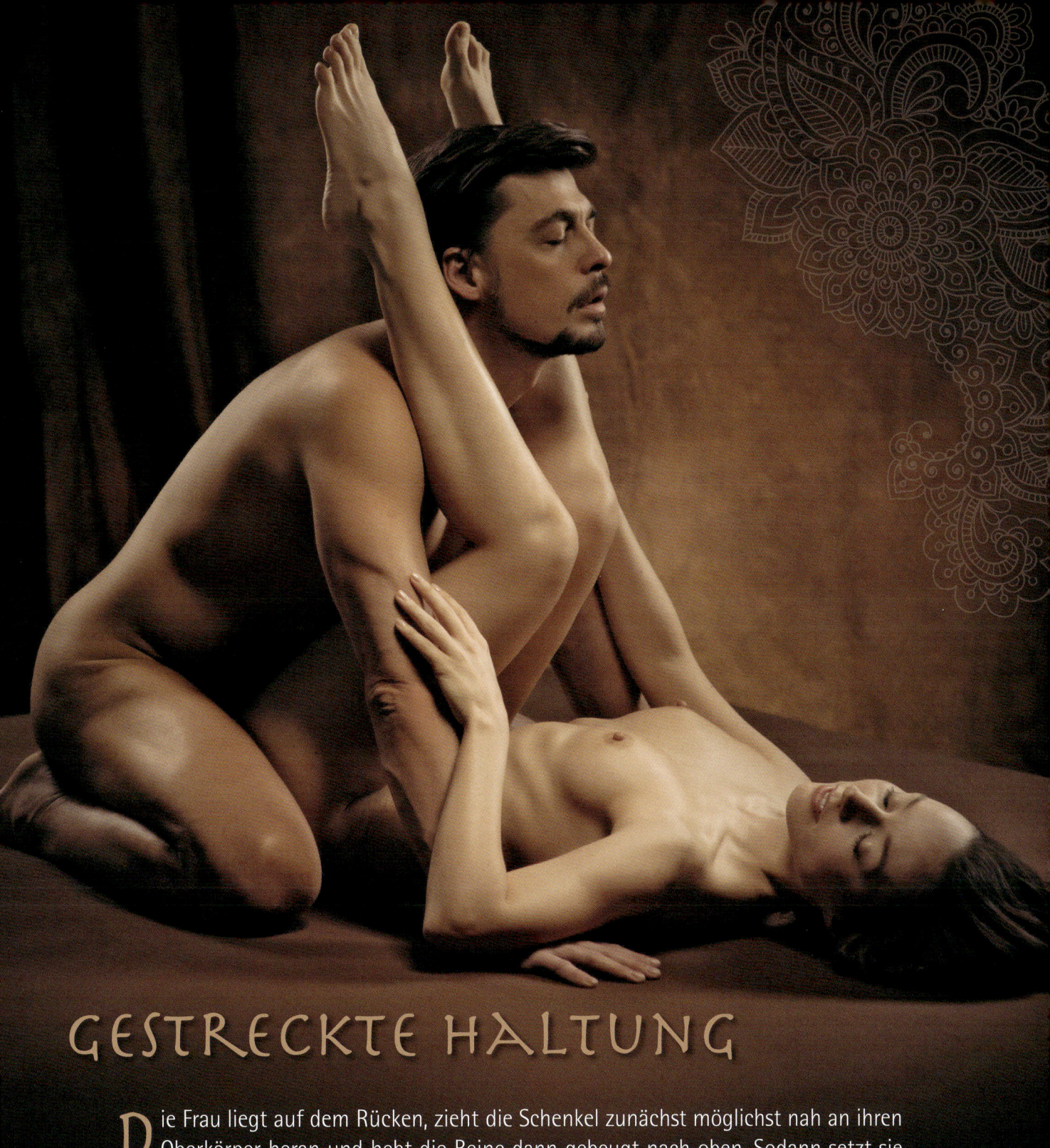

GESTRECKTE HALTUNG

Die Frau liegt auf dem Rücken, zieht die Schenkel zunächst möglichst nah an ihren Oberkörper heran und hebt die Beine dann gebeugt nach oben. Sodann setzt sie ihre Füße auf die Schultern ihres Liebsten, der über ihr kniet, oder legt sie nach Belieben auch bequem über seinen Schultern ab. Seine Stoßbewegungen sollten in dieser Stellung besonders sanft und behutsam sein, da die Haltung es dem Mann ermöglicht, sehr tief in seine Partnerin einzudringen. Statt sich mit den Füßen an den Schultern ihres Liebsten abzustützen, kann sie die Beine in dieser Stellung aber auch senkrecht nach oben strecken oder stärker spreizen. Sie kann seine Bewegungen steuern, indem sie ihn an den Schultern oder am Rücken hält.

Auch in der »Gepressten« oder »Gedrängten Stellung« liegt die Frau auf dem Rücken, winkelt die Beine an und zieht die Knie möglichst nah an ihre Brust. Diesmal stellt sie ihre Füße jedoch auf der Brust ihres Liebsten ab. Die Füße sollten dabei geschlossen sein. Während des Liebesaktes kann sie den Druck auf seine Brust immer wieder variieren und so den Winkel seines Oberkörpers verändern. Der Mann, der vor seiner Partnerin im Fersensitz kniet, kann die Intensität noch steigern, indem er ihre Schenkel zusammendrückt. Wenn nötig, kann er das Becken seiner Partnerin in dieser Stellung zusätzlich leicht anheben und sie dabei um die Hüfte fassen.

GEPRESSTE STELLUNG

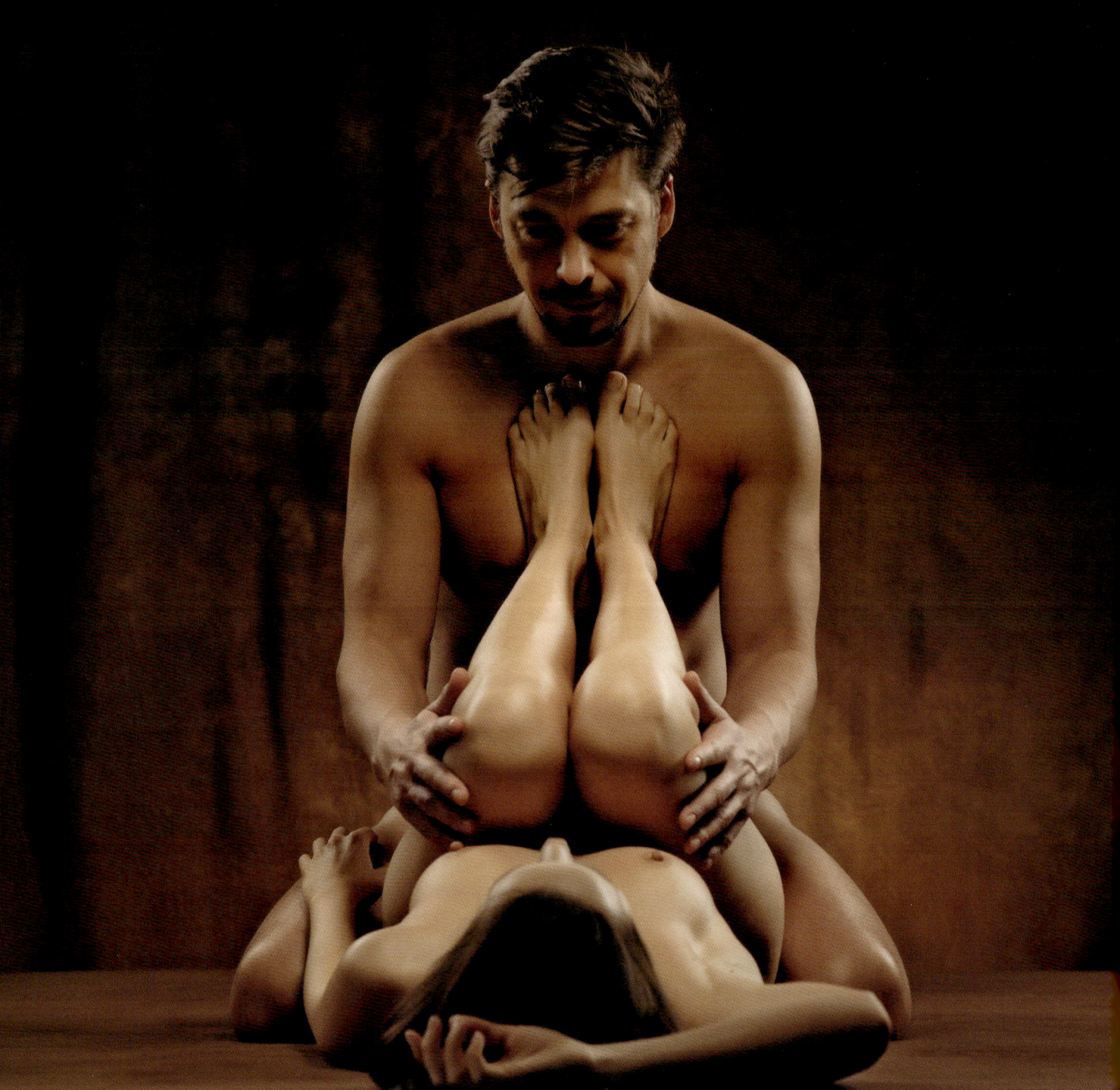

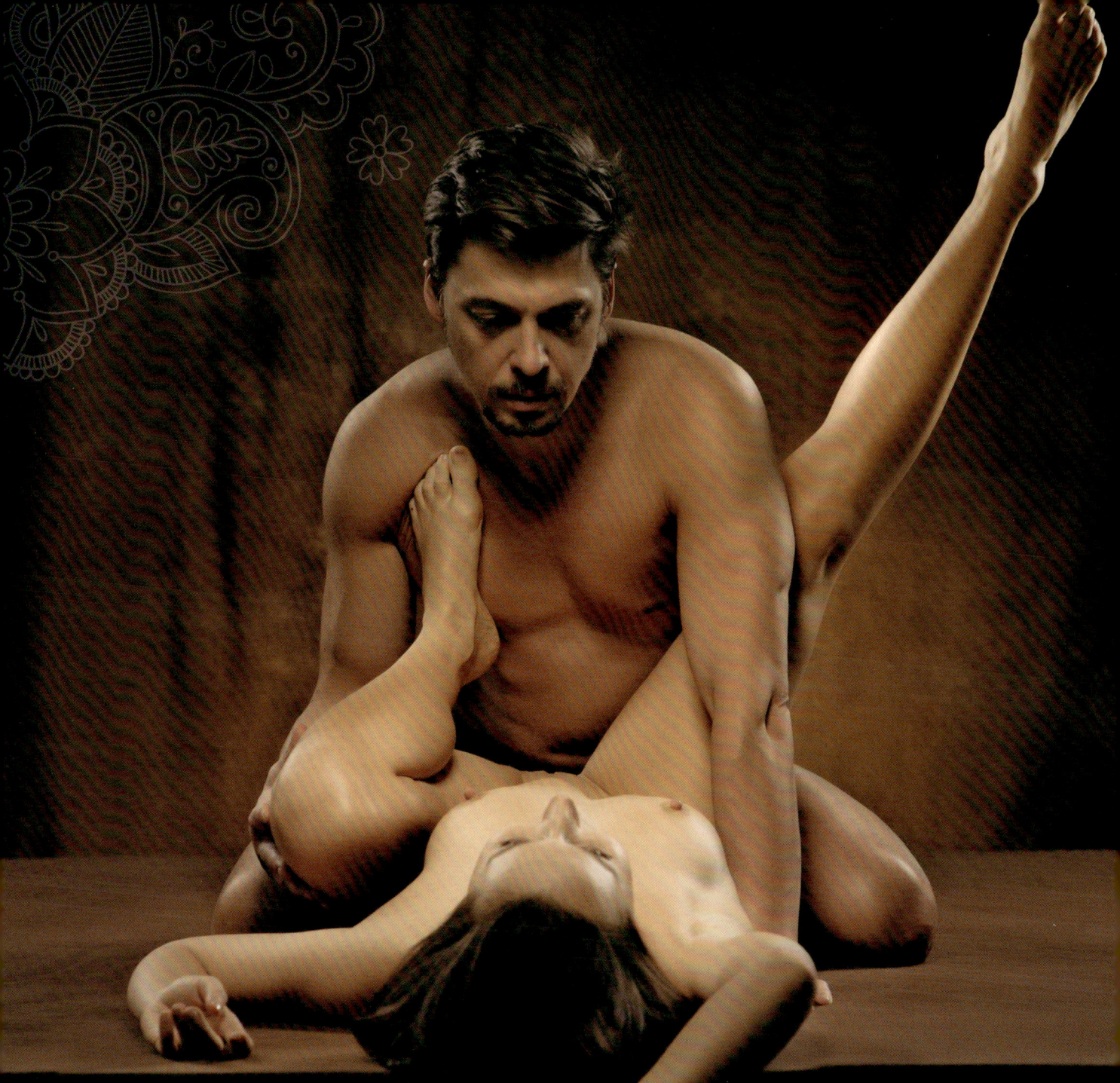

HALBGEPRESSTE STELLUNG

Diese auch als »Halbgedrängte Stellung« bekannte Position ist der zuvor beschriebenen sehr ähnlich (»Gepresste Stellung«, siehe Seite 56). Wieder liegt die Frau auf dem Rücken und zieht die Knie nahe an ihren Körper heran. Nachdem ihr Partner in sie eingedrungen ist, setzt sie im Gegensatz zur vorigen Stellung diesmal jedoch nur ein Bein auf der Brust ihres Liebsten ab, der auf seinen Fersen sitzt. Das andere Bein wird in die Luft gestreckt und weist himmelwärts. In dieser Position kann der Mann die Yoni seiner Liebsten besonders gut streicheln. Die Stellung lässt sich zudem gut mit der vorigen Stellung im Wechsel durchführen.

ACHTSAM IM HIER UND JETZT

Unser Leben ereignet sich immer nur in diesem einen Augenblick. Und dasselbe gilt natürlich auch für die Liebe. Liebe ist keine Sache der Vergangenheit oder Zukunft, sondern des Jetzt. Das Kamasutra lädt Sie dazu ein, jeden sinnlichen Moment, den Sie mit Ihrem Partner verbringen, zu einem einzigartigen und einmaligen Augenblick Ihres gemeinsamen Lebens zu machen.

Die Liebe im Hier und Jetzt zu genießen – das ist nicht schwer, doch es erfordert Achtsamkeit. Achtsam zu sein bedeutet, wach und ganz präsent zu sein. Die Achtsamkeit ist wie ein Strahler unseres Geistes – lenken Sie das Licht Ihrer Achtsamkeit einfach nur auf den jetzigen Augenblick: Was sehen Sie? Was spüren, hören und fühlen Sie? Gibt es Gedanken, die hier – in der Begegnung mit Ihrem Partner – nichts verloren haben? Beispielsweise Überlegungen zu geschäftlichen Dingen, Planungen, Sorgen oder Gedanken an alltägliche Aufgaben? Wenn Sie derartige Gedanken erkennen sollten, dann nehmen Sie auch diese achtsam wahr, akzeptieren Sie die Tatsache, dass sie aufgetaucht sind – doch lenken Sie Ihre Achtsamkeit dann wieder auf Ihre Erfahrung im Hier und Jetzt zurück. Genießen Sie diesen Augenblick, indem Sie körperlich und geistig ganz da sind – achtsam und entspannt.

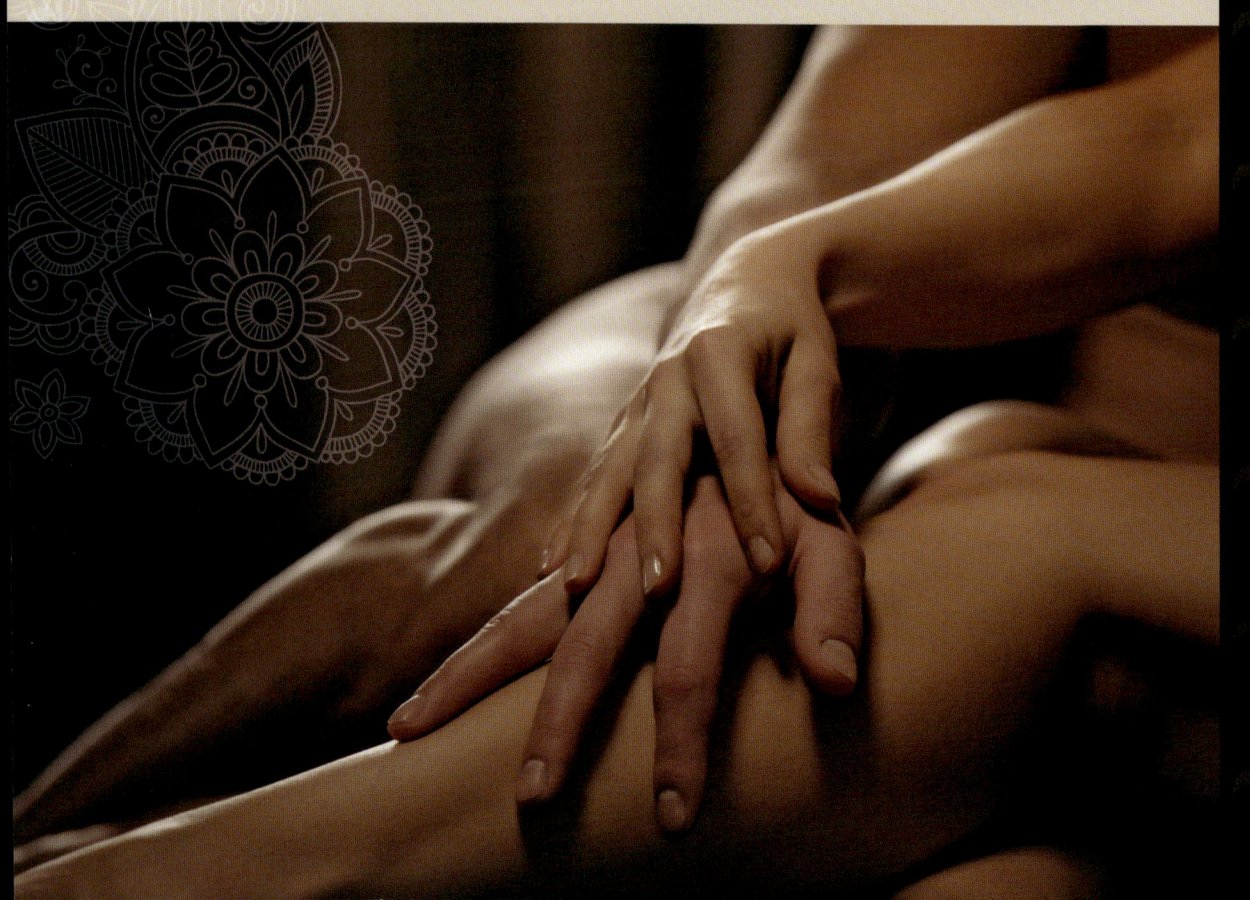

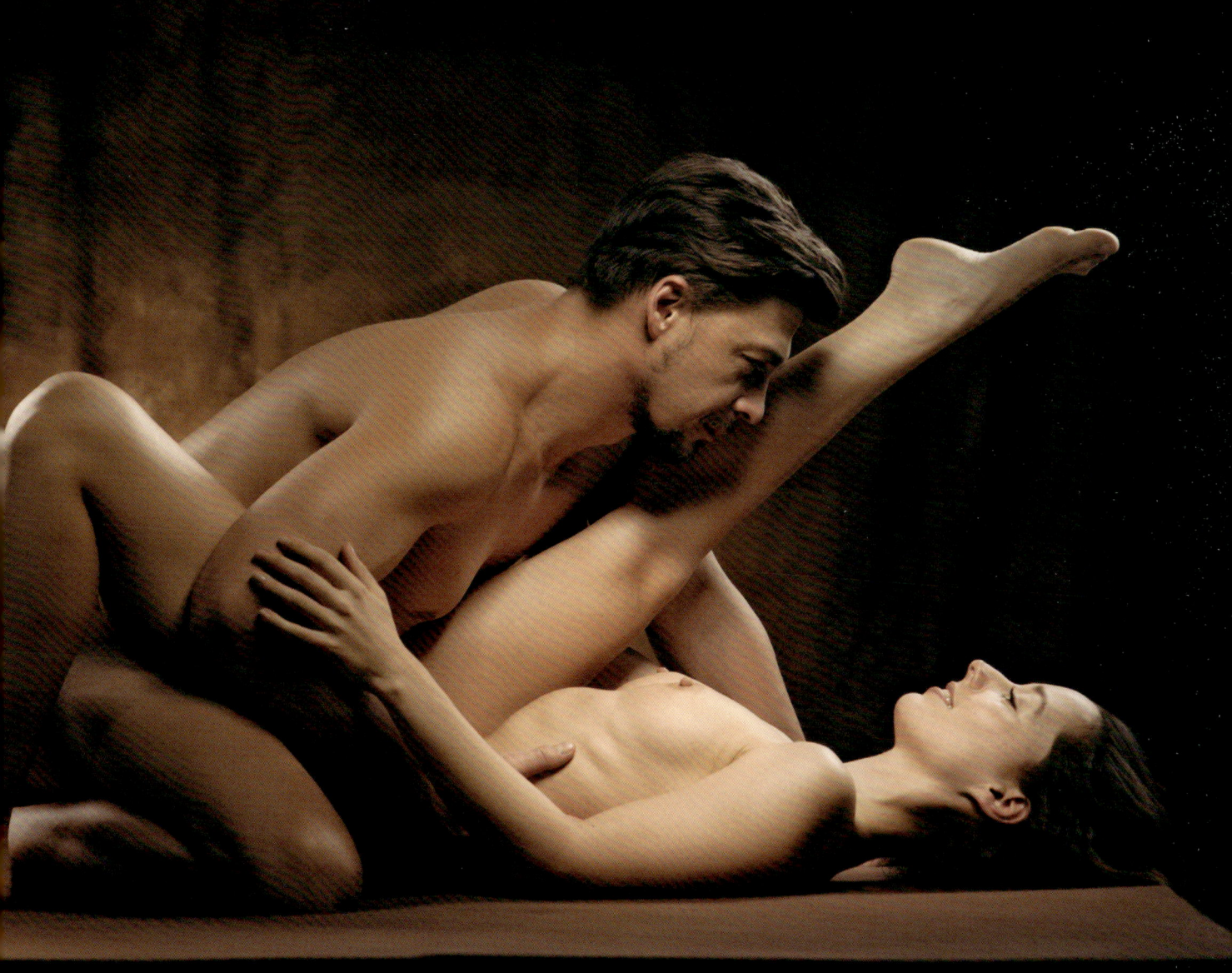

DEN BAMBUS SPALTEN

Im Kamasutra heißt es: »Wenn die Frau ein Bein auf die Schulter ihres Partners legt und das andere ausgestreckt hält und dann die Beinstellung wechselt, indem sie das erste streckt und das andere auf seine Schulter legt und dies immer wieder abwechselt, so nennt man das Bambusspalten.« Diese Technik ist für die Frau sehr dynamisch, denn die Haltung ihrer Beine wird immer wieder verändert: Während sie das rechte Bein über seine Schulter streckt, bleibt das linke auf dem Bett liegen. Dann wird gewechselt – das linke Bein wird nach oben gestreckt, das rechte aufs Bett gelegt. Allerdings sollte die Position nicht zu schnell gewechselt werden, denn im Kamasutra geht es immer um die Intensität der Empfindungen und nicht um Gymnastik.

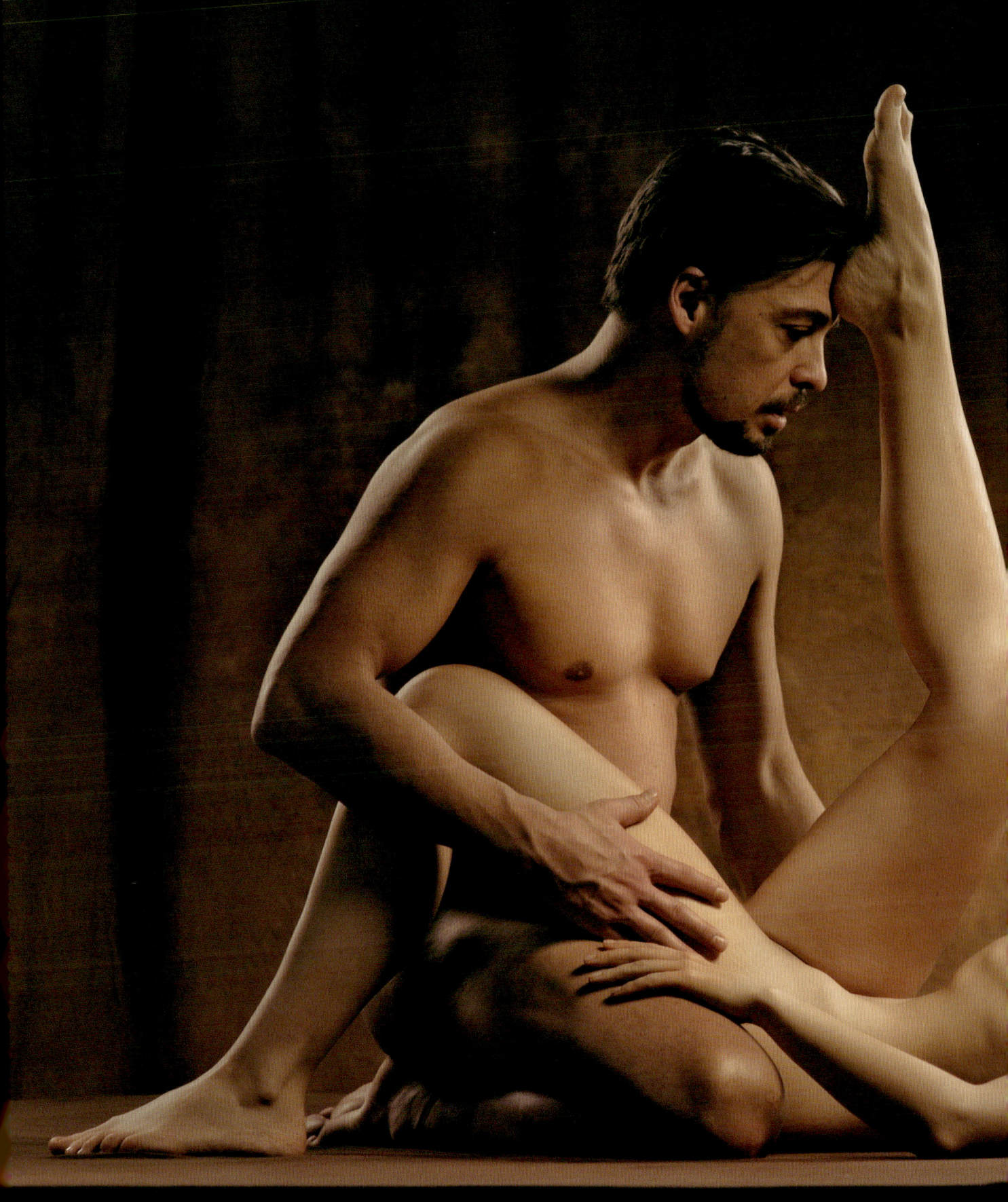

DEN NAGEL EINSCHLAGEN

Die Frau liegt auf dem Rücken und spreizt zunächst die Beine, damit ihr Liebster in sie eindringen kann. Sodann lässt sie ein Bein ausgestreckt auf dem Bett liegen, während sie das andere Bein hebt und die Ferse vorsichtig an die Stirn ihres Partners setzt. Damit der Fuß nicht abrutscht, sollte der Mann, der vor seiner Partnerin kniet, sich nur wenig bewegen und sich auf die Kontraktionen ihrer Yoni konzentrieren. Dabei kann er die Hände beispielsweise auf ihre Hüften legen oder ihr Bein streicheln. Zwischendurch kann die Frau ihren Fuß auch auf der Schulter ihres Partners ablegen, um sich zu entspannen. Diese Stellung bedarf einer hohen Gelenkigkeit und das Kamasutra empfiehlt regelmäßige Übung.

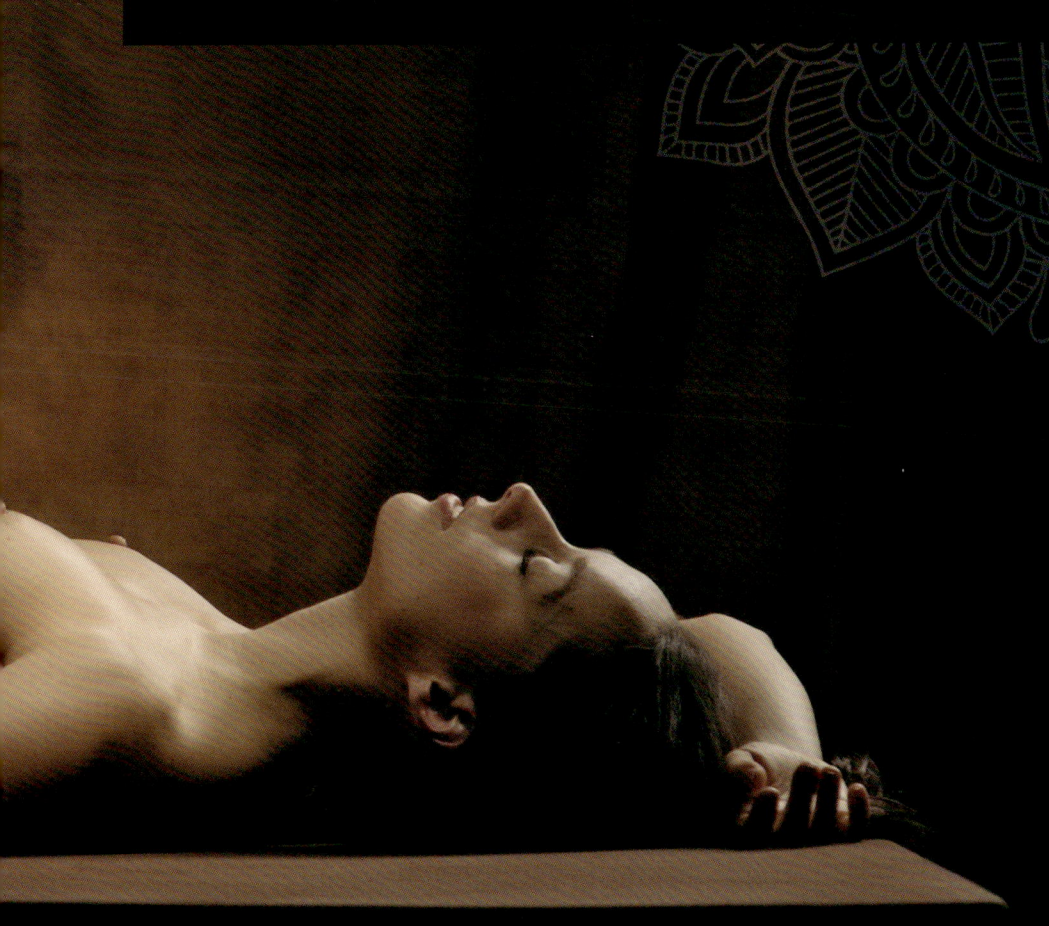

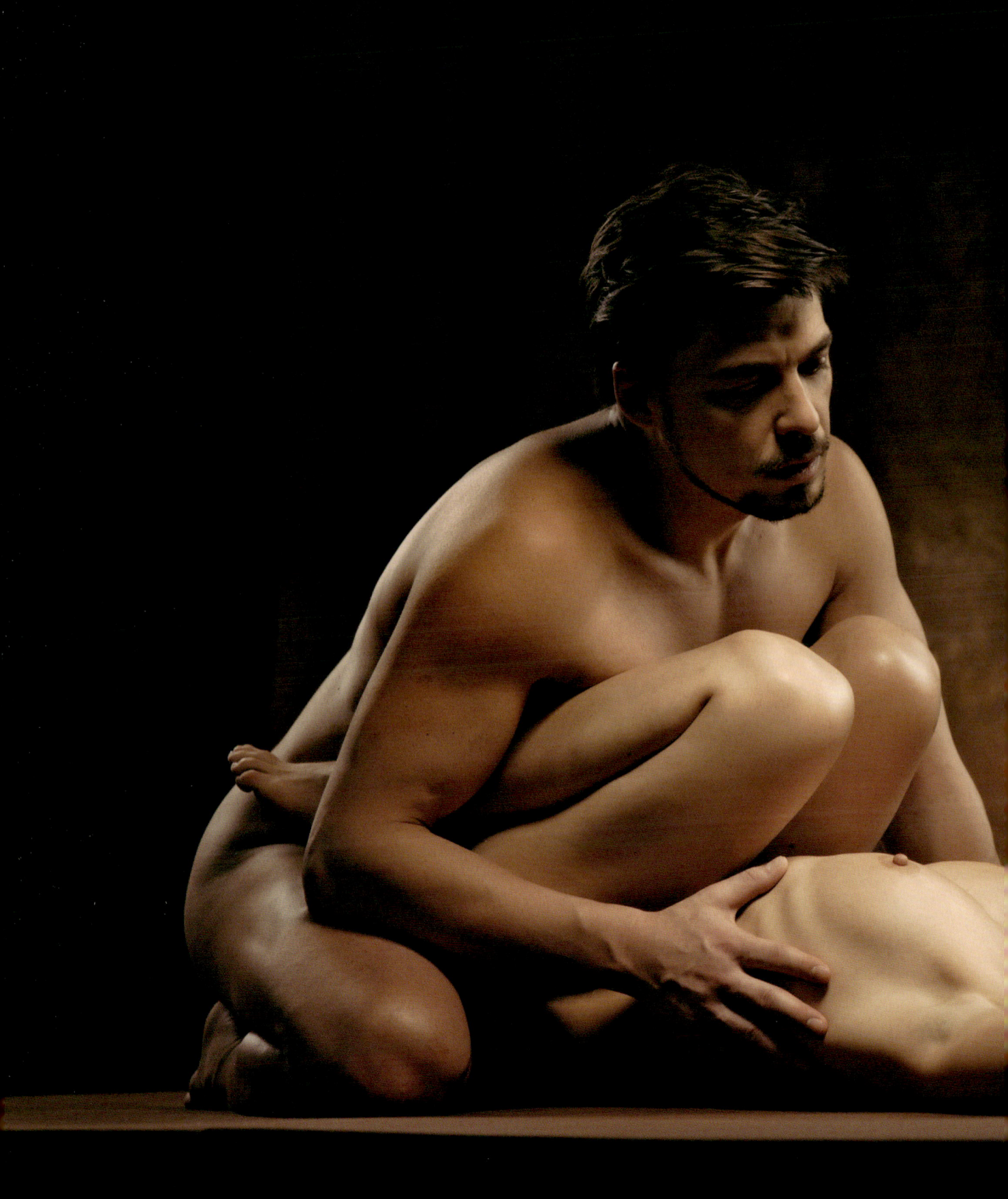

Die Stellung der Krabbe, die auch als »Krebsstellung« bekannt ist, wird erreicht, indem die Frau in der Rückenlage beide Beine anwinkelt und ihre Schenkel zur Mitte ihres Körpers zieht. Ihre Knie sollten in dieser Position geschlossen bleiben, daher kann es hilfreich sein, wenn ihr Partner, der im Fersensitz zwischen ihren Beinen kniet, ihre Knie oder Oberschenkel zusammendrückt; zudem kann sie ihre Beine dadurch entspannt halten. Allerdings sollte der Mann natürlich immer darauf achten, ihre Dehngrenze nicht zu überschreiten. Bei einer Variante der Krabbe hält der Mann die Hüften seiner Geliebten und hebt ihr Becken ein wenig an, um das Eindringen zu erleichtern.

DIE STELLUNG DER KRABBE

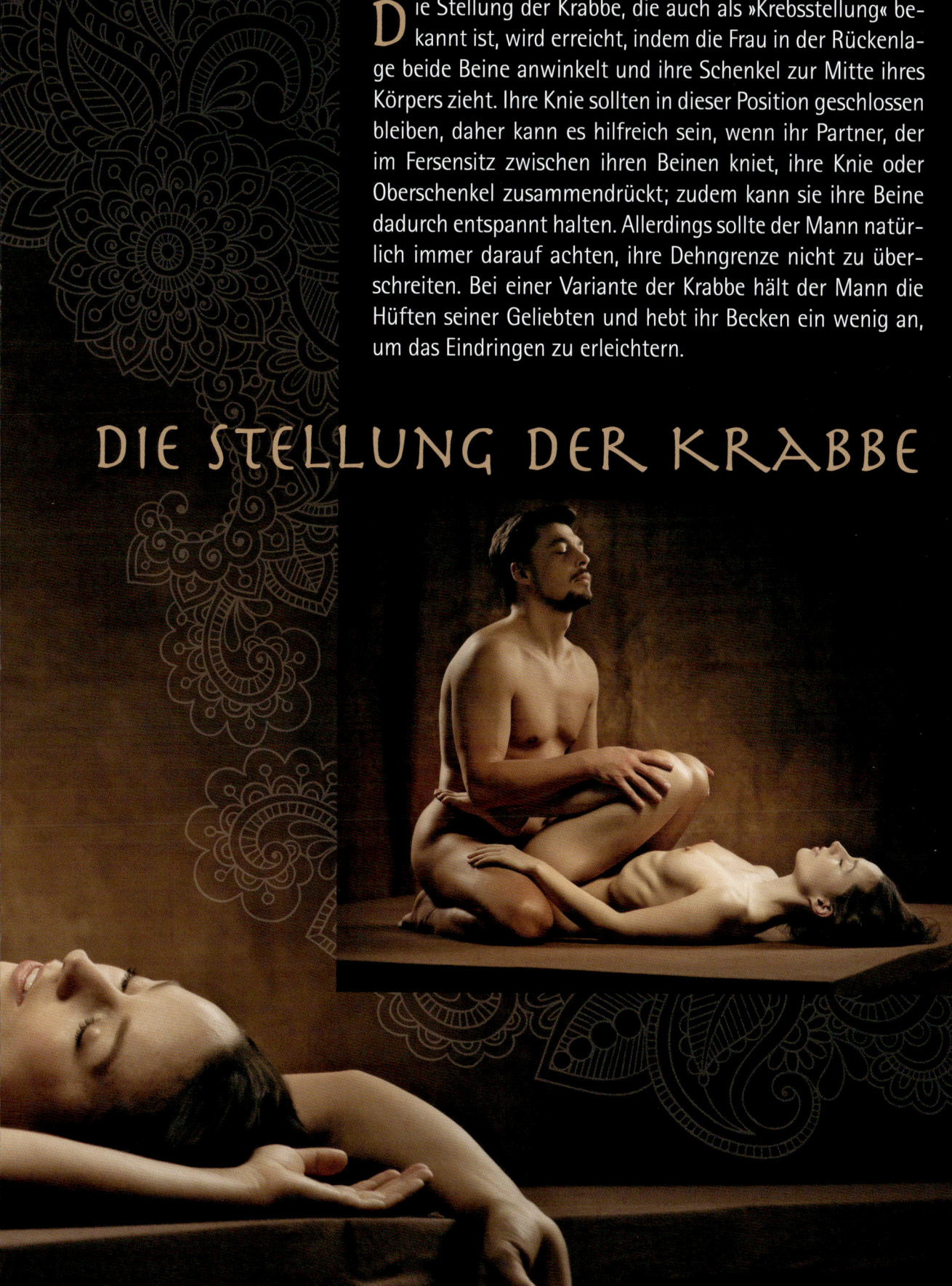

VON DEN UMARMUNGEN

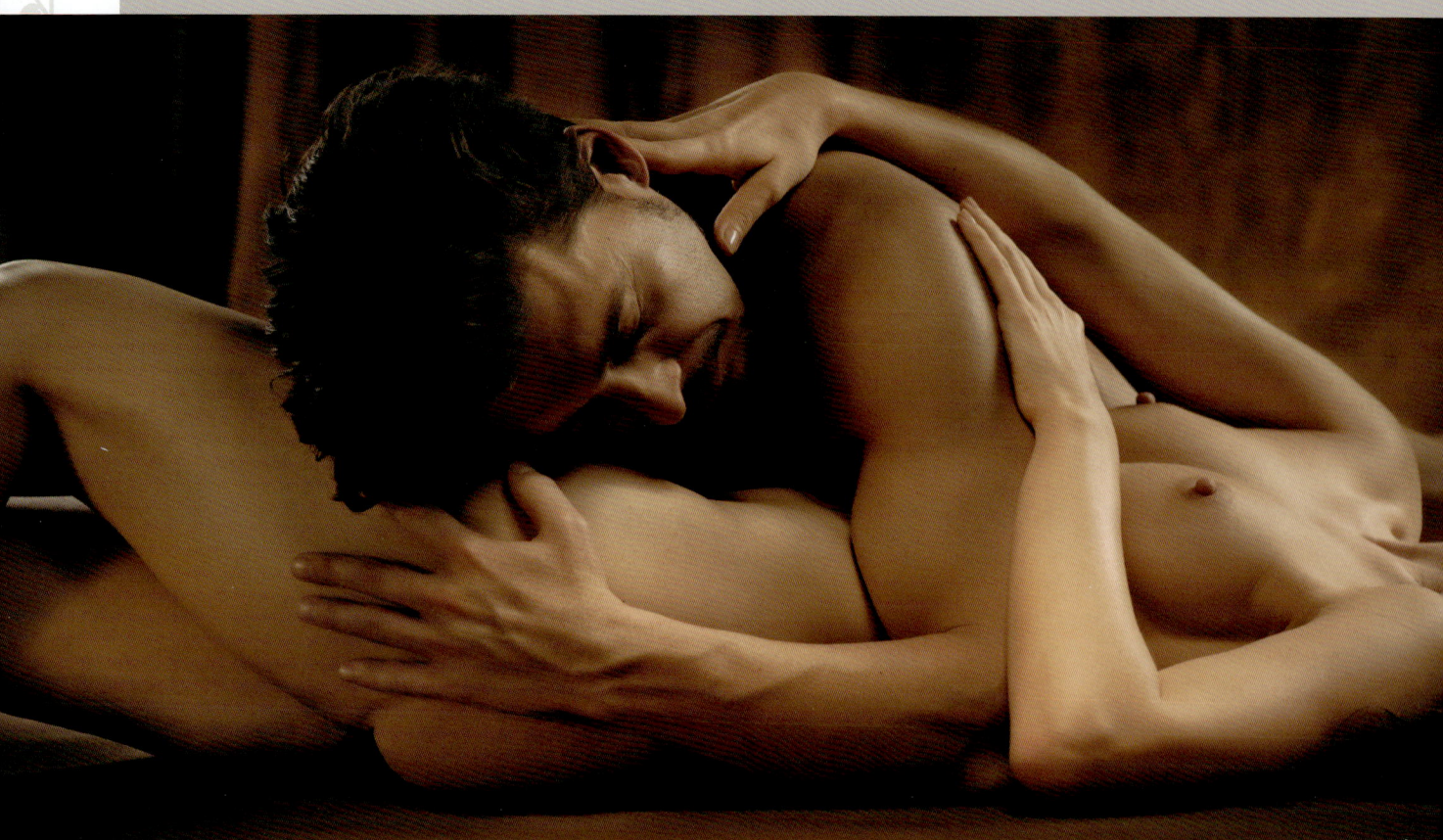

Die vier Arten der Umarmung zeugen von der gegenseitigen Liebe zwischen Mann und Frau. Es gibt die berührende, die bohrende, die reibende und die pressende Umarmung.

Nähert sich der Mann einer Frau unter einem Vorwand, sodass es zu einer beiläufigen Berührung kommt, so heißt das »berührende Umarmung«.

Bückt sich die Frau an einem abgelegenen Ort, als wollte sie etwas vom Boden aufheben und reizt dabei den stehenden oder sitzenden Mann mit ihren Brüsten, die er sodann ergreifen möchte, so heißt das »bohrende Umarmung«.

Die genannten beiden Umarmungen finden bei Liebenden statt, die noch keine Gelegenheit hatten, miteinander zu sprechen.

Geht ein Paar in der Dunkelheit spazieren, ob nun im Gedränge oder in der Einsamkeit, und reiben beide dabei ihre Körper aneinander, so ist dies die »reibende Umarmung«.

Zur »pressenden Umarmung« kommt es, wenn der eine Partner den anderen an eine Mauer oder Säule presst.

Diese letzten beiden werden nur von Liebenden angewendet, die die Absichten ihres Partners bereits kennen.

Es gibt vier Umarmungen, die während der Vereinigung stattfinden: die Liane, der Bambus, Sesam und Reis sowie Milch und Wasser.

Umschlingt die Frau den Mann wie eine Schlingpflanze und zieht seinen Kopf zu sich hinab, um ihn zu küssen, so heißt diese Umarmung »Liane«.

Presst sich die Frau im Stehen gegen den Mann und schlingt sie Schenkel und Arme um ihn, als würde sie an ihm hochklettern wollen, und stöhnt leise dazu, so heißt diese Umarmung »Bambus«.

Wenn das Paar auf dem Liebeslager liegt und sich beide so innig umarmen, dass ihre Arme und Schenkel sich gegenseitig umschlingen und reiben, so heißt dies »Sesam und Reis«.

Wollen beide sich gegenseitig in wilder Leidenschaft durchdringen, indem die Frau auf dem Schoß des Mannes hockt oder sich ihre Blicke treffen, während sie auf dem Bett ruhen, so heißt diese Umarmung »Milch und Wasser«.

Weiterhin finden nach Suvarnanabha noch vier Arten der Umarmung während des Geschlechtsverkehrs statt: die Schenkelumarmung, die Jaghana-Umarmung, die Brustumarmung und die Stirnumarmung.

Werden ein oder beide Schenkel des Partners mit den eigenen Schenkeln fest umklammert, so ist dies die »Schenkelumarmung«.

Besteigt die Frau den Mann und drückt seine Scham mit ihrer Scham, während sie mit fliegendem Haar kratzend und beißend auf ihm sitzt, so ist dies die »Umarmung des Jaghana«.

Presst die Frau ihre Brüste gegen den Brustkorb ihres Partners, so ist das die »Brustumarmung«.

Legen sich die Liebenden Mund an Mund und Auge in Auge so hin, dass sie die Stirn aneinanderlegen können, so ist dies die »Stirnumarmung«.

Sämtliche Umarmungen, auch jene, die hier nicht aufgeführt wurden, sollen während des Liebesspiels ausgiebig angewendet werden, so man sich von ihnen eine Steigerung der Leidenschaft und des Genusses verspricht.

Die Regeln des Kamashastra sind nur so lange wichtig, solange die Erregung des Paares nur mäßig ist. Ist das Rad der Lust hingegen erst einmal in Bewegung gekommen, so sind weder Lehrbuch noch Reihenfolge mehr von Bedeutung.

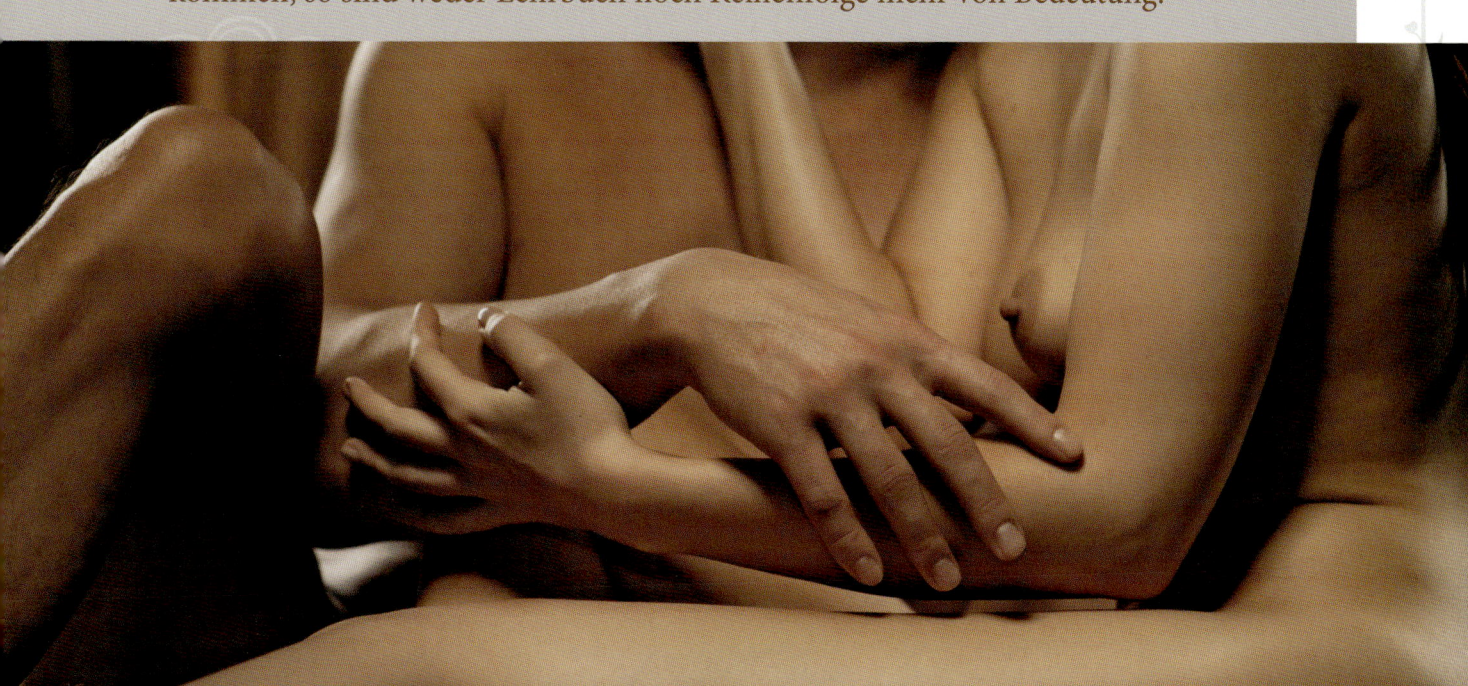

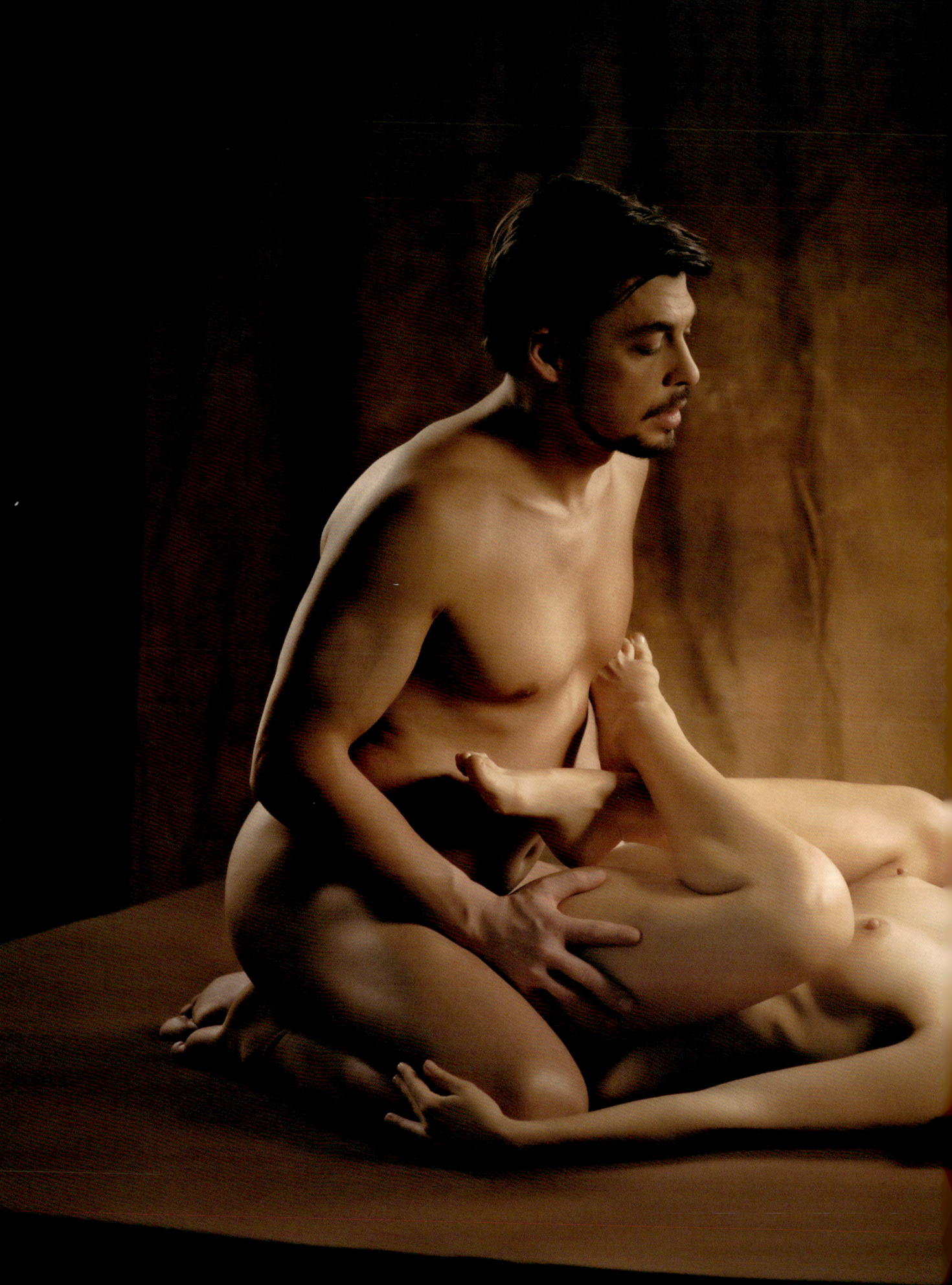

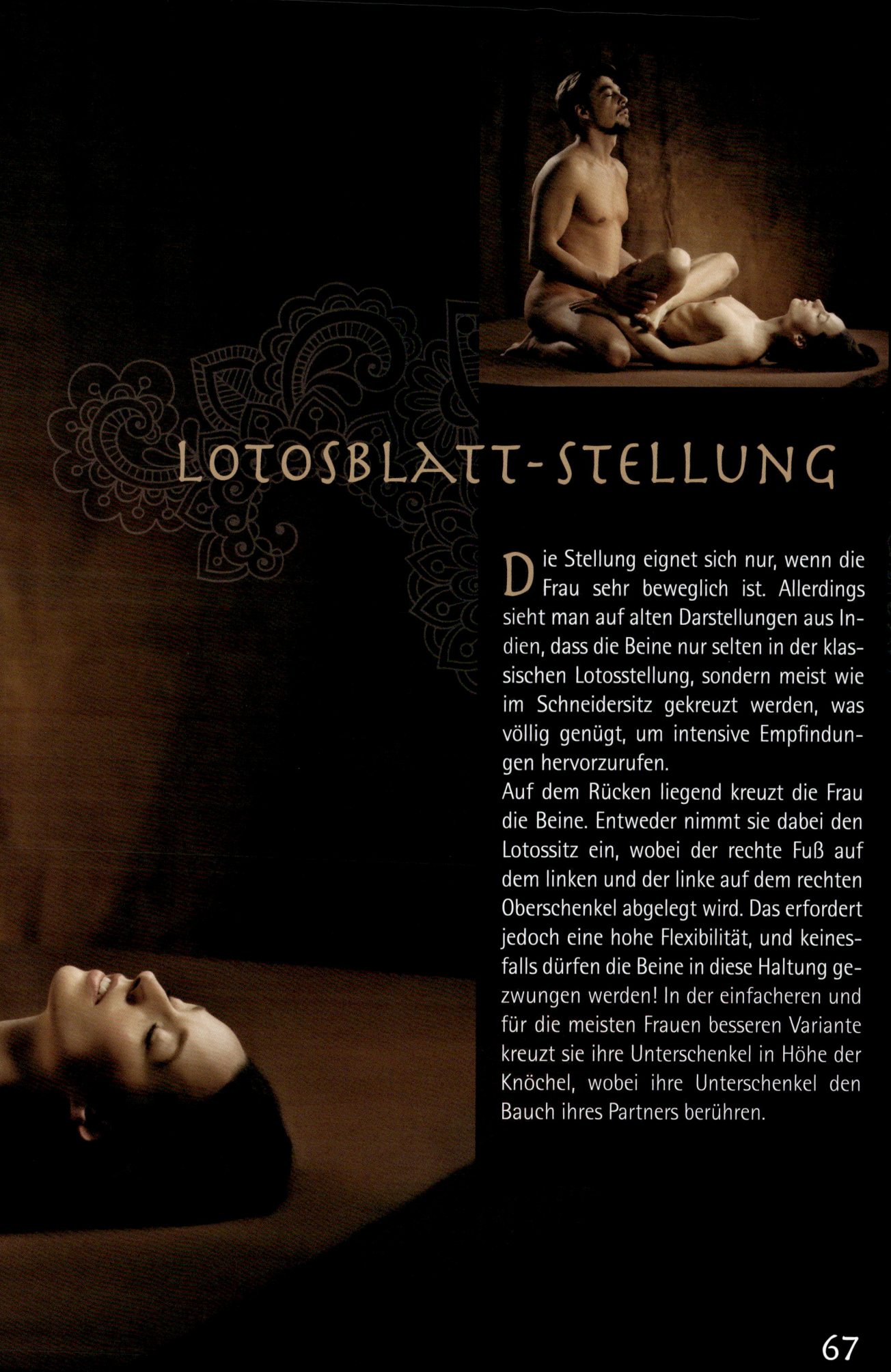

LOTOSBLATT-STELLUNG

Die Stellung eignet sich nur, wenn die Frau sehr beweglich ist. Allerdings sieht man auf alten Darstellungen aus Indien, dass die Beine nur selten in der klassischen Lotosstellung, sondern meist wie im Schneidersitz gekreuzt werden, was völlig genügt, um intensive Empfindungen hervorzurufen.

Auf dem Rücken liegend kreuzt die Frau die Beine. Entweder nimmt sie dabei den Lotossitz ein, wobei der rechte Fuß auf dem linken und der linke auf dem rechten Oberschenkel abgelegt wird. Das erfordert jedoch eine hohe Flexibilität, und keinesfalls dürfen die Beine in diese Haltung gezwungen werden! In der einfacheren und für die meisten Frauen besseren Variante kreuzt sie ihre Unterschenkel in Höhe der Knöchel, wobei ihre Unterschenkel den Bauch ihres Partners berühren.

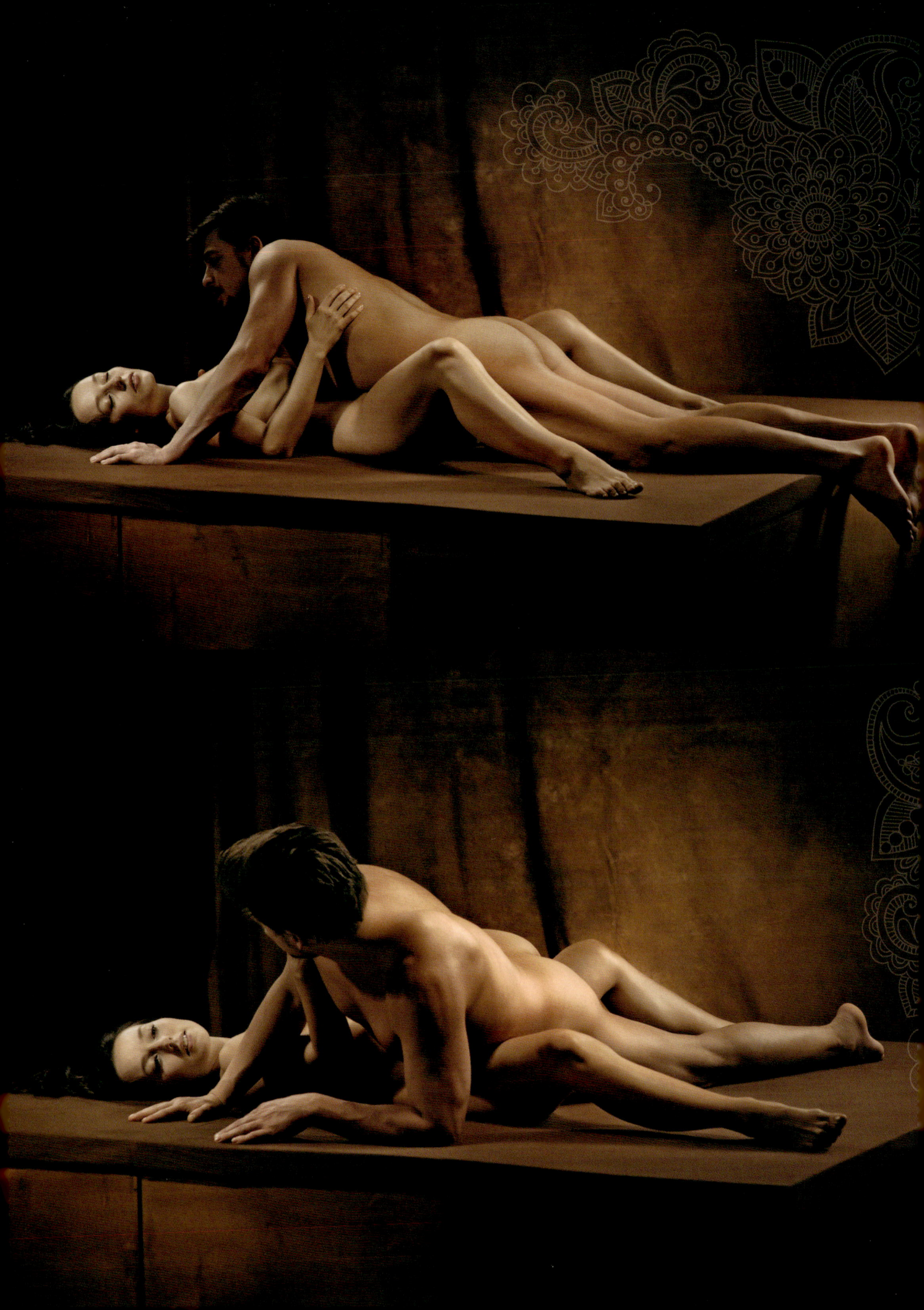

DIE MÜHLE

Die auch als »Wendeposition« bezeichnete Technik ist sehr dynamisch, denn der Mann dreht sich dabei um 180 Grad auf seiner Geliebten. Im Kamasutra heißt es dazu: »Wenn sich der Mann während des Liebesaktes um seinen Lingam als Achse kreisförmig dreht, ohne den Liebesgenuss zu unterbrechen, so heißt dies die Mühle. Nur durch sehr viel Übung lässt sich dies erlernen.« Die Frau liegt mit leicht gespreizten Beinen auf dem Rücken. Anfangs liegt ihr Partner in der Missionarsstellung auf ihr. Dann dreht er sich langsam in die Waagrechte zur Kreuzstellung und schließlich weiter, bis sein Kopf an ihren Füßen liegt. Die Drehung lässt sich nur ausführen, wenn er sich mit den Armen hochstemmt, zugleich aber sein Becken immer eng an ihres gedrückt lässt.

DIE GESTÜTZTE VEREINIGUNG

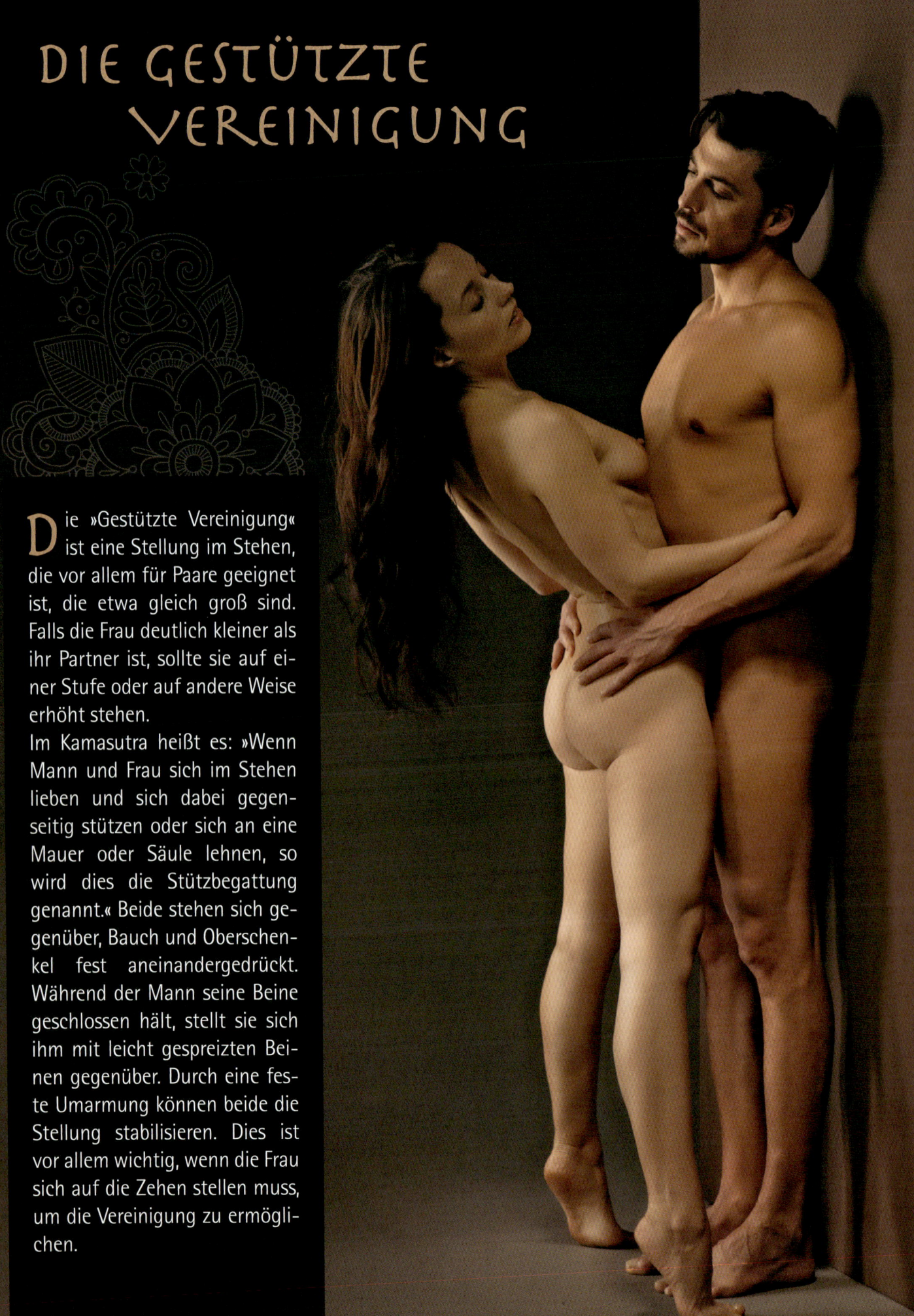

Die »Gestützte Vereinigung« ist eine Stellung im Stehen, die vor allem für Paare geeignet ist, die etwa gleich groß sind. Falls die Frau deutlich kleiner als ihr Partner ist, sollte sie auf einer Stufe oder auf andere Weise erhöht stehen.

Im Kamasutra heißt es: »Wenn Mann und Frau sich im Stehen lieben und sich dabei gegenseitig stützen oder sich an eine Mauer oder Säule lehnen, so wird dies die Stützbegattung genannt.« Beide stehen sich gegenüber, Bauch und Oberschenkel fest aneinandergedrückt. Während der Mann seine Beine geschlossen hält, stellt sie sich ihm mit leicht gespreizten Beinen gegenüber. Durch eine feste Umarmung können beide die Stellung stabilisieren. Dies ist vor allem wichtig, wenn die Frau sich auf die Zehen stellen muss, um die Vereinigung zu ermöglichen.

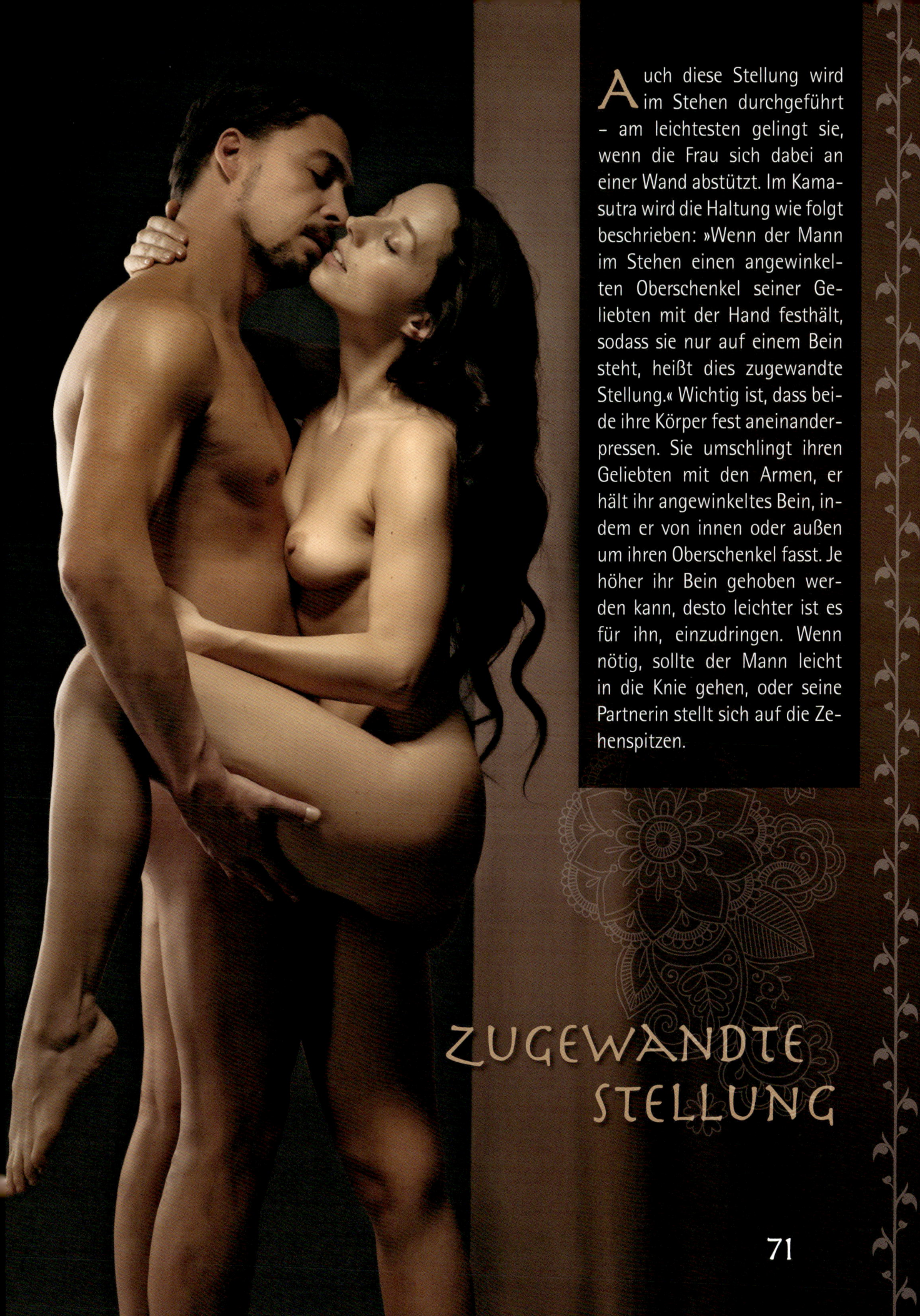

Auch diese Stellung wird im Stehen durchgeführt – am leichtesten gelingt sie, wenn die Frau sich dabei an einer Wand abstützt. Im Kamasutra wird die Haltung wie folgt beschrieben: »Wenn der Mann im Stehen einen angewinkelten Oberschenkel seiner Geliebten mit der Hand festhält, sodass sie nur auf einem Bein steht, heißt dies zugewandte Stellung.« Wichtig ist, dass beide ihre Körper fest aneinanderpressen. Sie umschlingt ihren Geliebten mit den Armen, er hält ihr angewinkeltes Bein, indem er von innen oder außen um ihren Oberschenkel fasst. Je höher ihr Bein gehoben werden kann, desto leichter ist es für ihn, einzudringen. Wenn nötig, sollte der Mann leicht in die Knie gehen, oder seine Partnerin stellt sich auf die Zehenspitzen.

ZUGEWANDTE STELLUNG

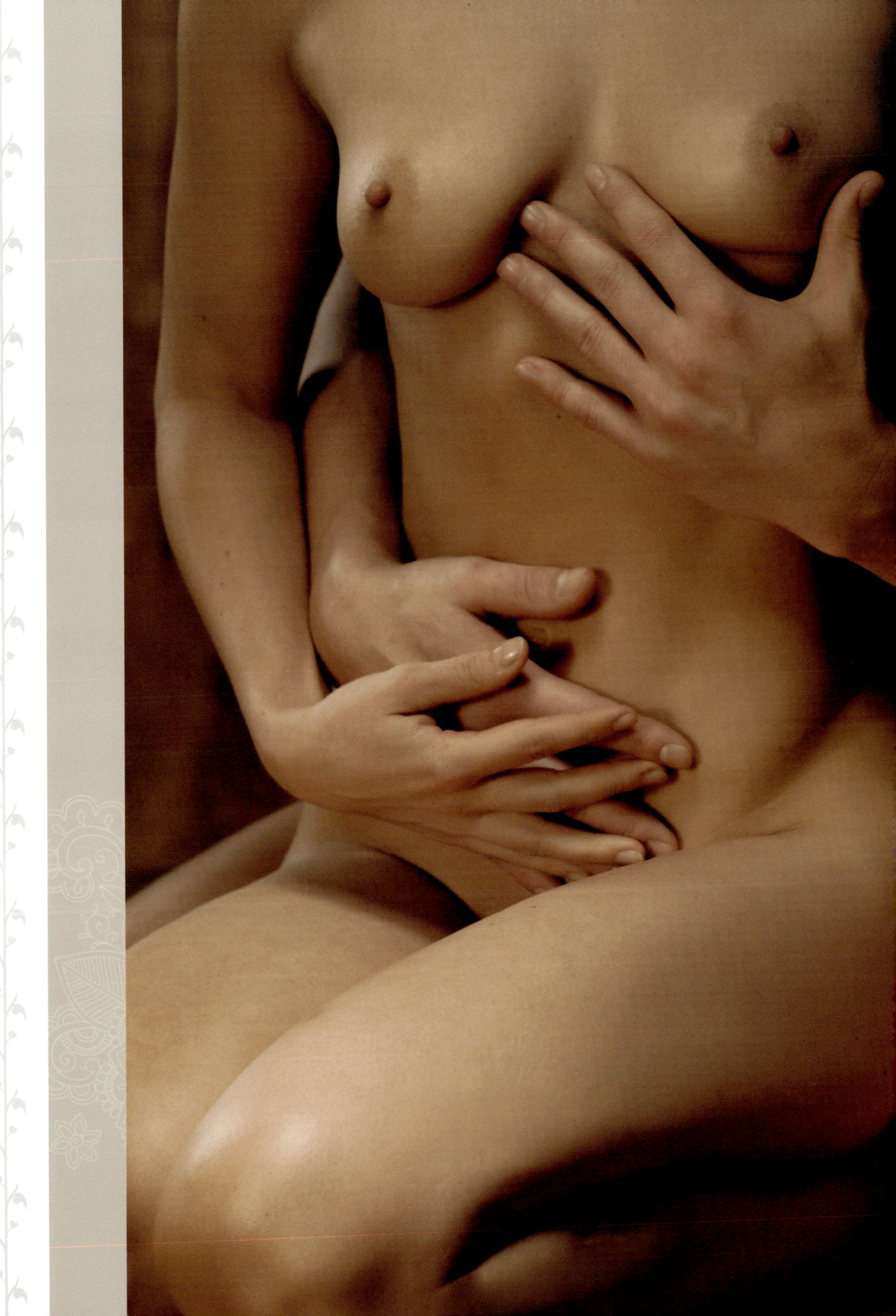

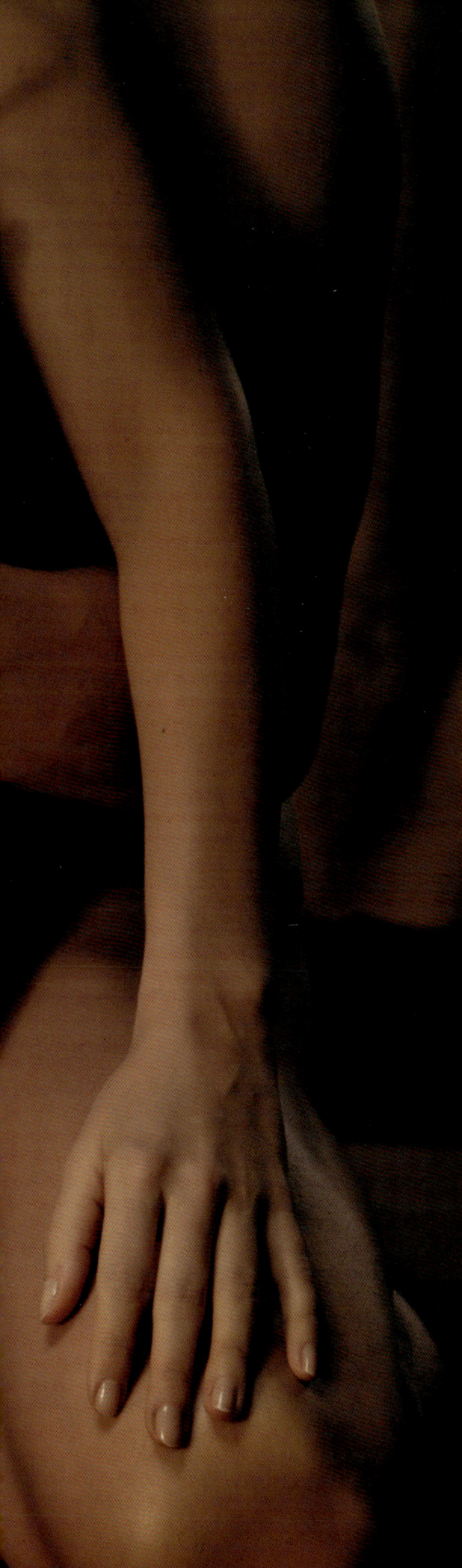

DIE MAGIE DER BERÜHRUNG

Wir brauchen Mut, um einander zu berühren. Anders als in vielen Teilen der Welt, wo Menschen noch sehr ursprünglich leben, ist es im Westen unüblich, andere zu berühren. Selbst Umarmungen in der Familie sind selten, und das Gleiche gilt leider auch für Berührungen zwischen Mann und Frau.

Kamasutra ist ohne Berührung nicht möglich. Bei jeder Liebesstellung berührt unser Körper den unseres Partners an zahllosen Stellen. Berührungen wirken heilend. Die Bindung zwischen Liebenden kann allein dadurch verstärkt werden, dass beide sich regelmäßig berühren. Wissenschaftler haben entdeckt, dass das Glückshormon Oxytocin bei Paaren, die sich häufig berühren oder massieren, besonders stark ausgeschüttet wird.

Denken Sie bei der Praxis des Kamasutra nicht so sehr an »Technik« oder »Stellungen«, sondern vor allem an die Magie der Berührung: Wie berühren Sie Ihren Partner? Sanft und zart oder wild und leidenschaftlich? Wie verändert sich die Intensität der Berührung im Verlauf des Liebesspiels? Und wo berühren Sie Ihren Partner? Sind es immer die gleichen Stellen, oder lassen Sie Ihre Hände auch einmal »unentdeckte Gebiete« erkunden? Öffnen Sie sich für das Berühren ebenso wie für das Berührtwerden.

Und achten Sie auch einmal darauf, ob Sie spüren können, wie Berührungen nicht nur Ihre Haut, sondern auch Ihre Herzen miteinander verbinden.

HÄNGEBRÜCKE

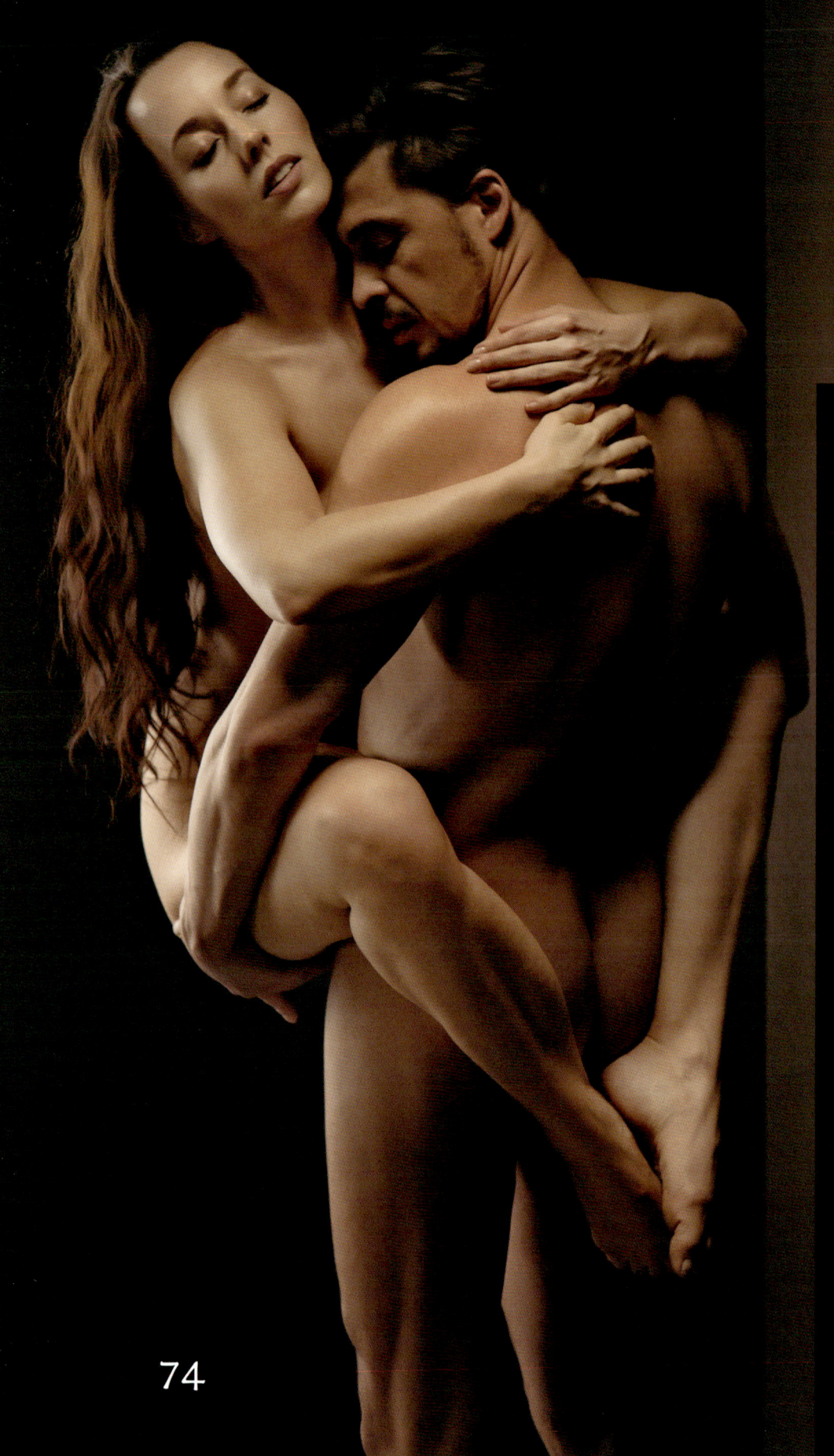

In dieser Haltung, die auch als »hängende Stellung« bekannt ist, lehnt sich der Mann mit dem Rücken an eine Mauer und faltet seine Hände für seine Geliebte zu einem Sitz oder stützt sie mit seinen Ellbogen unter ihren Knien ab. Während sie auf seinen Händen oder Unterarmen ruht, die Arme fest um seinen Nacken schlingt und sich mit den Schenkeln an seine Hüften klammert, bewegt sie ihr Becken, indem sie mit einem oder beiden Füßen gegen die Mauer drückt, an der ihr Liebster lehnt. Grundsätzlich kann diese Stellung auch ohne eine stützende Wand ausgeübt werden, sofern der Mann stark genug beziehungsweise seine Geliebte leicht genug ist.

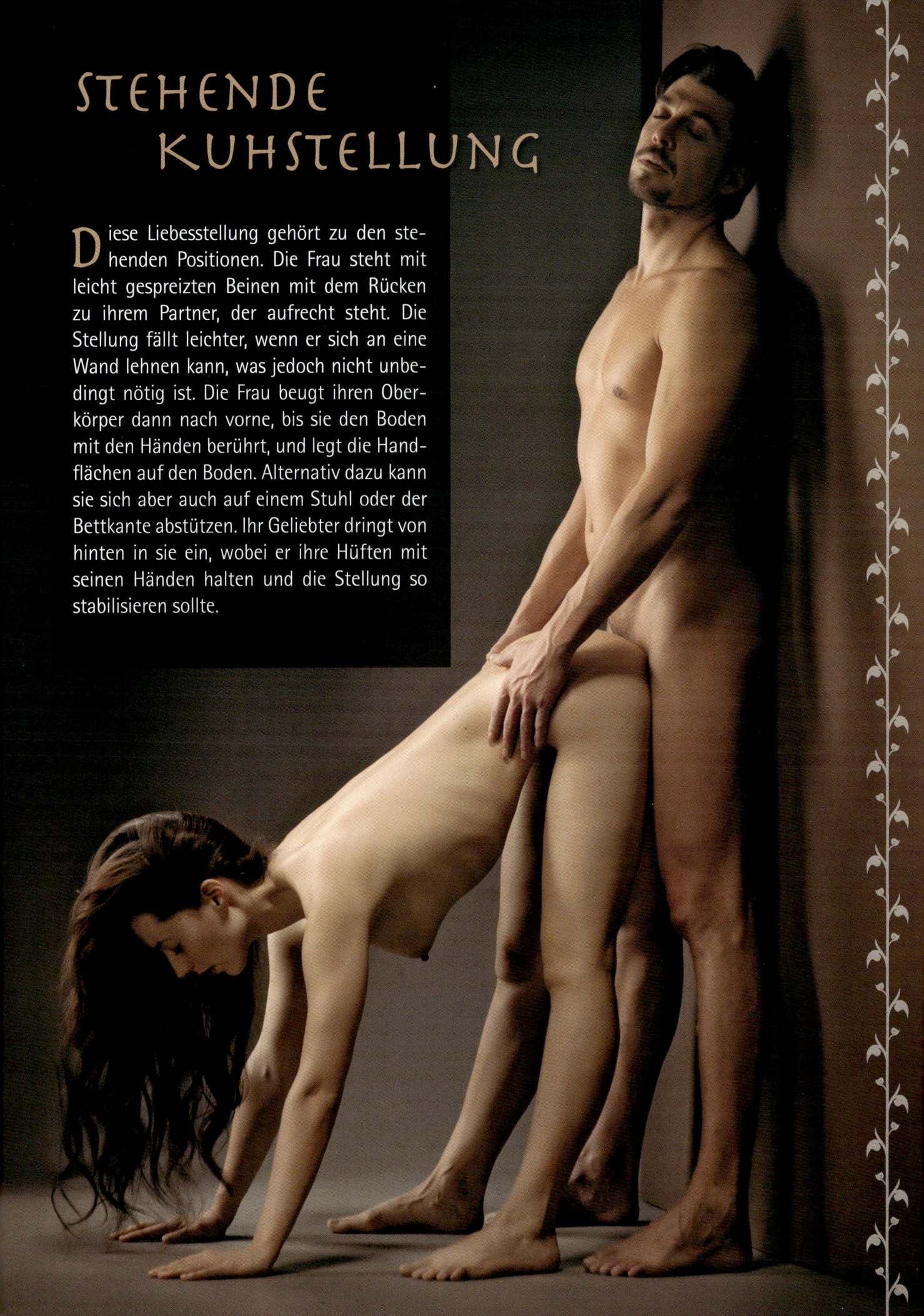

STEHENDE KUHSTELLUNG

Diese Liebesstellung gehört zu den stehenden Positionen. Die Frau steht mit leicht gespreizten Beinen mit dem Rücken zu ihrem Partner, der aufrecht steht. Die Stellung fällt leichter, wenn er sich an eine Wand lehnen kann, was jedoch nicht unbedingt nötig ist. Die Frau beugt ihren Oberkörper dann nach vorne, bis sie den Boden mit den Händen berührt, und legt die Handflächen auf den Boden. Alternativ dazu kann sie sich aber auch auf einem Stuhl oder der Bettkante abstützen. Ihr Geliebter dringt von hinten in sie ein, wobei er ihre Hüften mit seinen Händen halten und die Stellung so stabilisieren sollte.

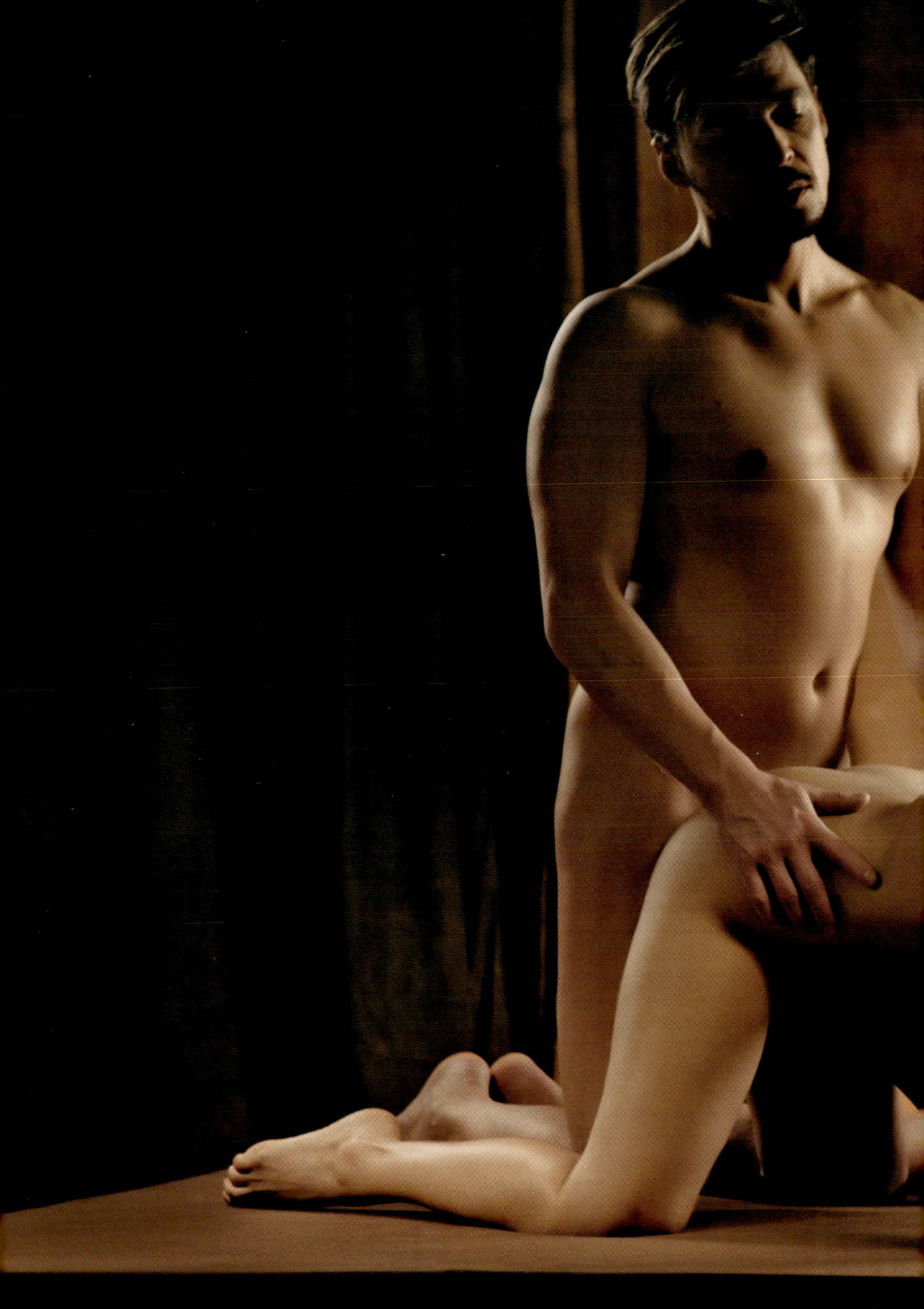

DIE STELLUNG DER KUH

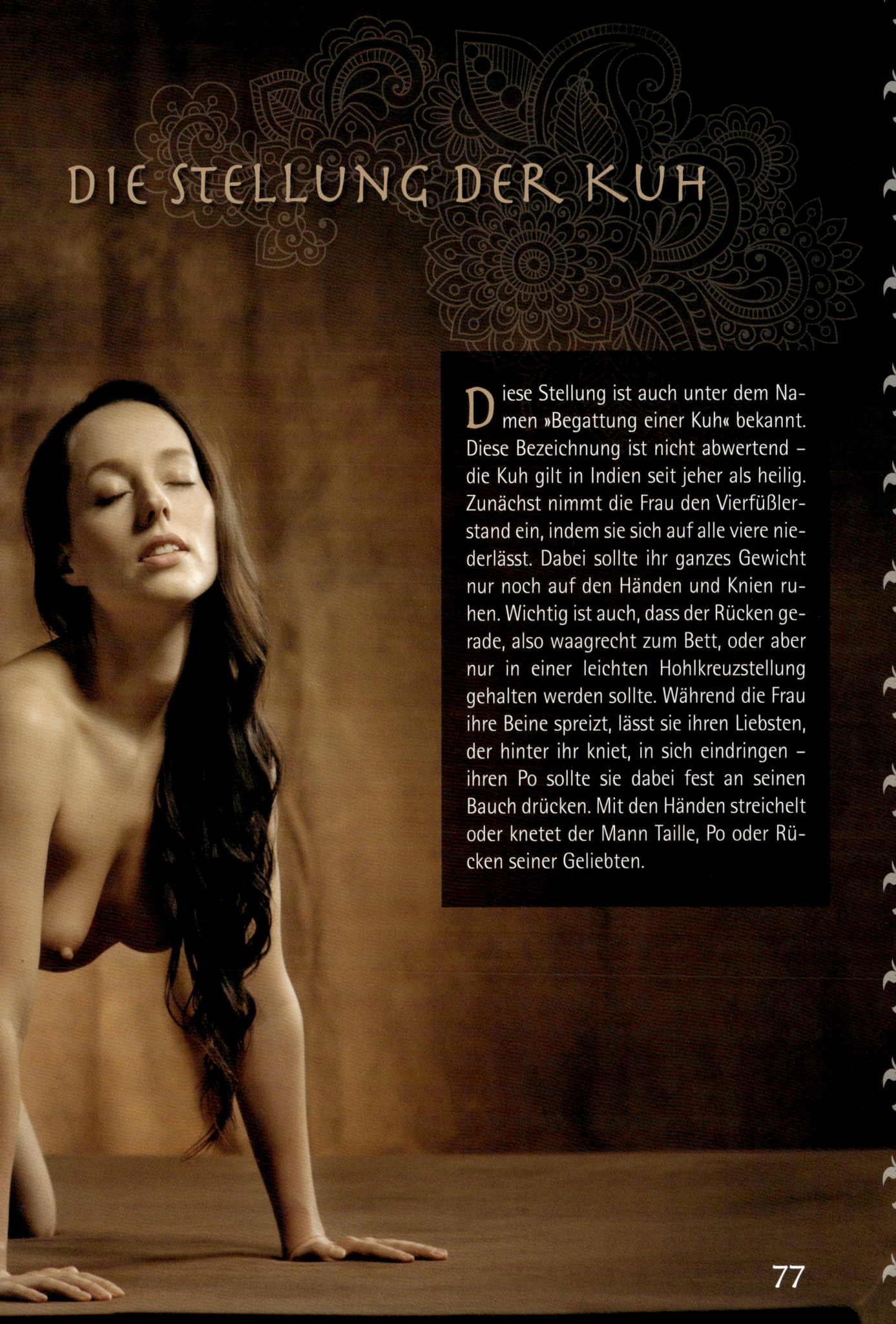

Diese Stellung ist auch unter dem Namen »Begattung einer Kuh« bekannt. Diese Bezeichnung ist nicht abwertend – die Kuh gilt in Indien seit jeher als heilig. Zunächst nimmt die Frau den Vierfüßlerstand ein, indem sie sich auf alle viere niederlässt. Dabei sollte ihr ganzes Gewicht nur noch auf den Händen und Knien ruhen. Wichtig ist auch, dass der Rücken gerade, also waagrecht zum Bett, oder aber nur in einer leichten Hohlkreuzstellung gehalten werden sollte. Während die Frau ihre Beine spreizt, lässt sie ihren Liebsten, der hinter ihr kniet, in sich eindringen – ihren Po sollte sie dabei fest an seinen Bauch drücken. Mit den Händen streichelt oder knetet der Mann Taille, Po oder Rücken seiner Geliebten.

DAS GEHEIMNIS
DER ABWECHSLUNG

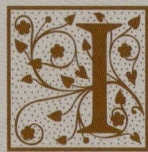n derselben Weise (gemeint ist die »Stellung der Kuh«) vollziehe man den Liebesakt nach Art des Hundes, des Ziegenbocks, des Rehs, des wilden Esels, der Katze, des springenden Tigers, der Begattung des Elefanten, des brünftigen Keilers und des springenden Hengstes. In all diesen Varianten soll man die entsprechenden Tiere nachahmen und den Liebesakt entsprechend vollziehen.

»Ein sinnlicher Mann wird bei der Gestaltung des Liebesaktes immerzu nach Abwechslung streben, wird Tiere und Vögel nachahmen. Die verschiedenen Arten des Beischlafs, ausgeübt nach der jeweiligen Landessitte und der Fantasie jedes einzelnen, erwecken Zuneigung, Freundschaft und Ansehen im Herzen der Frauen.«

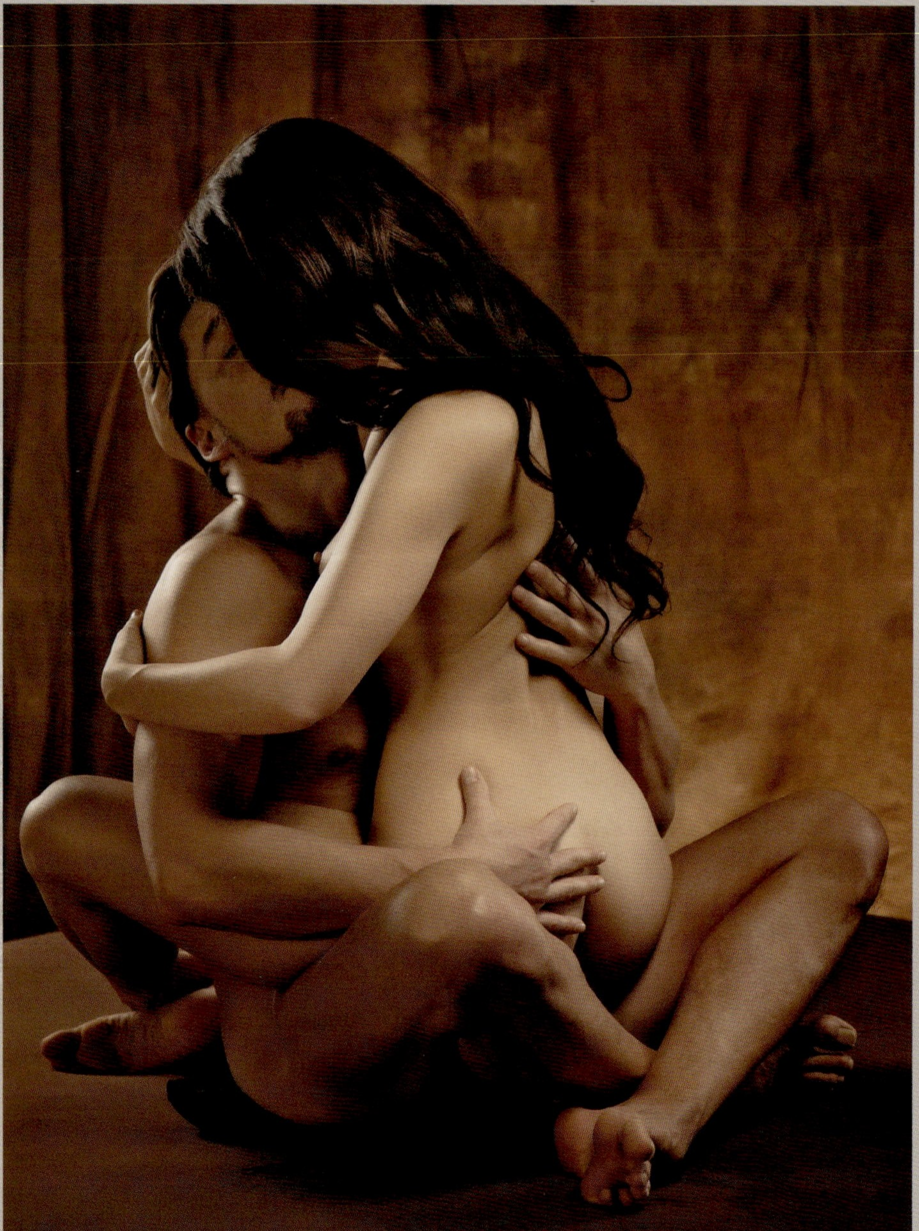

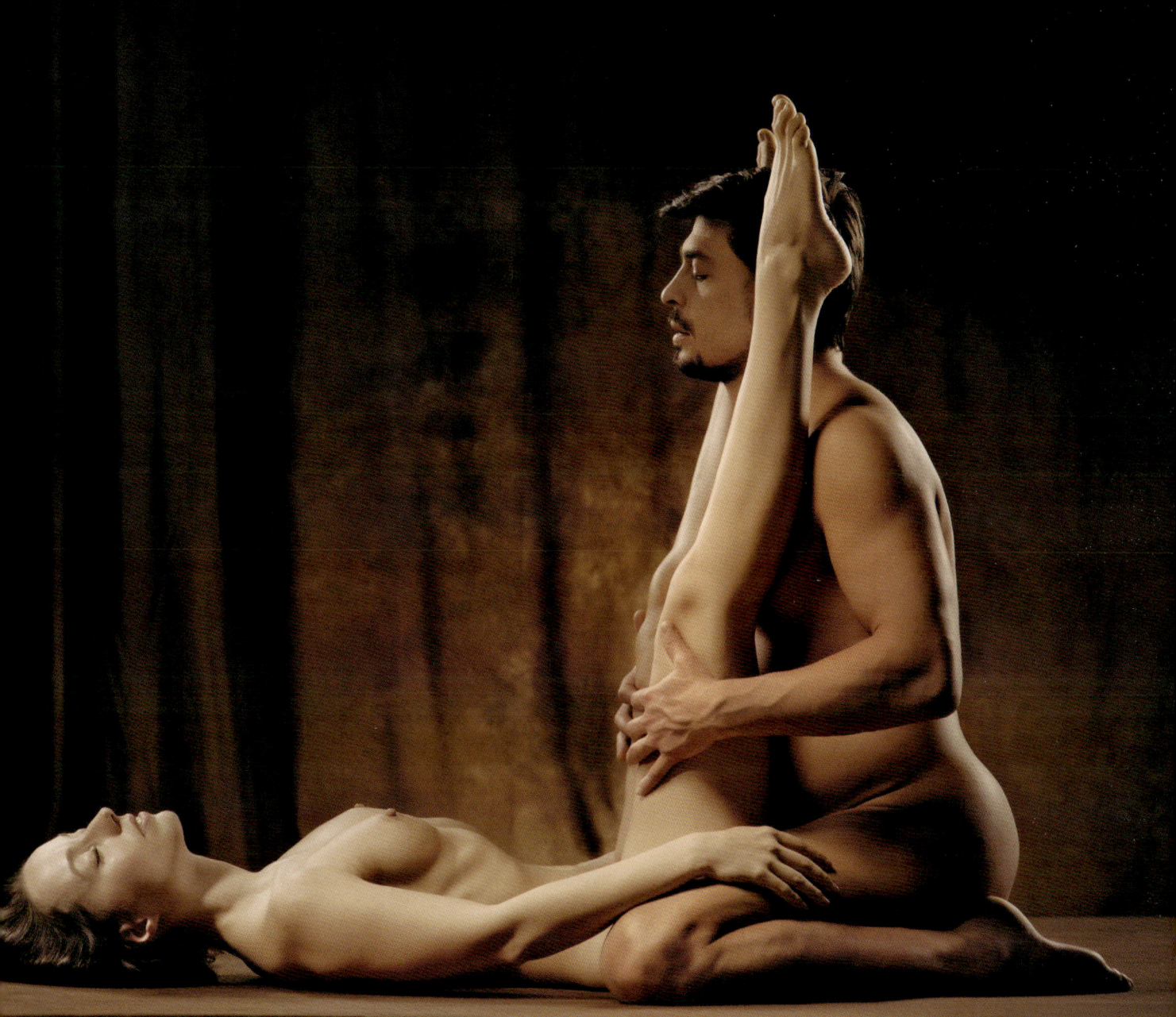

EINFACHE GÄHNSTELLUNG

Diese Stellung hat viel Ähnlichkeit mit der »Gestreckten Haltung« (siehe Seite 55), lediglich die Beinstellung ist stärker gestreckt. Wiederum liegt die Frau auf dem Rücken, zieht ihre Schenkel an die Brust und hebt die Beine, die diesmal jedoch nicht gebeugt, sondern in Richtung Decke ausgestreckt werden sollten. Anschließend legt sie ihre Füße entspannt auf die Schultern ihres Liebsten, der über ihr kniet. In der Endstellung berühren die Unterseiten ihrer Beine seinen Oberkörper. Der Mann sollte bei seinen Stoßbewegungen in diesen Stellungen immer vorsichtig und sanft sein. Er kann seine Geliebte an den Füßen fassen, ihre Füße sanft massieren oder sich mit den Armen abstützen.

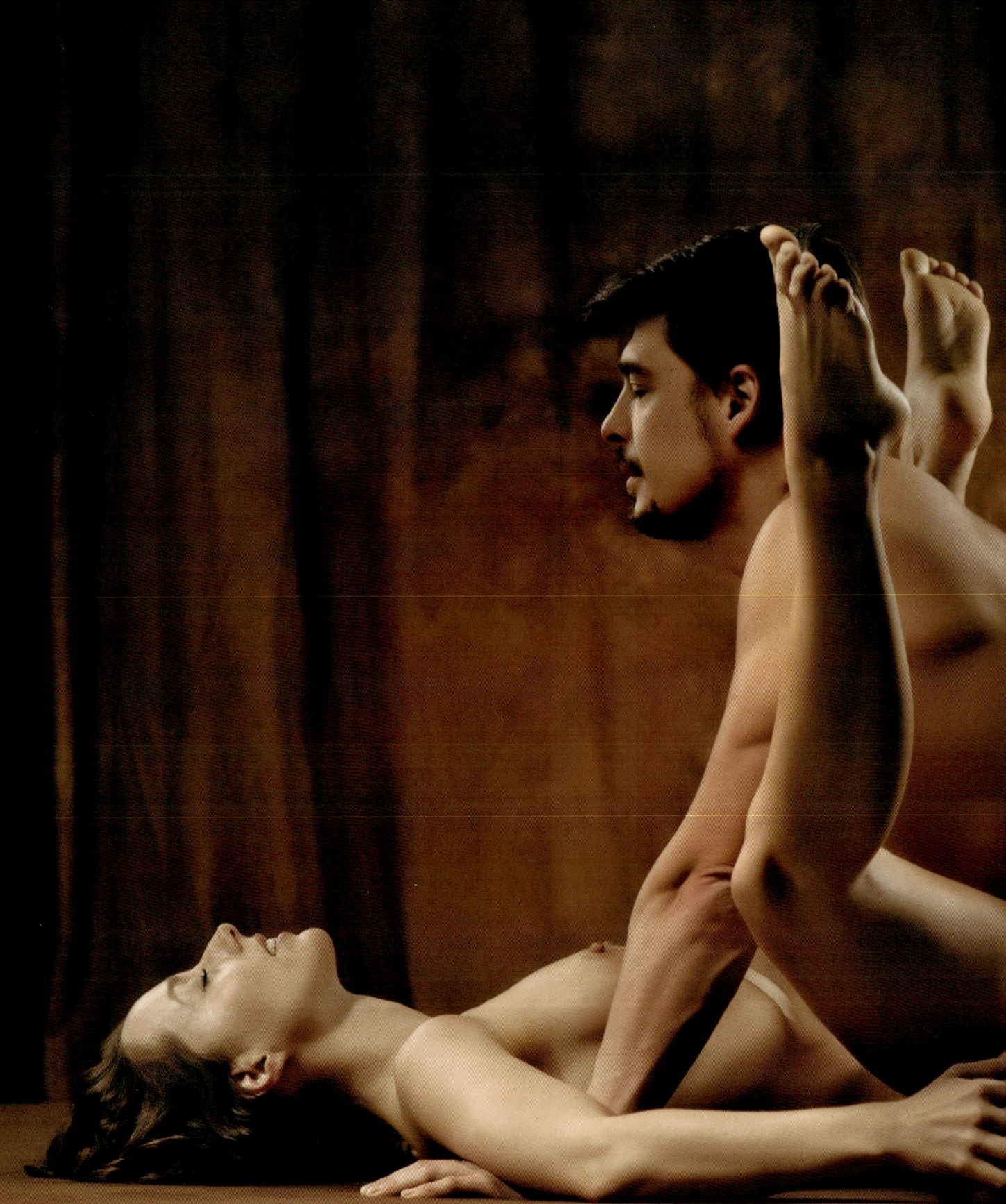

Diese Stellung ähnelt der vorigen (»Einfache Gähnstellung«, siehe Seite 79), wird von vielen Paaren jedoch als noch lustvoller empfunden. In der Rückenlage hebt die Frau ihre Beine gestreckt an und spreizt sie. Dabei sollten die Beine ein »V« formen. Je nachdem, wie gelenkig die Frau ist, kann sie die Beine weiter oder weniger weit spreizen und auch den Winkel verändern. Auf jeden Fall sollte sich die Haltung für beide angenehm anfühlen. Falls die Yoni der Frau sehr eng oder sein Lingam sehr groß ist, ist es besser, die Beine anzuwinkeln und sie nicht zu stark zu strecken. Der Mann kniet oder liegt zwischen den Beinen seiner Liebsten und stützt sich mit den Armen ab, während sie entweder ihre Knöchel oder seine Beine umfasst.

OFFENE PFLUGSTELLUNG

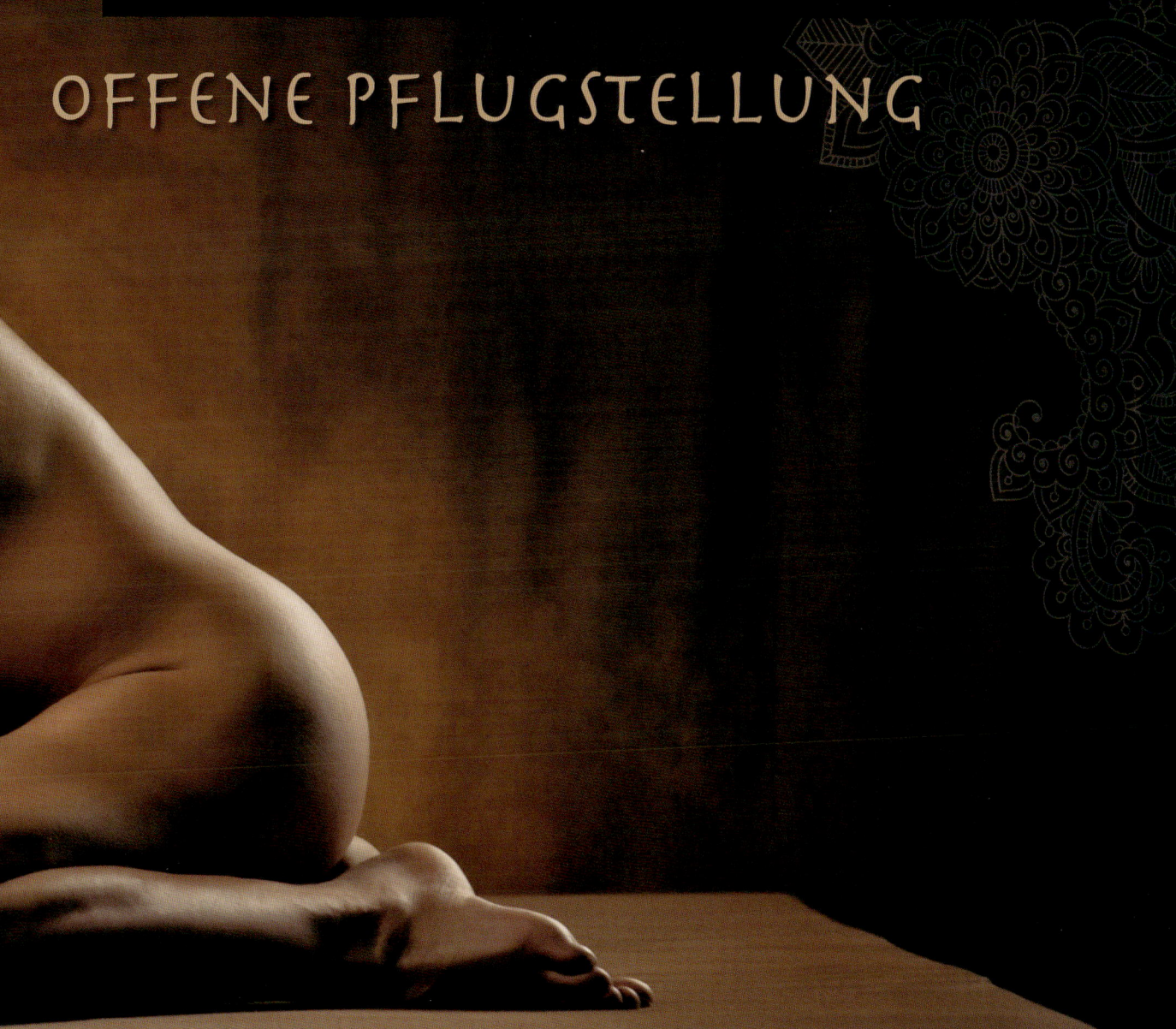

VOM KÜSSEN

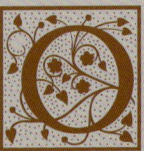
Ob Umarmungen, Küsse, Biss- und Nägelmale – sie alle werden durch die Leidenschaft gesteuert und unterliegen keiner festen Reihenfolge. Für gewöhnlich finden sie alle schon vor der körperlichen Vereinigung statt, wohingegen Schläge und Liebeslaute erst während des Geschlechtsverkehrs Platz finden. Grundsätzlich kümmert sich die Leidenschaft jedoch weder um Reihenfolgen noch Zeitabläufe und gibt allen Arten von Liebesäußerungen Raum.

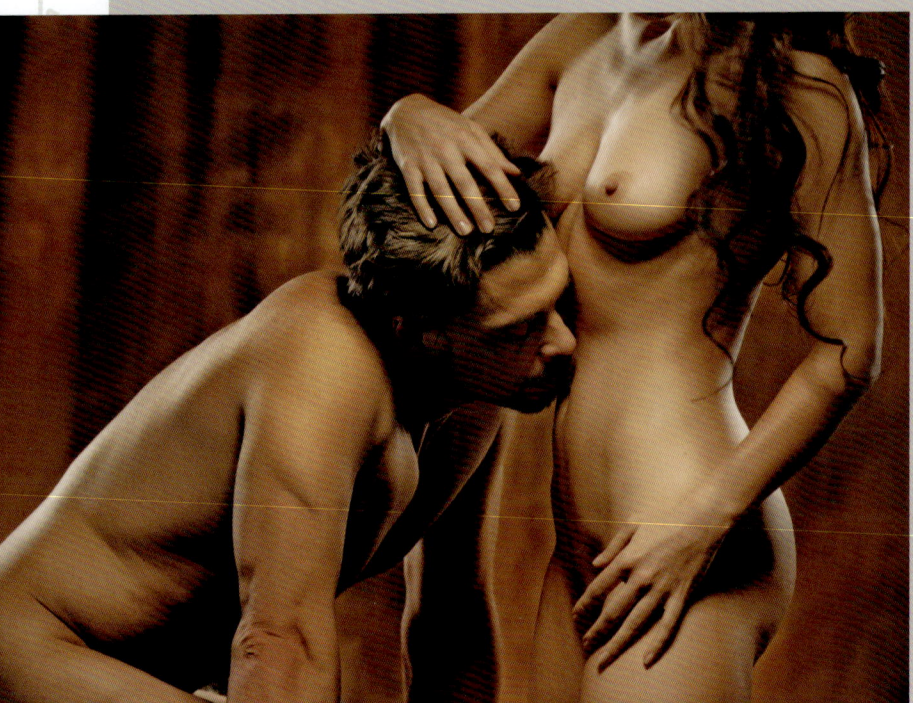

Wenn ein Mann zum ersten Mal mit einer jungen Frau schläft, so soll er Küsse und andere Liebesbezeugungen nur mäßig und abwechselnd einsetzen. Später ist es umgekehrt, und Mäßigung ist fehl am Platz. Dann ist es an der Zeit, Zärtlichkeiten zu steigern, um die Lust zu entfachen.

Zu den Stellen, die geküsst werden, gehören Stirn, Haare, Wangen, Augen, Brüste und Lippen. Manche küssen auch Achseln, Nabel und Scham.

Küsst man eine unerfahrene Frau, sind drei Arten von Küssen angemessen: der förmliche, der zuckende und der stoßende Kuss.

❀ Beim »förmlichen Kuss« legt die Frau ihren Mund auf den ihres Geliebten, ohne die Lippen zu bewegen.

❀ Beim »zuckenden Kuss« versucht die Frau die Lippen ihres Geliebten mit ihrer Unterlippe zu fassen, während er seine Lippen auf ihren Mund presst.

❀ Beim »stoßenden Kuss« schließt die Frau ihre Augen und tastet mit ihrer Zungenspitze stoßend nach den Lippen ihres Partners, wobei sie ihre Hände in die seinen legt.

Anderen Quellen zufolge gibt es weitere vier Gattungen des Kusses:

❀ Beim »geraden Kuss« ruhen ihre Lippen auf seinen.

❀ Beim »schrägen Kuss« neigen Mann und Frau die Köpfe zueinander und küs-

sen sich in dieser Haltung.
- ❀ Beim »suchenden Kuss« fasst einer der Partner den anderen an Kopf oder Kinn und küsst ihn, während er seinen Kopf hin und her dreht.
- ❀ Beim »gepressten Kuss« wird die Lippe des Partners unter Pressen gefasst, während sich Lippe an Lippe festsaugt.

Weitere Küsse sind
- ❀ der »Oberlippenkuss«, bei dem der Mann ihre Oberlippe und die Frau seine Unterlippe festhält.
- ❀ der »drückende Kuss«, bei dem der eine Partner die Lippen des anderen mit seinen eigenen fest umklammert.
- ❀ Werden Zähne, Gaumen oder Zunge des anderen dabei berührt, so kommt es zum »Kampf der Zungen«.

Die Art des Kusses – ob mäßig, gepresst, saugend oder zart – ist von der Stelle abhängig, auf die er gedrückt wird.
- ❀ Küsst die Frau ihren Geliebten, während er sich zum Schlafen hinlegt, um ihm ihre Lust zu zeigen, so ist dies der »Leidenschaft erweckende Kuss«.
- ❀ Ist der Mann abgelenkt oder in schlechter Stimmung, küsst sie ihn, um seine Aufmerksamkeit zu erregen – dies nennt man den »Aufmerksamkeit anziehenden Kuss«.
- ❀ Schläft die Frau oder stellt sich schlafend, während ihr Liebhaber nachts nach Hause kommt, kann er sie wachküssen. Dies nennt man den »erweckenden Kuss«.
- ❀ Der »übertragene Kuss« bringt Gefühle stellvertretend zum Ausdruck. Dabei wird entweder das Bild des oder der Geliebten im Spiegelbild oder aber ein Bild oder eine Figur in der Nähe des/der Geliebten geküsst.

Auf jede Zärtlichkeit antworte man mit einer Zärtlichkeit: ein Kuss für einen Kuss, ein Schlag für einen Schlag.

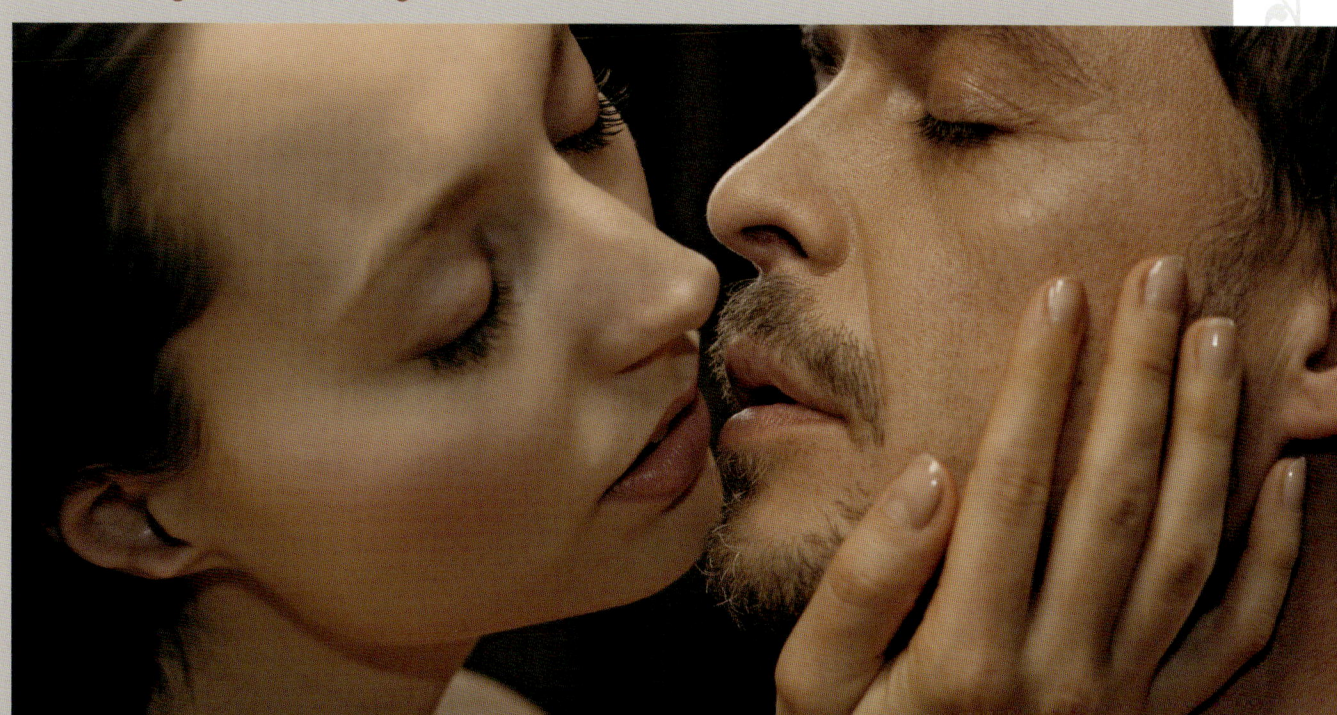

DER ELEFANT

In dieser Stellung liegt die Frau flach auf dem Bauch – dabei kann sie ihren Kopf auf ein Kissen oder die Stirn auf den verschränkten Händen ablegen. Ihre Beine bleiben gestreckt und können je nach Belieben nur ein wenig oder auch weit gespreizt werden. Ihr Geliebter liegt auf ihr und dringt von hinten in sie ein; sein Gewicht sollte er dabei mit den Händen abstützen, und der Oberkörper wird leicht nach oben gestemmt. Die Stellung lässt sich noch intensivieren, wenn sie ein großes Kissen unter das Becken legt. Auch können beide in dieser Haltung regungslos verharren, während die Frau die Technik der »Stute« (siehe Seiten 50f.) einsetzt.

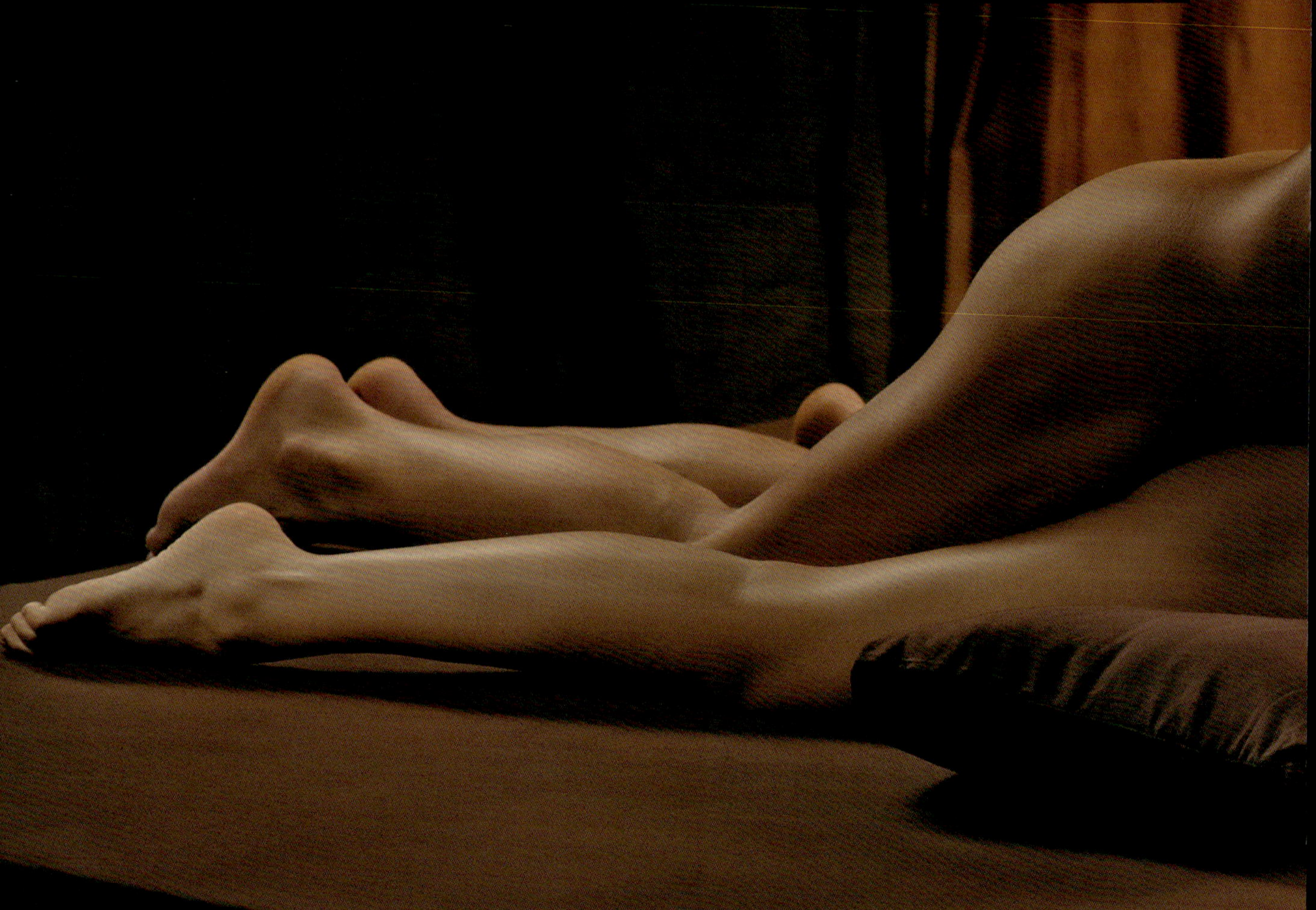

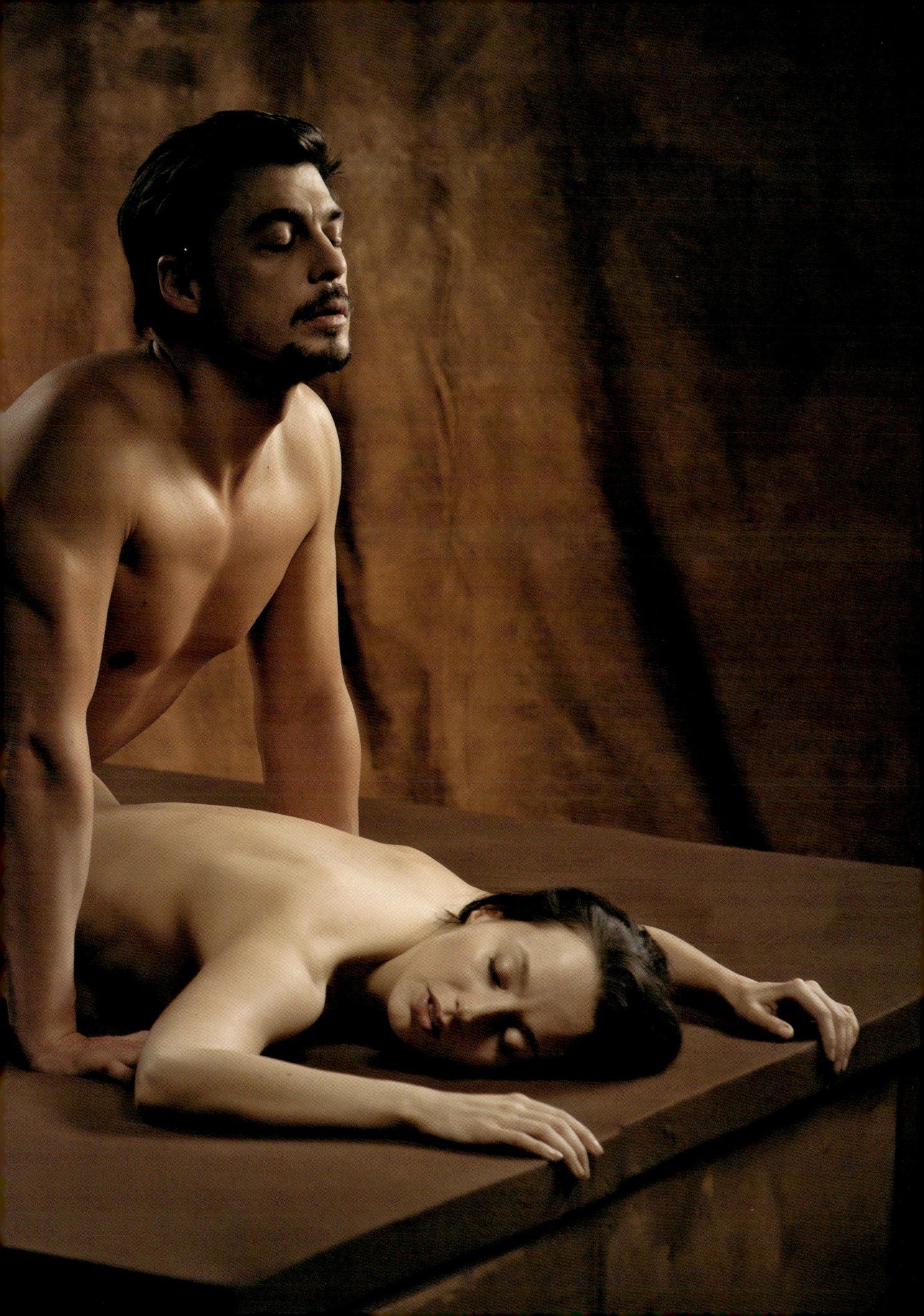

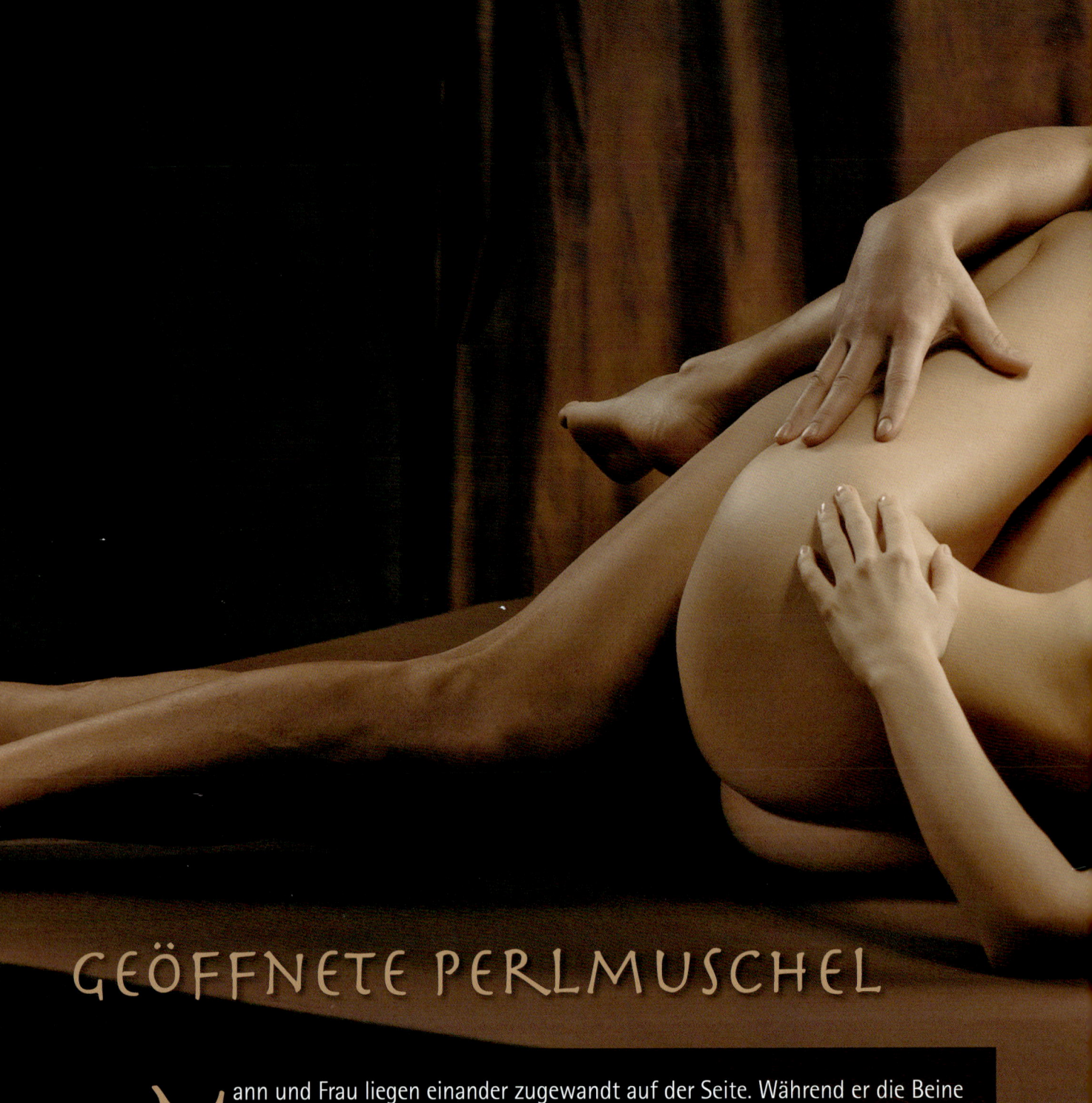

GEÖFFNETE PERLMUSCHEL

Mann und Frau liegen einander zugewandt auf der Seite. Während er die Beine geschlossen hält, öffnet sie ihre Beine, damit er zwischen ihren Schenkeln liegen kann. Dabei umschlingt die Frau ihren Liebsten mit dem oberen Bein, während das andere unter ihm liegt. Dies ist jedoch nur möglich, wenn die Unterlage entsprechend weich ist und nachgibt. In dieser Stellung können einerseits nur kleine Beckenbewegungen ausgeführt werden, andererseits erlaubt die Stellung es besonders gut, dass beide sich eng aneinanderschmiegen. Von der »Geöffneten Perlmuschel« aus kann das Paar sich auch so drehen, dass entweder die Frau oder der Mann oben liegt, was für Abwechslung während des Liebesspiels sorgt.

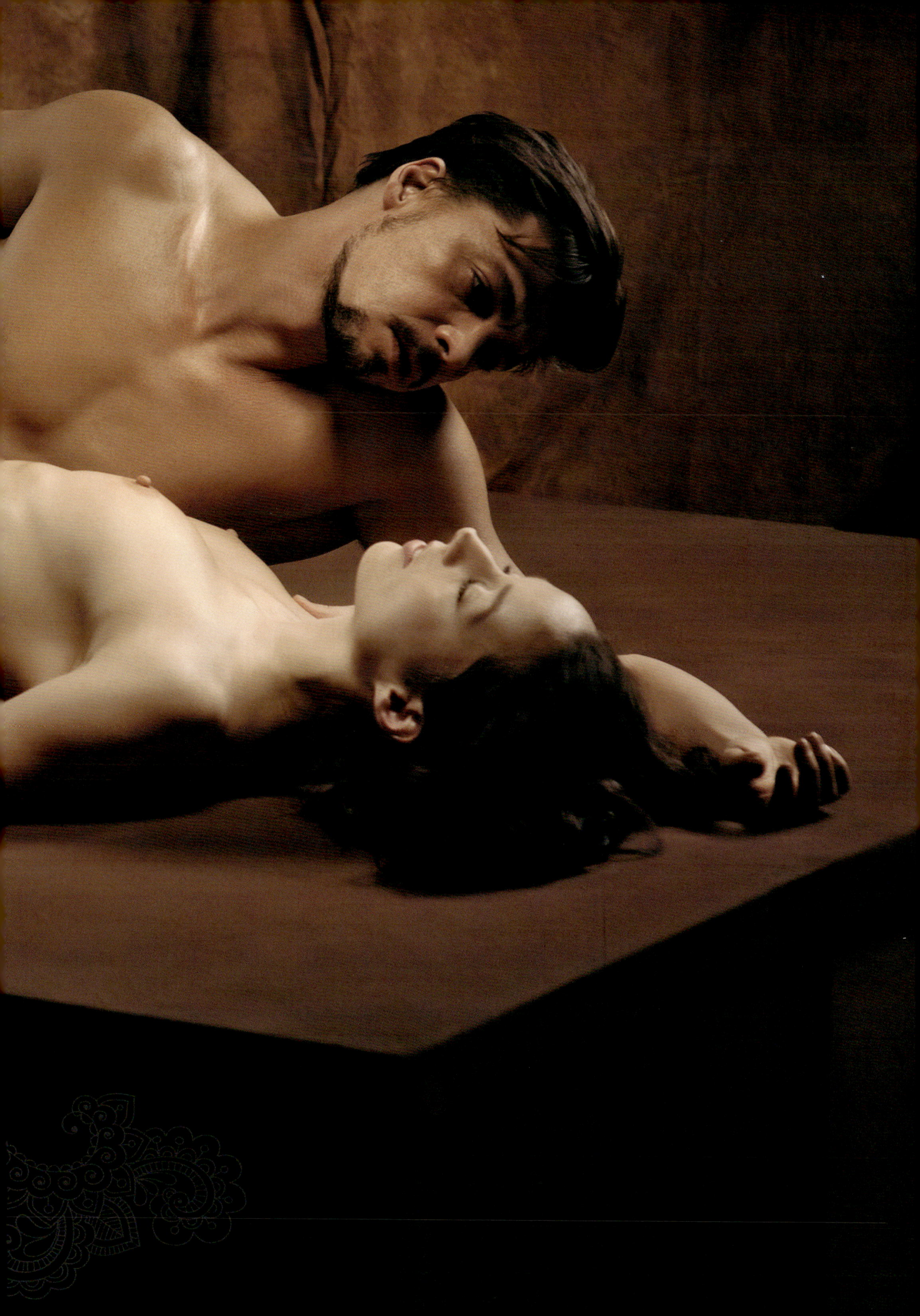

Die »Liebesgrotte« ist im Westen unter der Bezeichnung »Löffelchen« bekannt. Beide Partner liegen dabei auf der Seite, allerdings liegt der Mann diesmal hinter seiner Geliebten – die Vorderseite seiner Oberschenkel sowie Bauch und Brust berühren dabei die Hinterseite ihrer Beine, ihren Po und ihren Rücken. Tatsächlich erinnert die Stellung an ineinander gelegte Löffel.

Anfangs sollte sie die Beine ein wenig spreizen, damit er besser in sie eindringen kann. Anschließend schließt sie die Beine wieder oder lässt sie ein wenig geöffnet. In dieser Haltung können sich beide eng aneinanderdrücken – mit der freien Hand kann er ihre Brüste, ihre Schenkel oder ihre Yoni streicheln.

LIEBESGROTTE

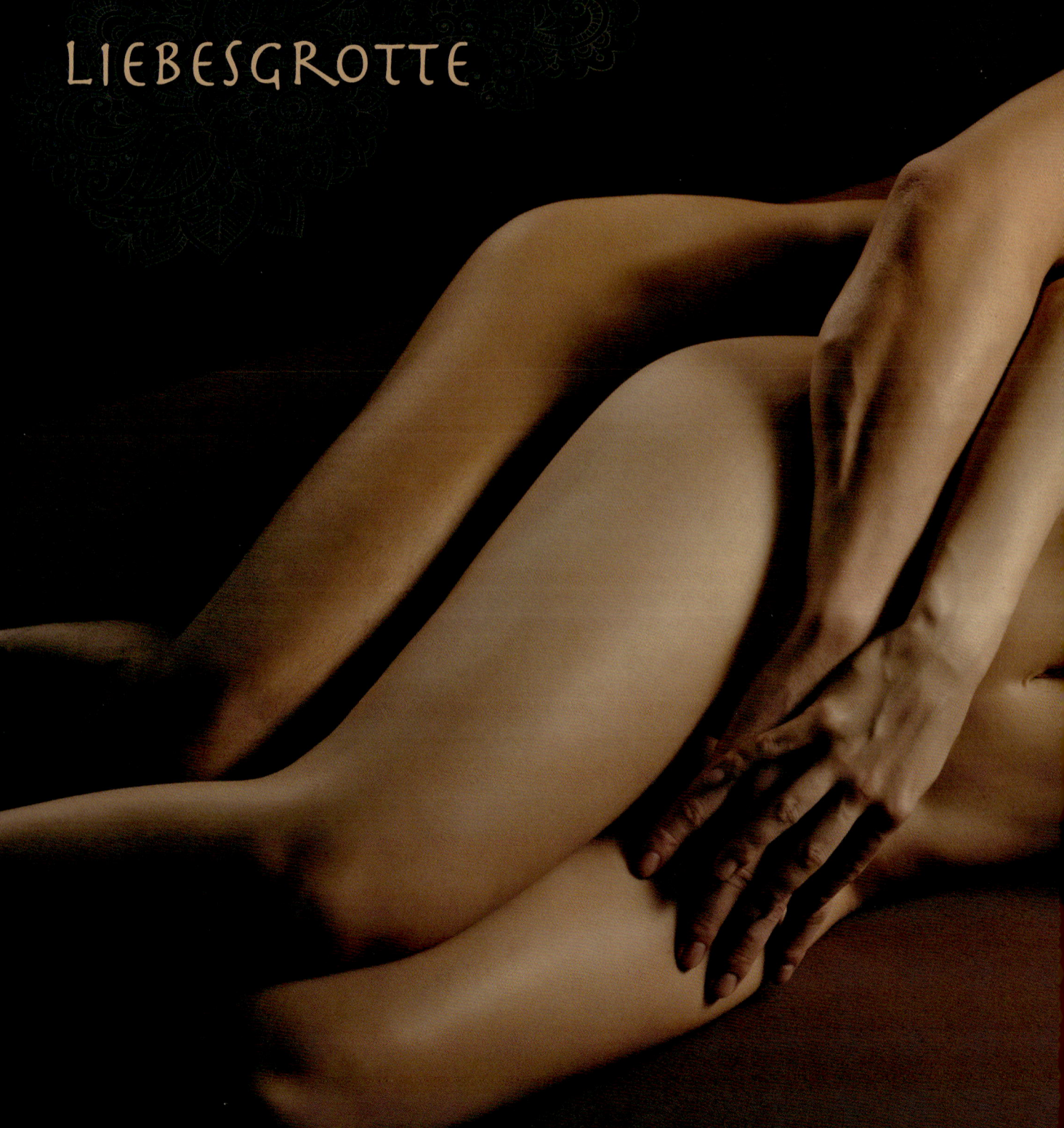

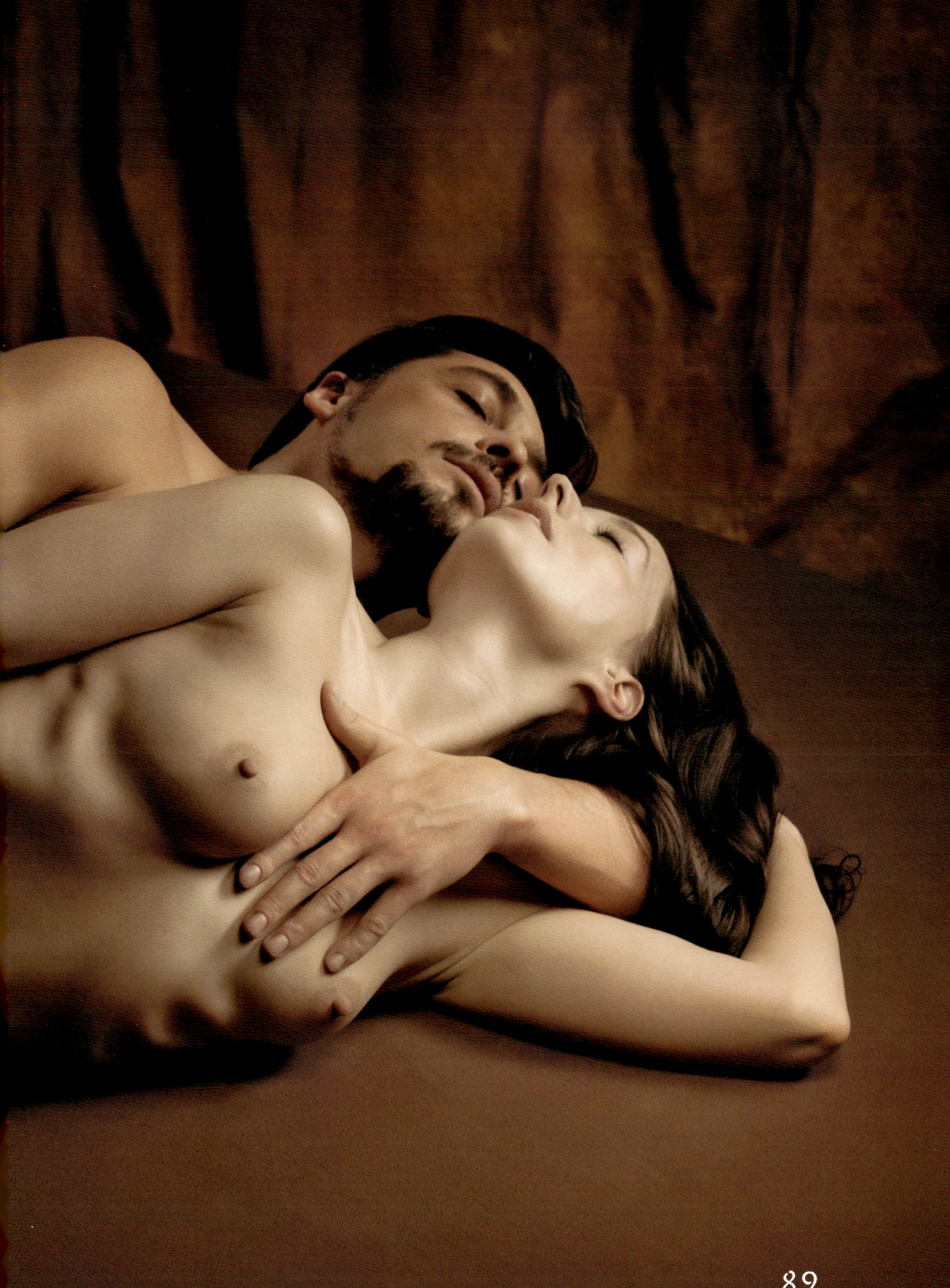

Vom Kratzen und den Nägelmalen

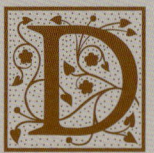as Kratzen und Eindrücken mit den Fingernägeln soll erst zur Anwendung kommen, wenn die Leidenschaft heftig entbrannt ist. Bei folgenden Gelegenheiten ist es angebracht: wenn es zur ersten Vereinigung kommt, beim Antritt sowie bei der Wiederkehr von einer Reise, wenn es zur Versöhnung zwischen wütenden Geliebten kommt sowie während der Trunkenheit.

Die Praxis des Kratzens und Markierens ist nur für temperamentvolle Paare geeignet. Das Kratzen kann auch noch durch Bisse ergänzt werden.

Je nach Art der Nägelmale gibt es acht Muster:

- das anklingende Mal
- der halbe Mond
- der Kreis
- der Strich
- die Kralle des Tigers
- der Pfauenfuß
- der springende Hase
- das Blatt des blauen Lotos.

Die Körperstellen, an denen Nägelmale hinterlassen werden, sind die Achseln, Hals, Brüste, Lippen, die Scham und die Oberschenkel. Wird die Leidenschaft heftig entfacht, ist jedoch jede Stelle geeignet.

Gute Fingernägel sollten hell, gereinigt, sauber, glatt abgerundet und nicht zu hart sein. Je nach Größe werden kurze, mittlere und lange Nägel unterschieden.

Die Nägelmale:

- Das »anklingende Mal«: Dabei werden Kinn, Brüste, Unterlippe oder Scham einer Frau so zart berührt, dass keine Spuren hinterlassen werden, sich die Härchen unter der Berührung der Nägel jedoch aufstellen und die Nägel einen leisen Klang erzeugen. Dies wird angewendet, wenn ein Mann eine Jungfrau streichelt und ihre Haare krault oder wenn er sie ein bisschen erschrecken möchte.
- Der »halbe Mond«: Dies ist eine gebogene Nagelspur auf Hals und Busen.
- Der »Kreis«: Er entsteht, wenn zwei halbe Monde, die sich gegenüber liegen, in die Haut eingeprägt werden – bevorzugt im Bereich von Nabel und Hüften oder an den Lenden.
- Der »Strich«: Dies ist die Markierung in Form einer einfachen Linie, die jedoch nicht zu lange sein soll.
- Die »Kralle des Tigers« entsteht, wenn eine geschwungene Linie auf der Brust gezogen wird, die bis zur Brustwarze reichen sollte.

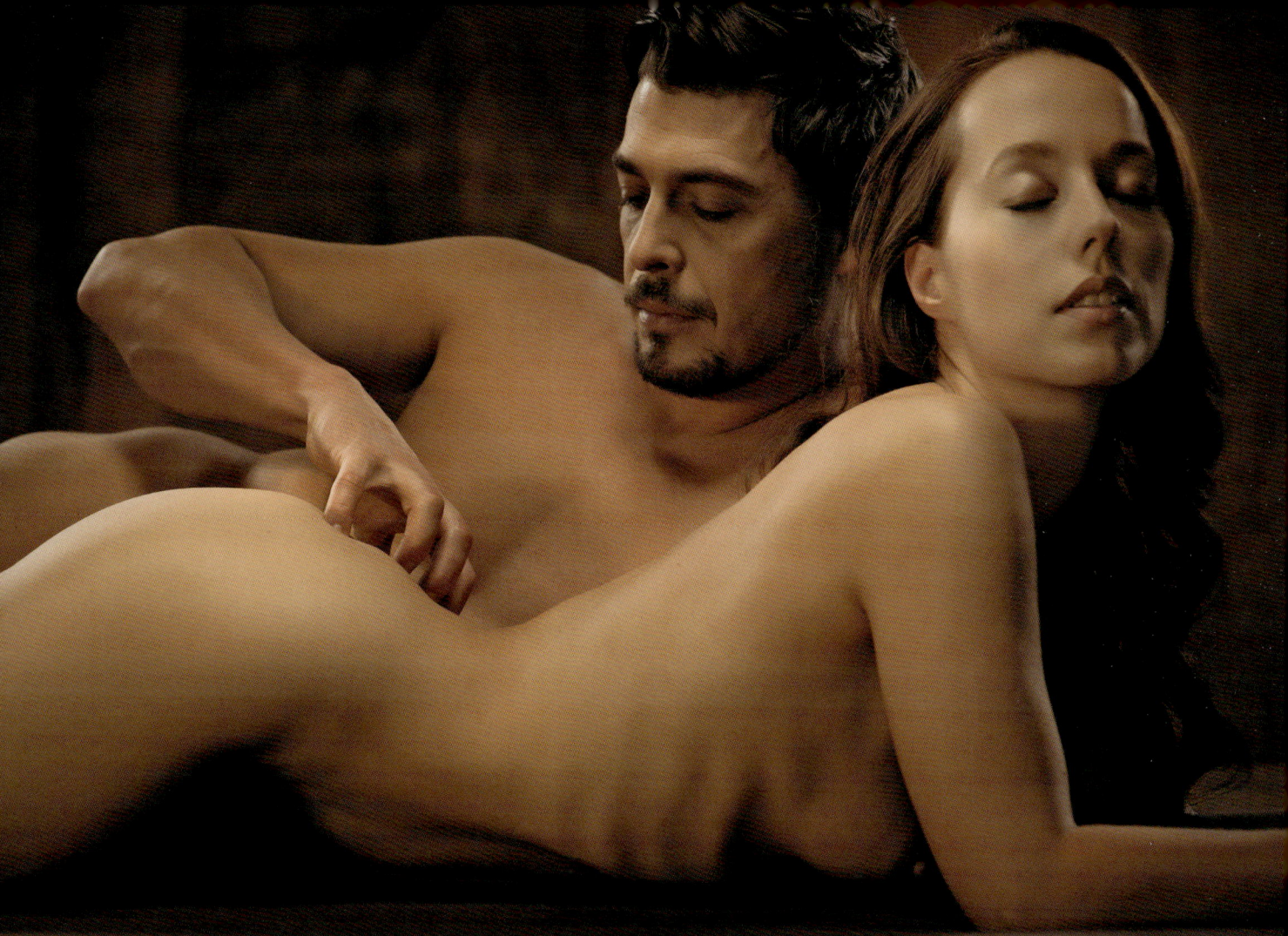

- Der »Pfauenfuß«: Das Mal wird erzeugt, indem alle fünf Nägel rund um die Brust eine geschwungene Linie ziehen, was jedoch viel Geschick erfordert.
- Der »springende Hase« besteht aus fünf Markierungen, die eng aneinander rund um die Brustwarzen gesetzt werden.
- Das »Blatt des blauen Lotos« ist eine Kratzspur auf Brust oder Hüfte in Form eines Lotos.

Bevor ein Mann auf Reisen geht, kann er ein Zeichen der Erinnerung setzen, indem er auf Schenkeln oder Brüsten eine Markierung hinterlässt. Diese kann aus zwei oder drei dicht beieinander liegenden, längeren Linien bestehen.

Zu den Nägelmalen ist noch hinzuzufügen, dass es neben den eben genannten noch vielerlei Varianten gibt. So unterschiedlich das Geschick der Männer ist, so unterschiedlich sind die Arten der Markierungen.

Vatsyayana lehrt, dass die Abwechslung in der Liebe unerlässlich ist. Nur durch die Abwechslung wird die erotische Liebe erst angeregt. So kommt es auch, dass die Kurtisanen so begehrt sind, da sie doch in sämtlichen Künsten der Abwechslung die meiste Erfahrung haben.

Einschränkung: Bei der Frau eines anderen Mannes vermeide man Nägelmale. Eine Ausnahme bilden sehr intime Körperstellen, an denen zur Erinnerung oder Entfachung der Leidenschaft besondere Nägelmale hinterlassen werden können.

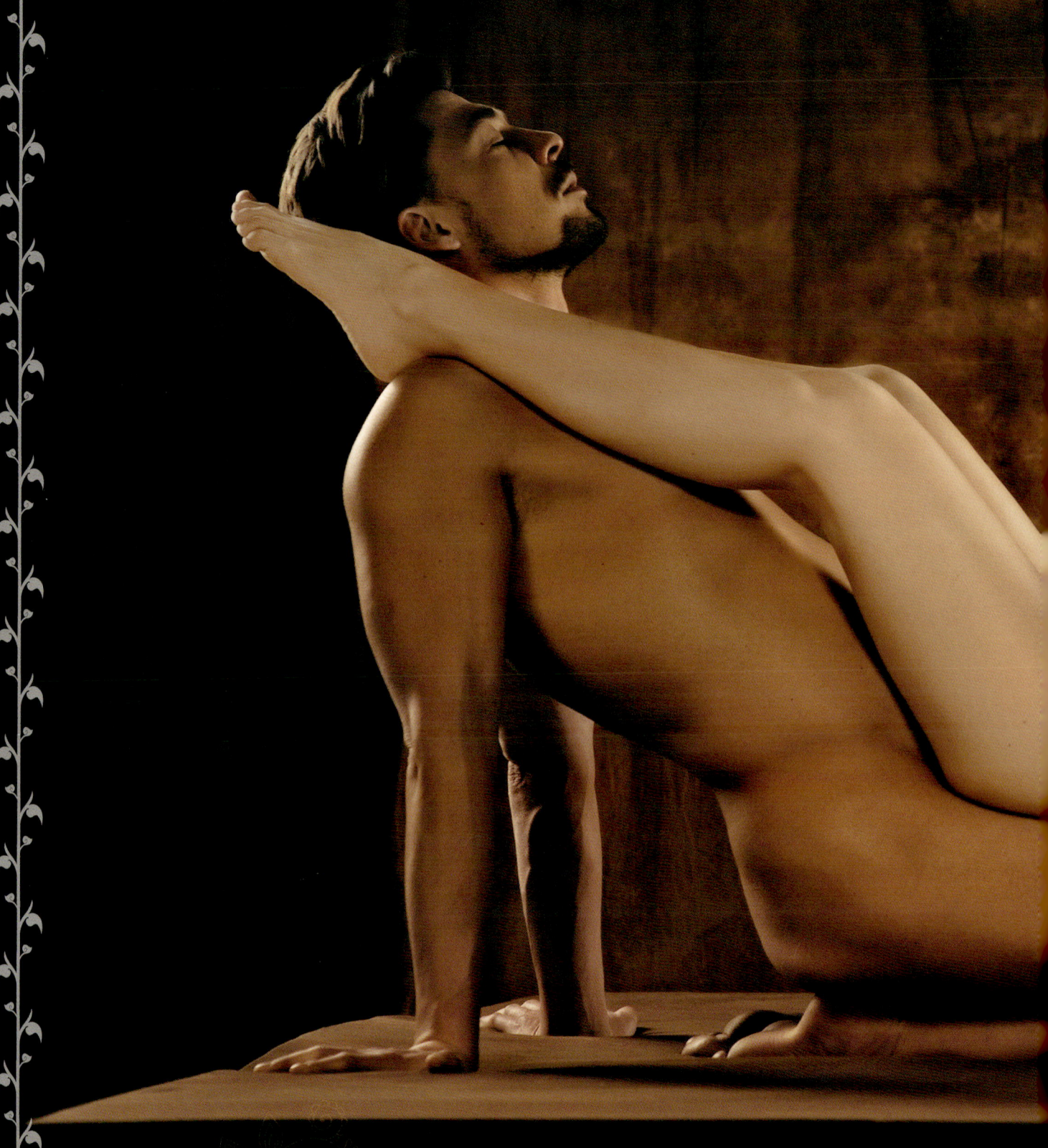

DIE SPEERSPITZE

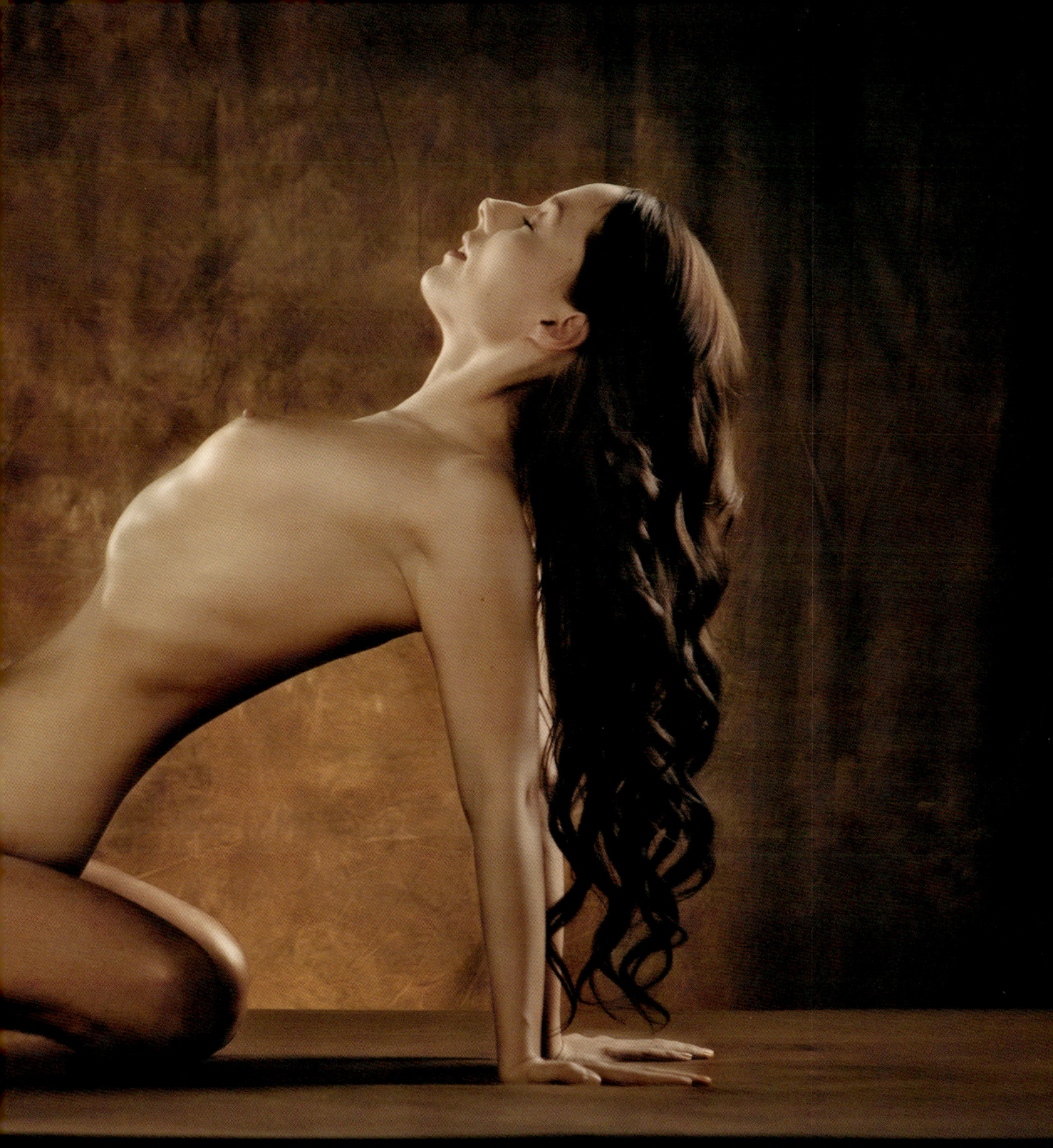

Die Stellung eignet sich besonders für Fortgeschrittene, da sie viel Kraft und Flexibilität erfordert. Der Mann sitzt im Fersensitz mit geöffneten Knien. Dabei lehnt er den Oberkörper nach hinten und stützt sich mit den Armen ab. Seine Partnerin setzt sich auf seinen Schoß, stützt ihren Oberkörper, den sie weit nach hinten lehnt, mit den Armen ab und streckt die Beine nach oben. Schließlich sollte sie ihre Füße auf den Schultern ihres Liebsten ablegen können. Ihren Po drückt sie so nah wie möglich an sein Becken, um ihm das Eindringen zu erleichtern. In der Endstellung bilden ihr und sein Körper von der Seite betrachtet ein »V« oder eine Speerspitze.

LIEBESDIWAN

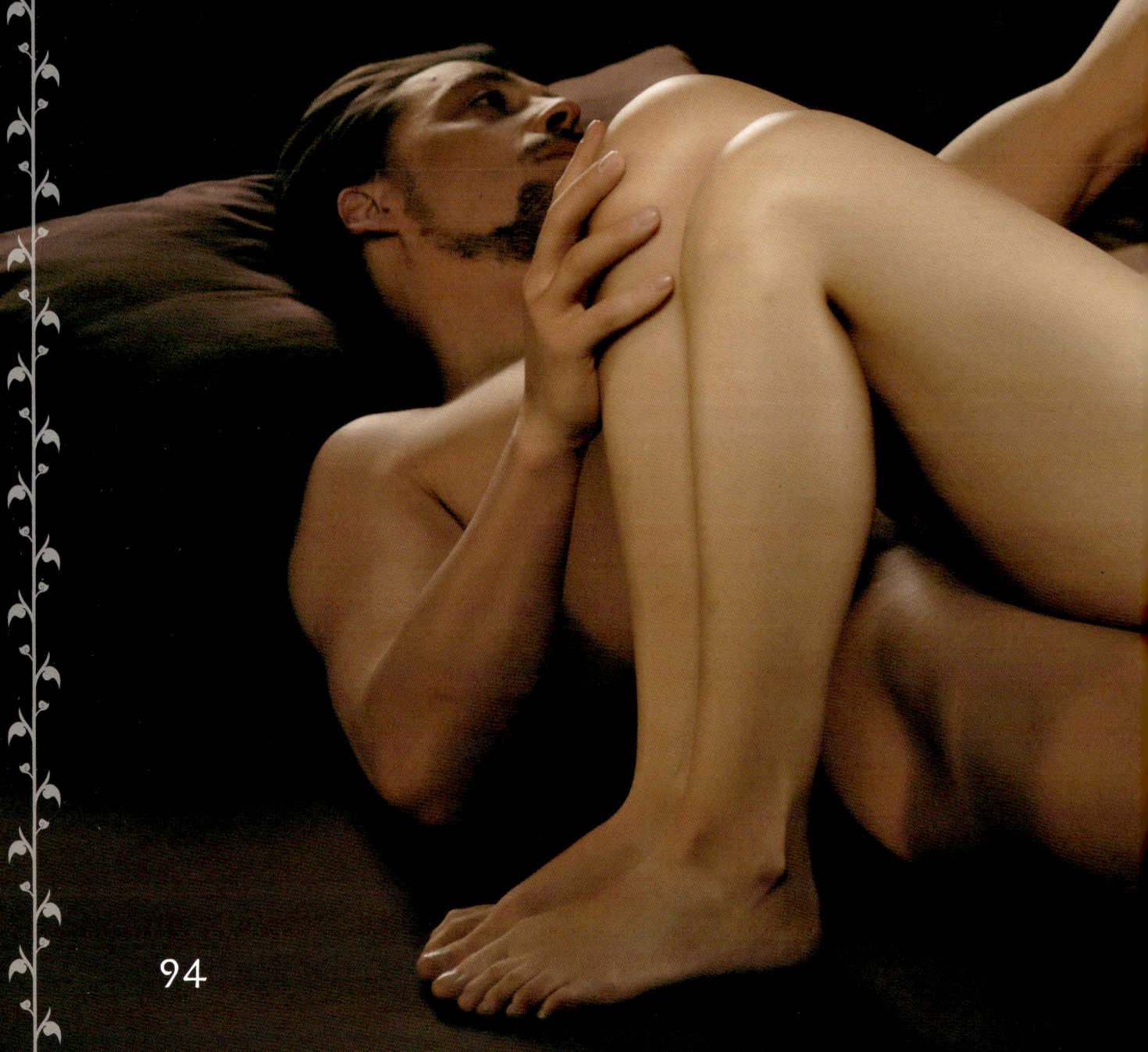

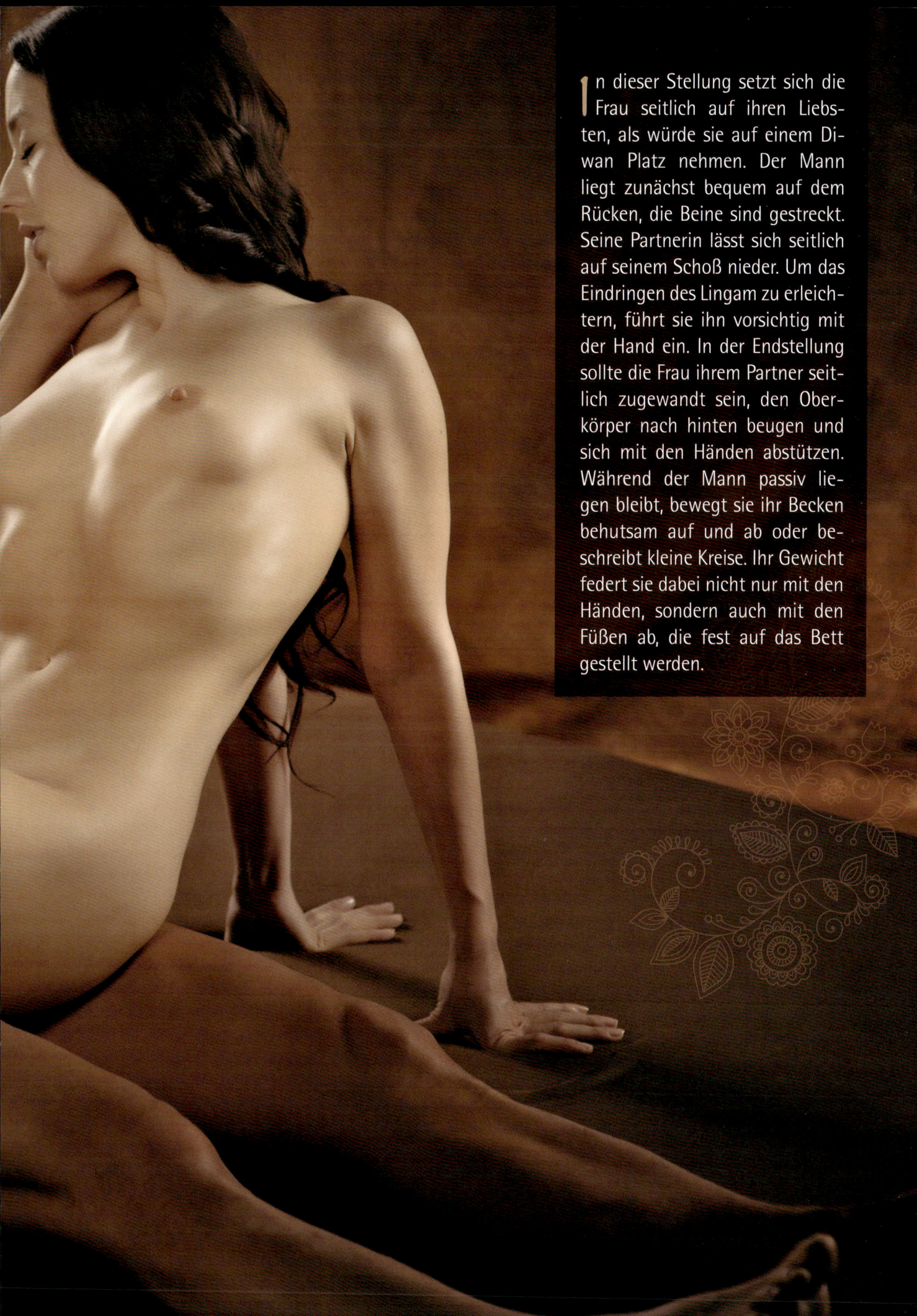

In dieser Stellung setzt sich die Frau seitlich auf ihren Liebsten, als würde sie auf einem Diwan Platz nehmen. Der Mann liegt zunächst bequem auf dem Rücken, die Beine sind gestreckt. Seine Partnerin lässt sich seitlich auf seinem Schoß nieder. Um das Eindringen des Lingam zu erleichtern, führt sie ihn vorsichtig mit der Hand ein. In der Endstellung sollte die Frau ihrem Partner seitlich zugewandt sein, den Oberkörper nach hinten beugen und sich mit den Händen abstützen. Während der Mann passiv liegen bleibt, bewegt sie ihr Becken behutsam auf und ab oder beschreibt kleine Kreise. Ihr Gewicht federt sie dabei nicht nur mit den Händen, sondern auch mit den Füßen ab, die fest auf das Bett gestellt werden.

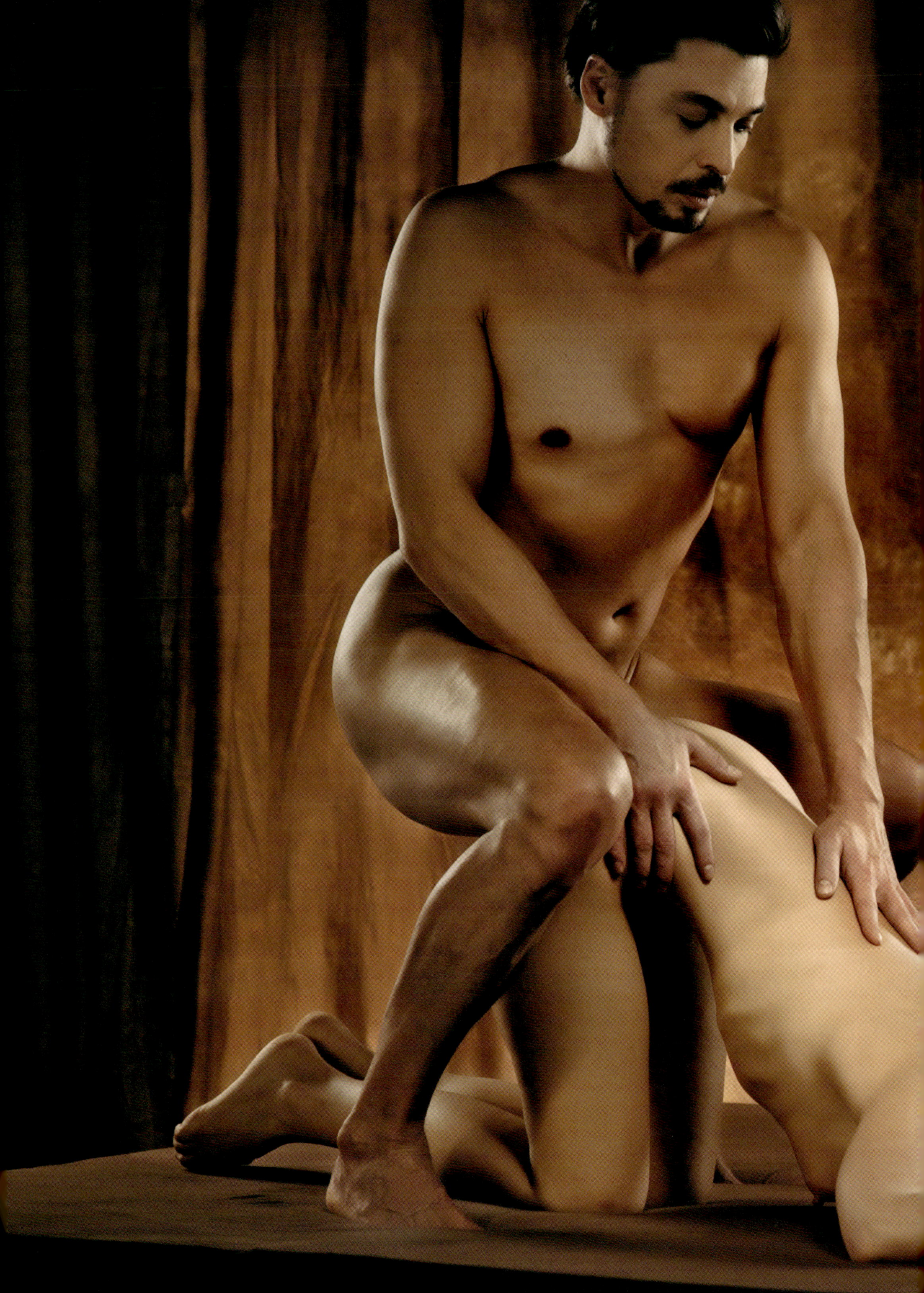

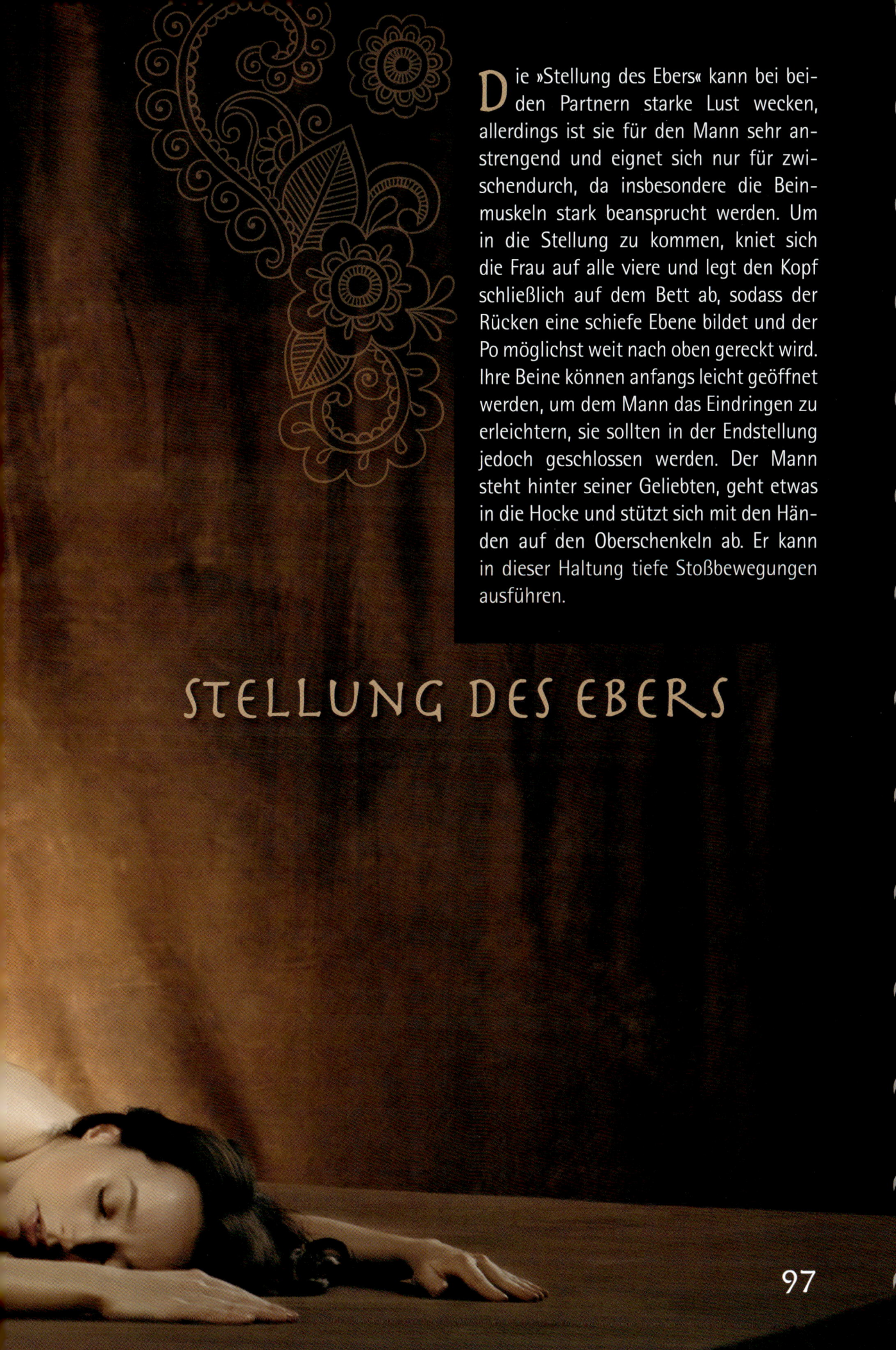

Die »Stellung des Ebers« kann bei beiden Partnern starke Lust wecken, allerdings ist sie für den Mann sehr anstrengend und eignet sich nur für zwischendurch, da insbesondere die Beinmuskeln stark beansprucht werden. Um in die Stellung zu kommen, kniet sich die Frau auf alle viere und legt den Kopf schließlich auf dem Bett ab, sodass der Rücken eine schiefe Ebene bildet und der Po möglichst weit nach oben gereckt wird. Ihre Beine können anfangs leicht geöffnet werden, um dem Mann das Eindringen zu erleichtern, sie sollten in der Endstellung jedoch geschlossen werden. Der Mann steht hinter seiner Geliebten, geht etwas in die Hocke und stützt sich mit den Händen auf den Oberschenkeln ab. Er kann in dieser Haltung tiefe Stoßbewegungen ausführen.

STELLUNG DES EBERS

DAS SPIEL DER LIEBE

Im Spiel vergessen wir die Zeit und können ganz in das Sein eintauchen. Schon im alten Indien galt die Erotik zwischen Mann und Frau als spirituelles Spiel der Liebe. Der kosmische Tanz von Shiva und Shakti, jene indische Gottheiten, die die polaren Urkräfte repräsentieren, spiegelt sich im Liebesspiel wider, das nicht umsonst so heißt.

Das Kamasutra bietet uns die Chance, Automatismen zu durchbrechen. Statt sich von eingefahrenen Mustern und Routine leiten zu lassen, lernen wir, spielerischer mit der Liebe umzugehen. Wer den Mut hat, immer wieder Neues auszuprobieren, für den wird die Zweisamkeit zu einer Quelle aufregender Erfahrungen.

Nur durch Neugier und Experimentierfreude können Sie Abwechslung in die Liebe bringen. Oft genügt schon eine Veränderung der Liebesstellung – das Kamasutra bietet hier ja eine reiche Auswahl. Ebenso kann es aufregend sein, jenseits des gemeinsamen Schlafzimmers neue Orte für die Erotik zu erkunden. Und auch Rollenspiele helfen, Muster zu durchbrechen. Üblicherweise dominiert ein Partner das Liebesspiel, während der andere sich führen lässt. Doch warum nicht einmal tauschen? Wer bisher (ver)führt hat, lässt sich jetzt (ver)führen und umgekehrt. Lassen Sie Ihrer Fantasie freien Lauf, probieren Sie Neues aus, spielen Sie.

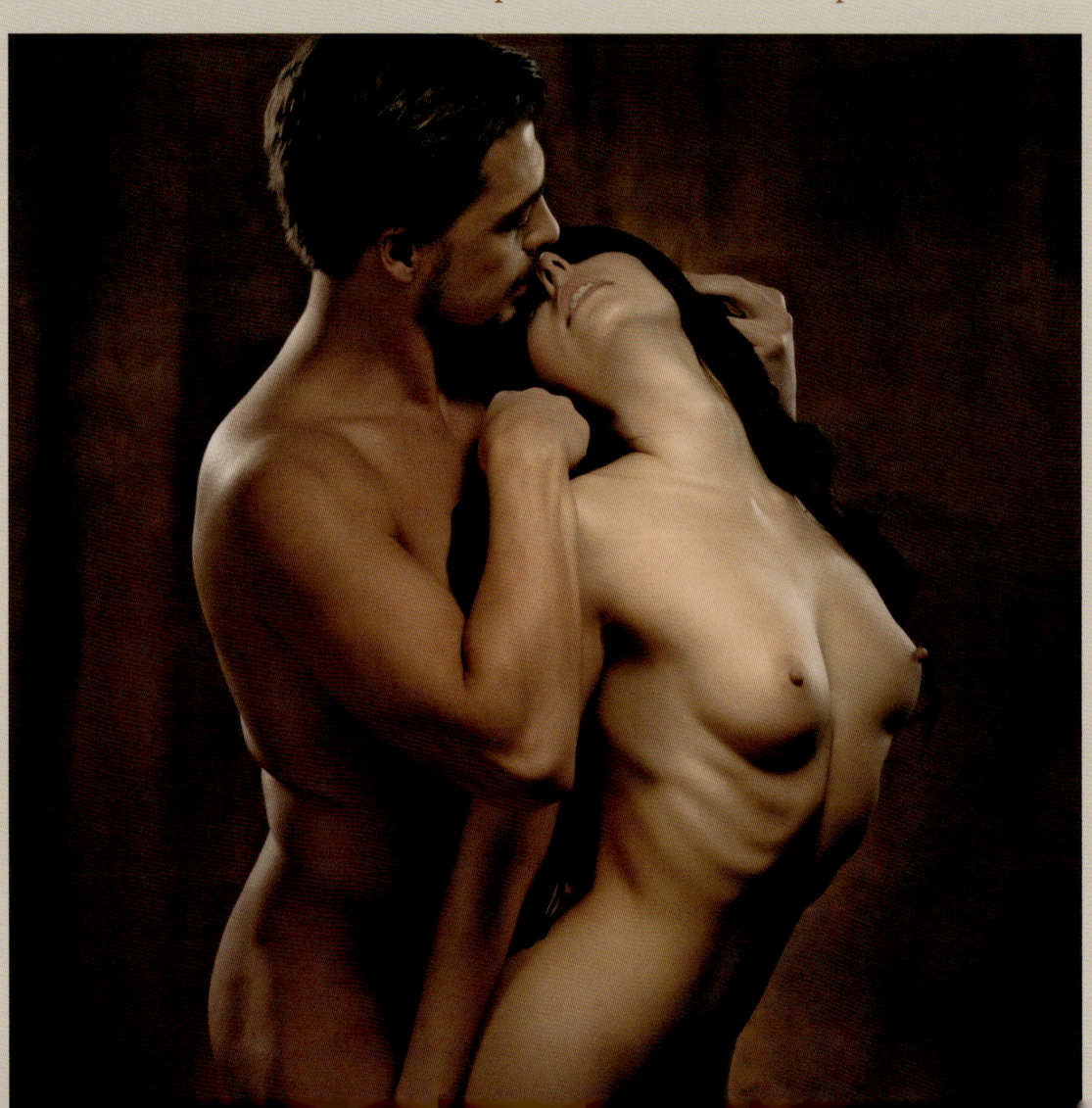

KREUZSTELLUNG STEHEND

Diese Haltung ist eine Variation der stehenden Stellungen, für die jedoch eine Wand zwingend erforderlich ist. Ideal wäre ein Türrahmen, da der Mann sich dabei besser mit den Füßen abstützen kann. Um in die Kreuzstellung zu kommen, lehnt er sich mit geschlossenen Beinen an die Wand; dabei sollte er mit dem Rücken so weit nach unten rutschen, dass er die Beine schräg nach vorne ausstrecken kann. Sein Gewicht ruht teils an der Wand, teils auf seinen Fersen, wobei darauf zu achten ist, dass der Boden rutschfest ist. Seine Geliebte stellt sich ihm zugewandt mit gespreizten Beinen über ihn und schlingt ihre Arme um seinen Nacken, während er sie an Hüften oder Po abstützt.

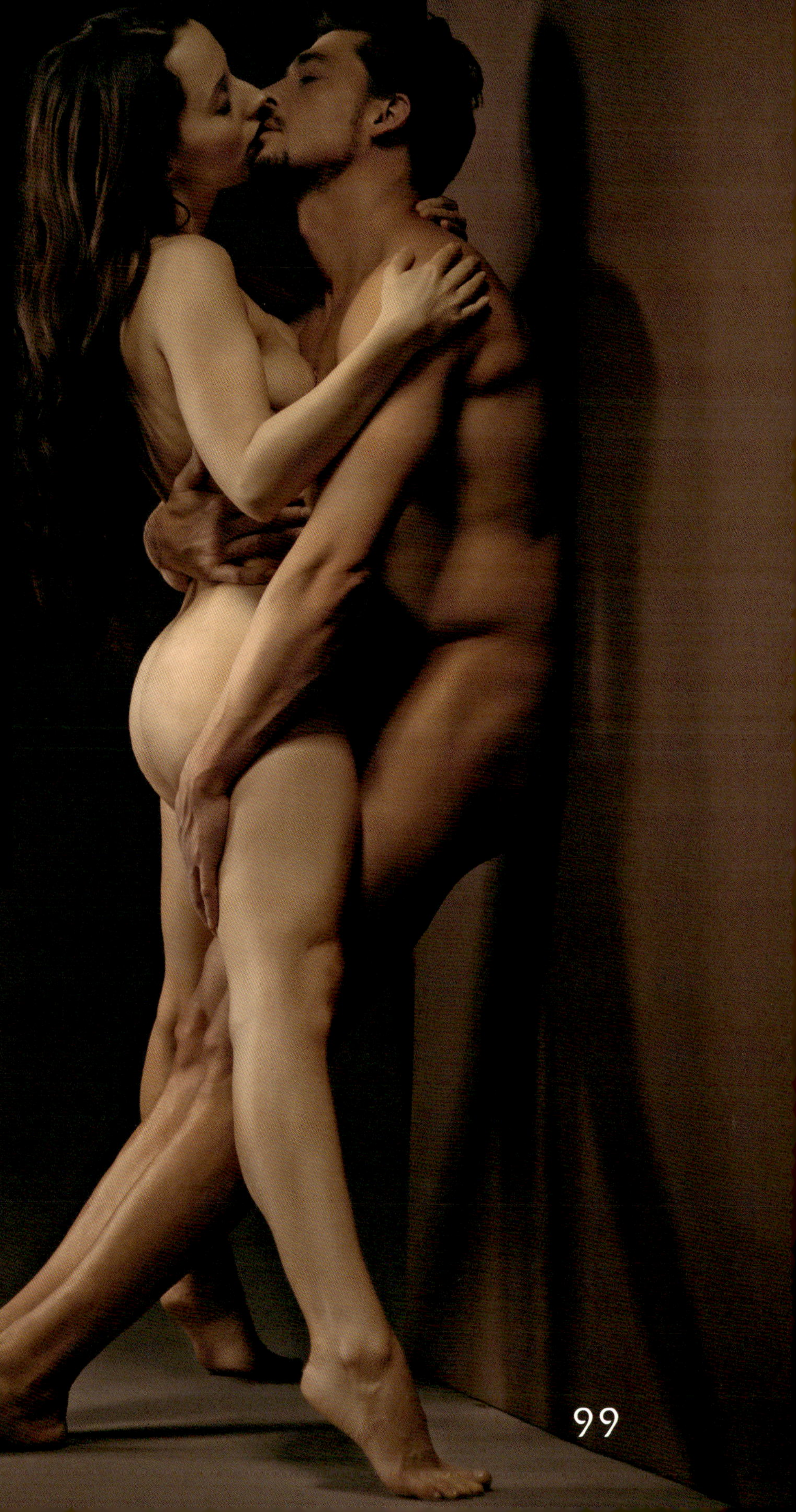

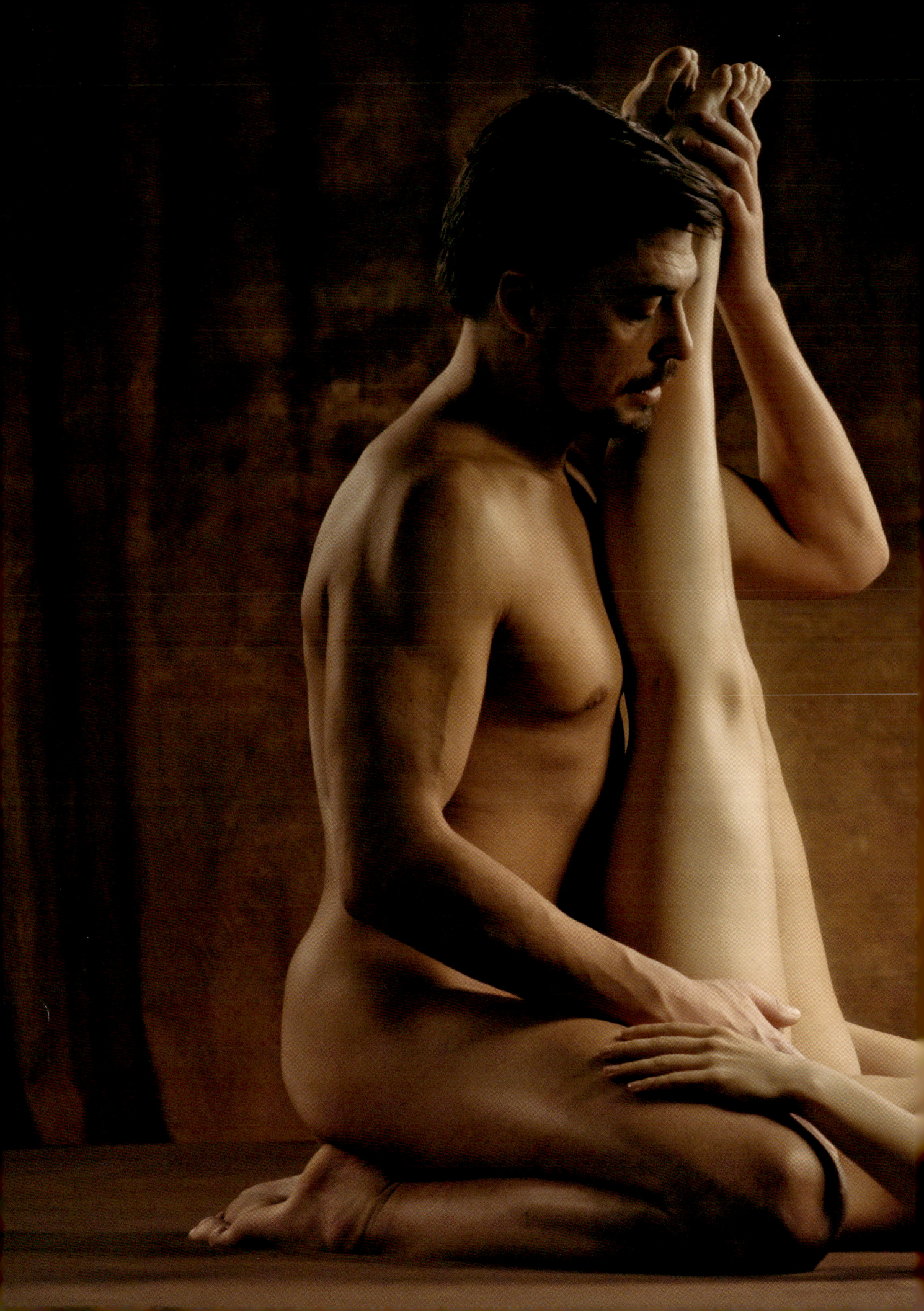

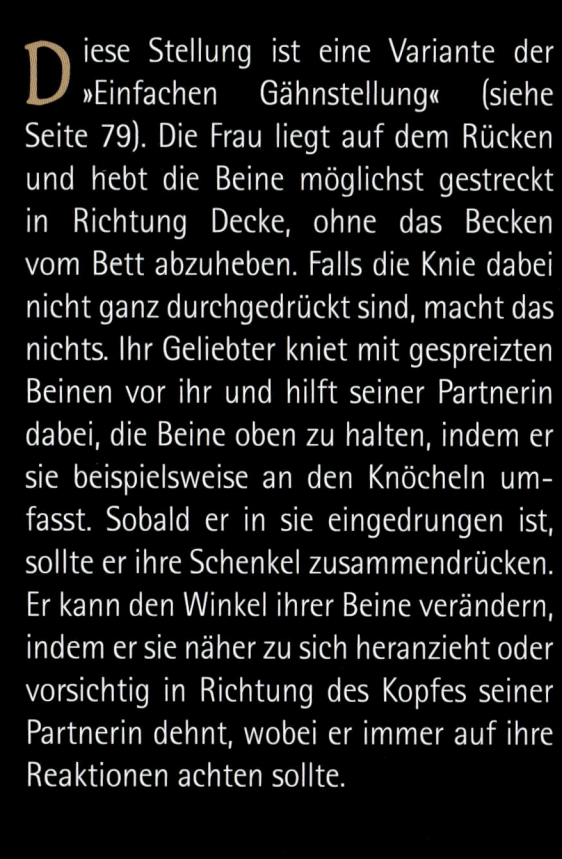

Diese Stellung ist eine Variante der »Einfachen Gähnstellung« (siehe Seite 79). Die Frau liegt auf dem Rücken und hebt die Beine möglichst gestreckt in Richtung Decke, ohne das Becken vom Bett abzuheben. Falls die Knie dabei nicht ganz durchgedrückt sind, macht das nichts. Ihr Geliebter kniet mit gespreizten Beinen vor ihr und hilft seiner Partnerin dabei, die Beine oben zu halten, indem er sie beispielsweise an den Knöcheln umfasst. Sobald er in sie eingedrungen ist, sollte er ihre Schenkel zusammendrücken. Er kann den Winkel ihrer Beine verändern, indem er sie näher zu sich heranzieht oder vorsichtig in Richtung des Kopfes seiner Partnerin dehnt, wobei er immer auf ihre Reaktionen achten sollte.

AUFGESTELLTE SCHENKELPRESSE

VOM BEISSEN

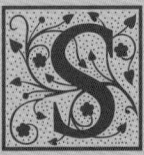ämtliche Körperstellen, die mit Küssen bedacht werden können, sind auch für Bisse geeignet, mit Ausnahme der Oberlippe, der Zunge und der Augen. Gute Zähne müssen folgende Eigenschaften haben: Sie sollten gleichmäßig, glänzend, von der richtigen Größe, frei von Lücken, scharf und leicht zu färben sein.

Schlechte Zähne, die schartig, hervorstehend, rau, weich, unproportioniert und schlecht gewachsen sind, sind für Bisse zu vermeiden.

Die verschiedenen Varianten des Beißens sind:

der verborgene, der angeschwollene, der punktförmige Biss, die Linie aus Punkten, Koralle und Edelstein, die Juwelenkette, die zerklüftete Wolke und der Biss des wilden Ebers.

- Der »verborgene Biss« lässt sich nur durch eine starke Rötung der Haut erkennen.
- Der »angeschwollene Biss« entsteht, wenn die Haut im Anschluss an beiden Seiten nach unten gepresst wird.
- Beim »punktförmigen Biss« wird nur ein kleiner Hautbereich mit zwei Zähnen gebissen.
- Die »Linie aus Punkten« entsteht, wenn viele kleinere Hautstellen in einer Linie mit allen Zähnen gebissen werden.
- Von »Koralle und Edelstein« spricht man, wenn sowohl Zähne als auch Lippen am Biss beteiligt sind. Die Koralle entspricht der Lippe, der Edelstein den Zähnen.
- Die »Juwelenkette« entsteht, wenn alle Zähne eingesetzt werden.
- Die »zerklüftete Wolke« ist ein Biss, der an den Brüsten angewendet wird. Er entsteht durch die Zwischenräume der Zähne, die eine kreisförmige, zerklüftete Linie hinterlassen.
- Der »Biss des wilden Ebers« besteht aus vielen, langen Markierungen und roten Stellen, die eng beieinander liegen. Er wird auf Schultern und Brüsten gesetzt und ist ebenso wie die zerklüftete Wolke nur für Paare angebracht, die sich in wilder Leidenschaft lieben.

Der verborgene, der angeschwollene und der punktförmige Biss werden auf der Unterlippe hinterlassen, der angeschwollene sowie Koralle und Edelstein werden auf der Wange angebracht. Küsse, Kratzspuren und Bisse sollen die linke Wange zieren. Wenn von der Wange die Rede ist, so ist damit immer die linke gemeint.

Die Linie aus Punkten und die Juwelenkette sollten nur auf Busen, Achseln und Lenden hinterlassen werden. Die Linie aus Punkten kann zudem Stirn und Schenkel schmücken.

Man kann sein Begehren für eine Frau zum Ausdruck bringen, wenn man Dinge, die ihr gehören, statt ihrer beißt oder kratzt – etwa Stirnschmuck, Blumen, Betel-

oder Tamala-Blatt, da dies ein indirektes Zeichen der Werbung um sie ist. Nach Ansicht Survanabhas ist bei Bissen und anderen Liebestechniken immer auf die speziellen Bedürfnisse der jeweiligen Geliebten Rücksicht zu nehmen und erst in zweiter Linie auf die Gebräuche der Region. Jeder Fall ist einzigartig.

Ob Umarmungen, Küsse, Bisse oder Nägelmale – immer soll man zuerst jene wählen, die die Lust anregen, erst anschließend jene, die bloß dem Vergnügen oder der Abwechslung dienen.

Beißt ein Mann seine Geliebte heftig, dann soll sie sich mit doppelter Kraft revanchieren. Auf einen punktförmigen Biss von ihm antworte sie mit einer ganzen Linie aus Punkten, auf eine Linie aus Punkten mit einer zerklüfteten Wolke. Sofern ihre Leidenschaft erst einmal heftig entflammt ist, soll sie zum Schein einen Liebesstreit mit ihm anzetteln – dabei kann sie seinen Kopf an den Haaren zu sich herabziehen, sich an seinen Lippen festsaugen und ihn schließlich wie liebestoll beißen. Wenn ihr Geliebter ihr tagsüber eines der Male an sich zeigt, die von ihr stammen, dann verspotte sie ihn lachend – sei es auch vor anderen Leuten. Zum Schein soll sie einen Schmollmund machen und ihm erbost die Male an ihrer Haut zeigen, die von ihm stammen. Handeln Mann und Frau stets in der Weise, dass sie dem anderen zu Willen sind, so wird ihre Liebe füreinander auch in hundert Jahren nicht erlöschen.

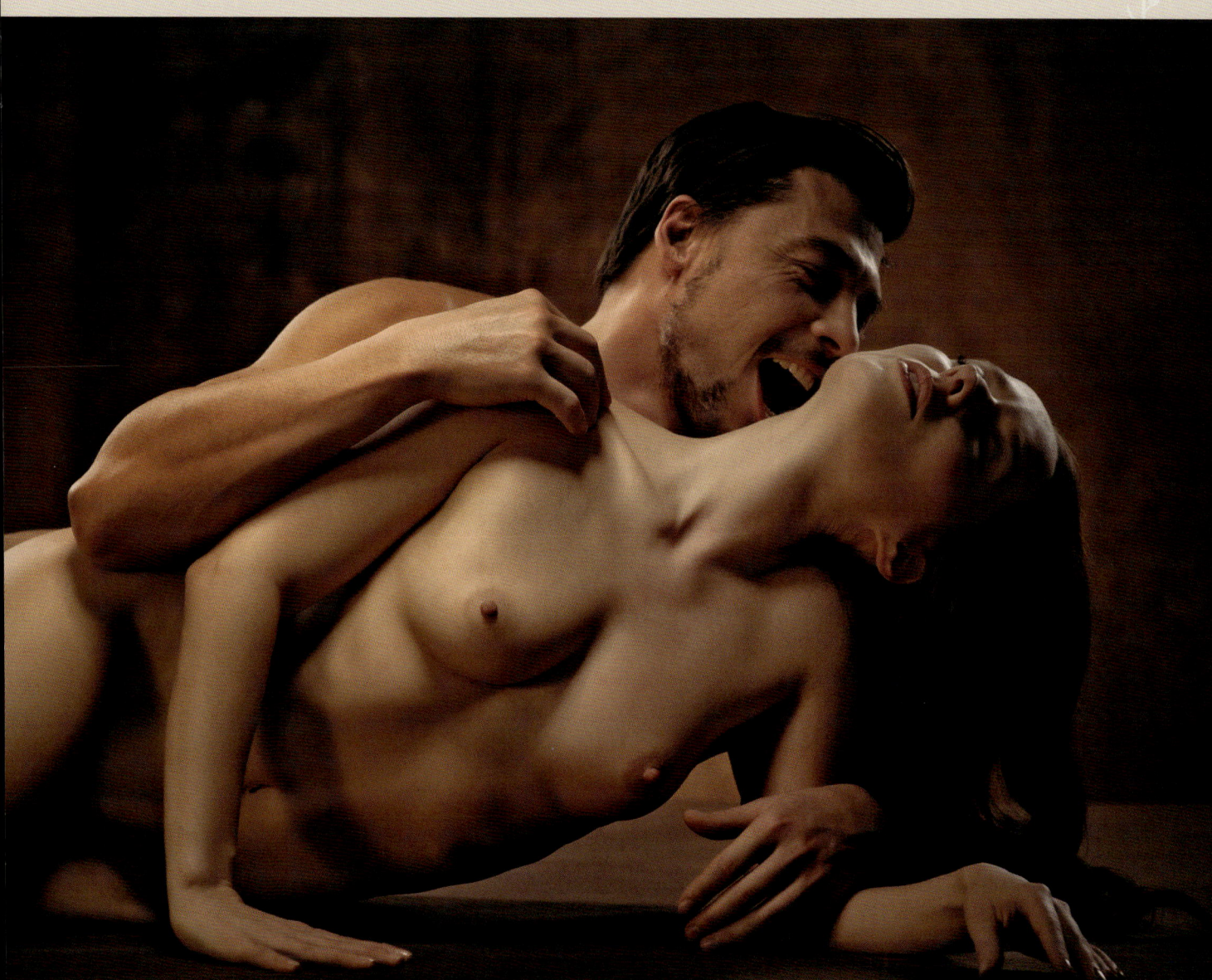

SHAKTIS HOCKE

Der Mann legt sich mit ausgestreckten Beinen auf den Rücken. Seine Liebste steht zunächst mit gespreizten Beinen über ihm, wobei ihre Füße in Höhe seines Beckens oder seiner Taille stehen. Dann lässt sie sich so tief in die Hocke nieder, dass sie den Lingam ihres Partners einführen kann. Mit dem Becken kann sie kreisförmige Bewegungen ausführen oder auf und ab wippen. Dazu sollte sie sich entweder an der Brust, den Schultern oder Oberschenkeln ihres Geliebten abstützen, der sie seinerseits an den Knöcheln umfasst oder seine Hände auf ihre Schenkel legt. In dieser Stellung kann die Frau die Bewegungen bestimmen und nimmt die aktive Rolle ein.

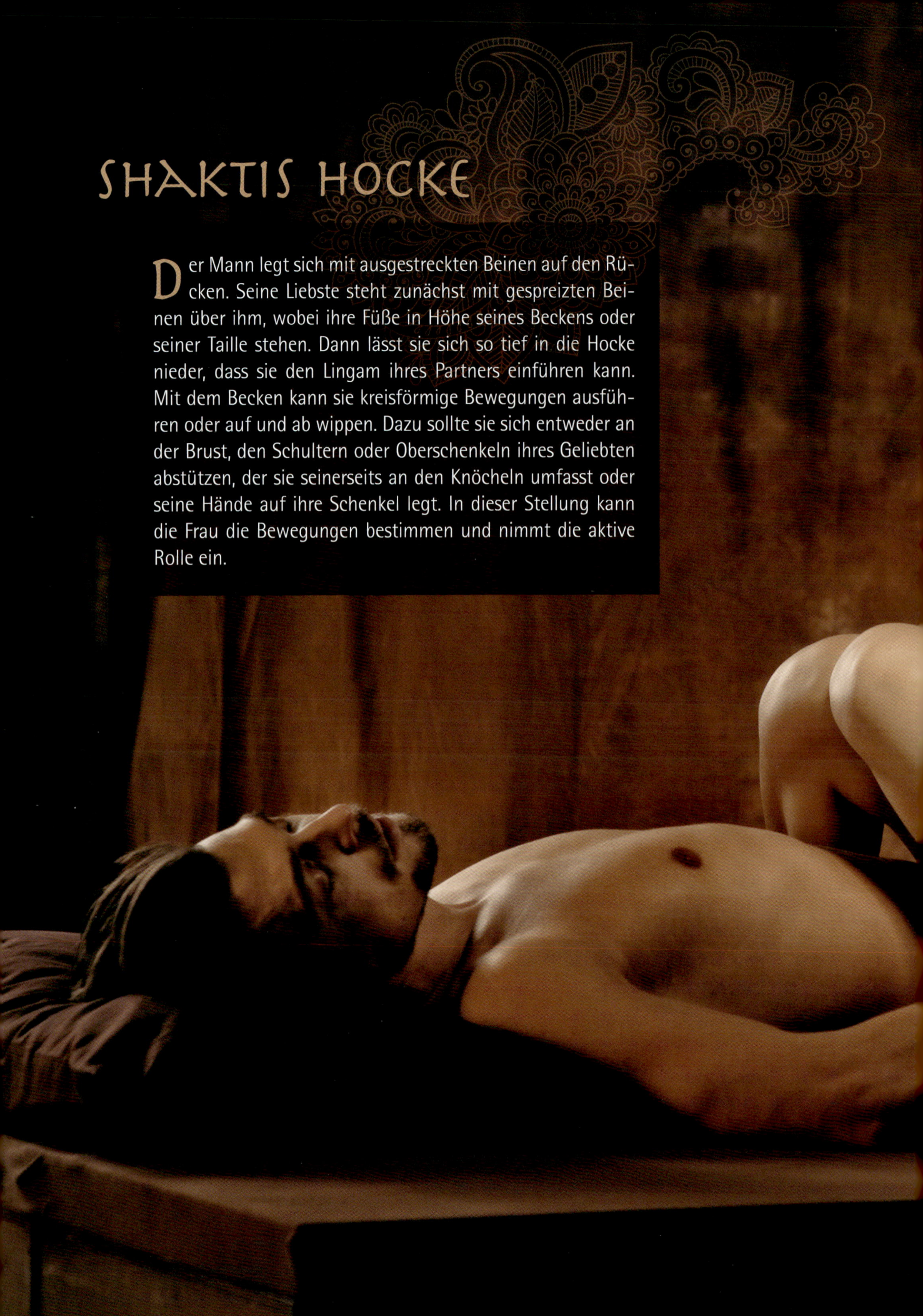

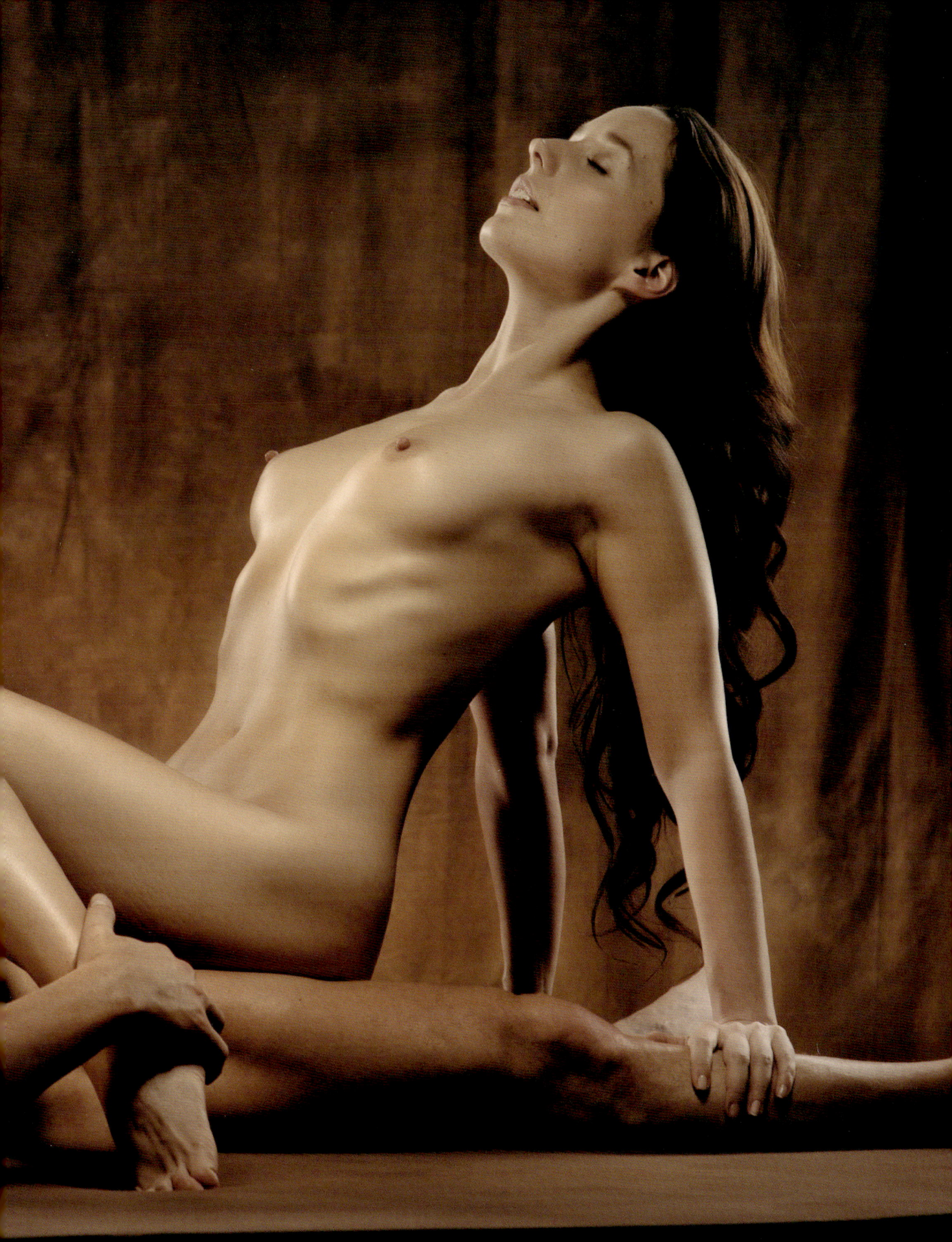

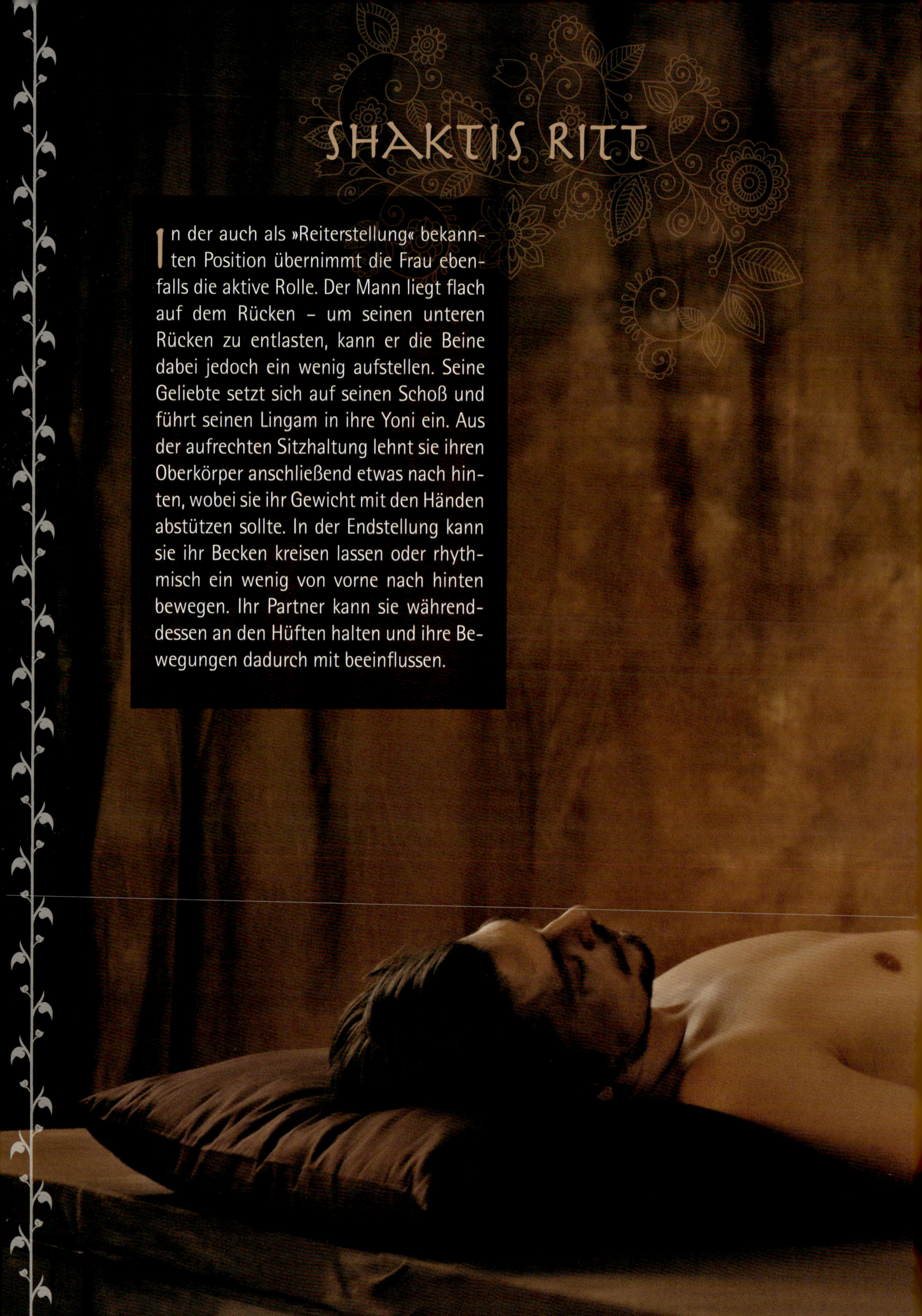

SHAKTIS RITT

In der auch als »Reiterstellung« bekannten Position übernimmt die Frau ebenfalls die aktive Rolle. Der Mann liegt flach auf dem Rücken – um seinen unteren Rücken zu entlasten, kann er die Beine dabei jedoch ein wenig aufstellen. Seine Geliebte setzt sich auf seinen Schoß und führt seinen Lingam in ihre Yoni ein. Aus der aufrechten Sitzhaltung lehnt sie ihren Oberkörper anschließend etwas nach hinten, wobei sie ihr Gewicht mit den Händen abstützen sollte. In der Endstellung kann sie ihr Becken kreisen lassen oder rhythmisch ein wenig von vorne nach hinten bewegen. Ihr Partner kann sie währenddessen an den Hüften halten und ihre Bewegungen dadurch mit beeinflussen.

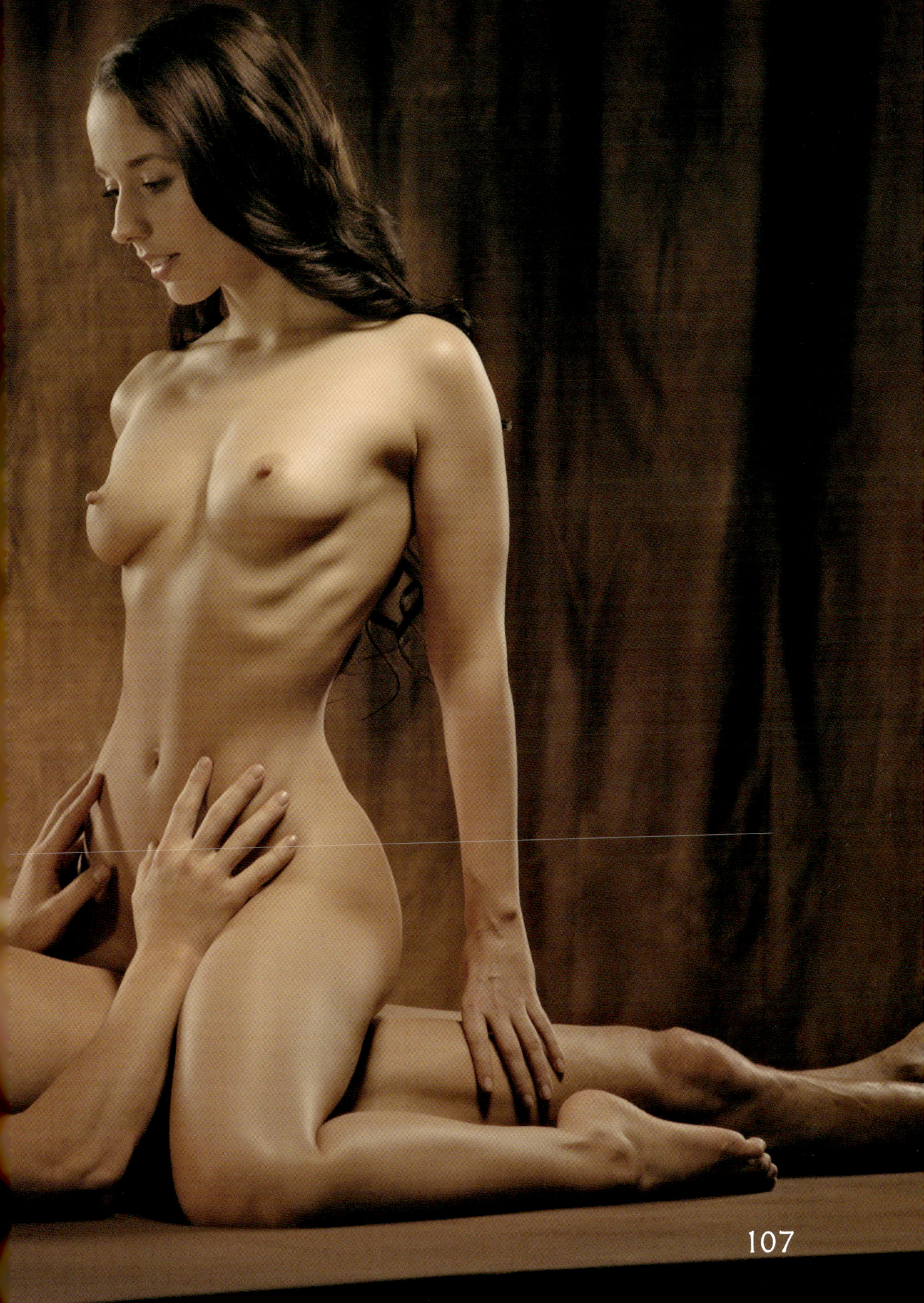

SEXUELLE ENERGIEN WECKEN

Ebenso wie im Tantra geht es auch im Kamasutra letztlich um Energie. Die sexuellen Energien, die eng mit unserer Lebensenergie zusammenhängen, werden durch Kamasutra ganz von selbst geweckt. Dennoch können Sie die Aktivierung Ihrer vitalen Energien zusätzlich noch unterstützen, indem Sie die unteren Chakras anregen. Die Chakras sind die Kraftzentren Ihres Energiekörpers, die entlang der Wirbelsäule im feinstofflichen Körper liegen.

Die drei unteren Chakras werden durch die Farben rot, orange und gelb aktiviert. Schmücken Sie Ihr Liebeslager entsprechend mit farbigen Tüchern, Decken, Kissen und Blütenblättern. Auch Kerzenlicht oder gelbe und rote Strahler regen die sexuelle Energie über das Auge an.

Durch ätherische Öle oder Räucherstäbchen können Sie die Wirkung noch verstärken, wobei Rosmarin, Zypresse, Vanille und Lavendel sich besonders stark auf die unteren Chakras auswirken. Entsprechende Öle oder Salben eignen sich gut für Massagen. Überhaupt aktivieren Massagen oder Streicheleinheiten mit Seidentüchern oder Pfauenfedern den Tastsinn, der nicht nur mit dem Herzchakra, sondern auch mit den unteren Chakras zusammenhängt. Nicht zuletzt können auch einige Edelsteine, wie vor allem Rubin, rote Koralle, Feueropal oder gelber Jaspis, am Körper getragen, auf subtile Weise dazu beitragen, Ihre sexuelle Energie zu aktivieren.

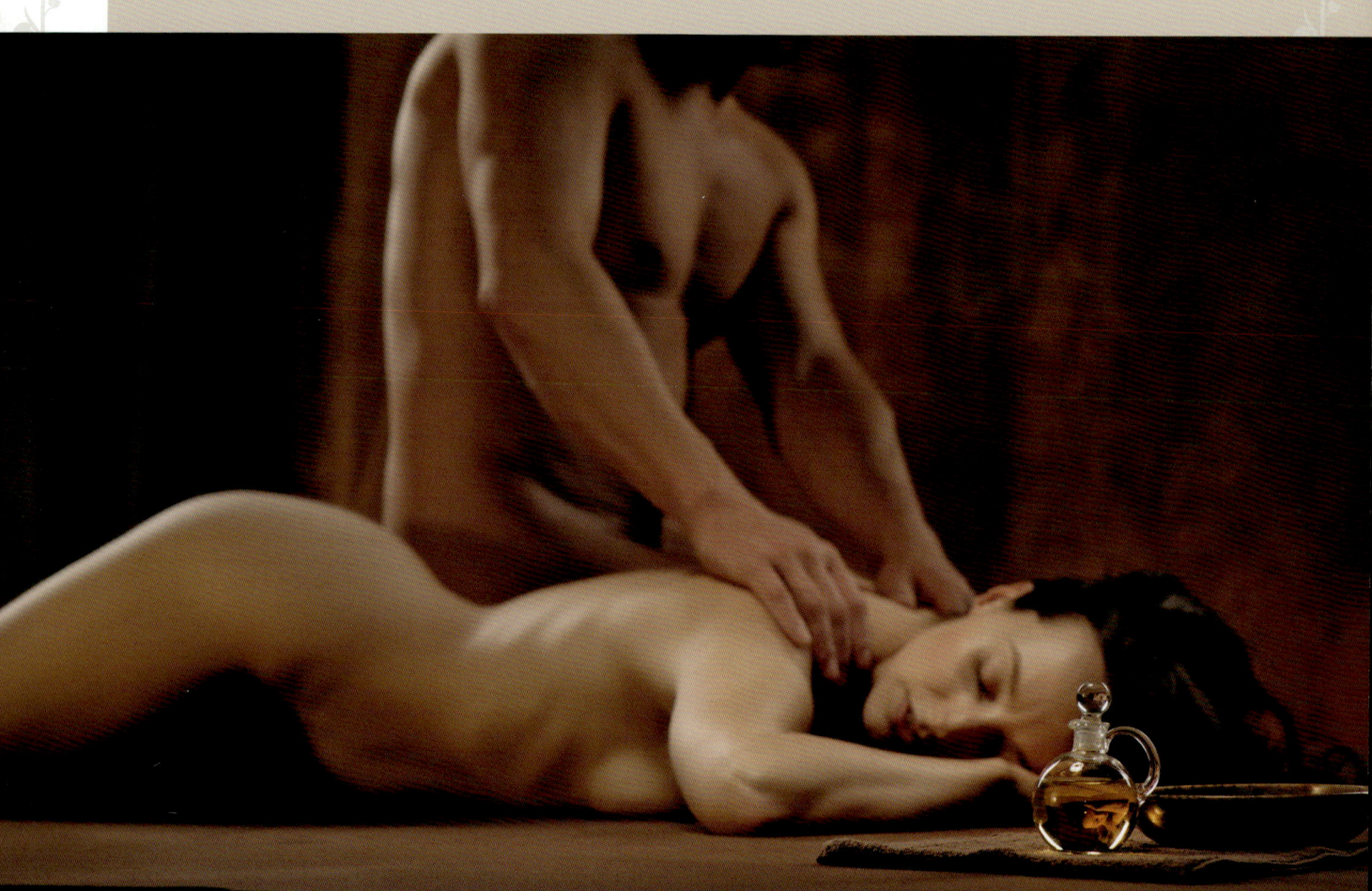

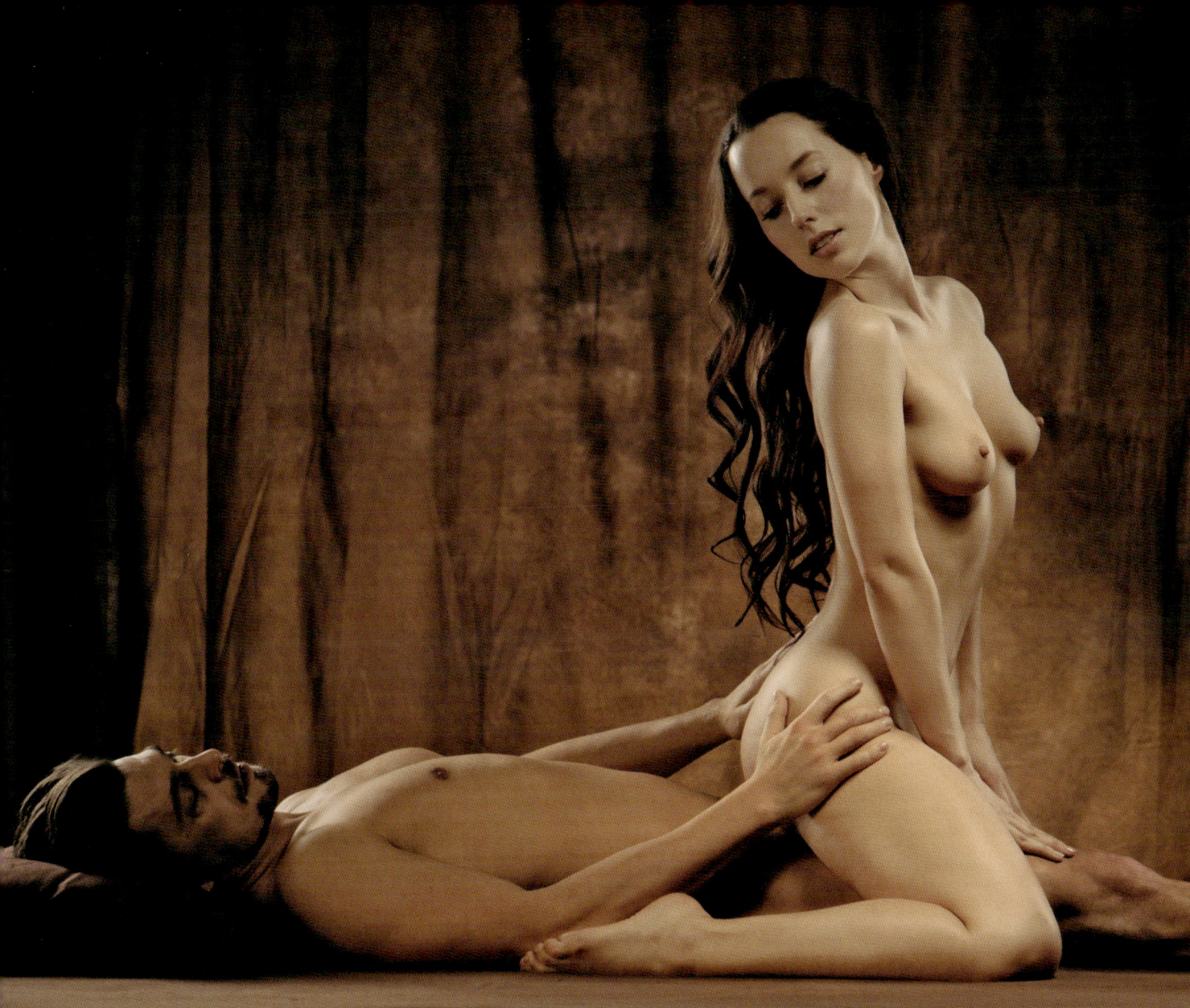

UMGEKEHRTE REITERIN

Die Stellung ähnelt der vorigen Stellung »Shaktis Ritt« (siehe Seiten 106f.), doch wie der Name schon sagt, sitzt die Frau diesmal umgekehrt auf ihrem Liebsten. Während er auf ihren Rücken und ihren Po blicken kann, schaut sie dabei also in Richtung seiner Füße. Nachdem sie sich auf den Schoß ihres Partners gesetzt hat, sollte sie ihm dabei helfen, seinen Lingam einzuführen. Wiederum kann sie wippende oder kreisende Bewegungen durchführen. Um den Druck und die Intensität der Vereinigung zu variieren, kann sie aufrecht sitzen oder sich abwechselnd mehr nach hinten oder vorne beugen. Ihr Gewicht stützt sie dabei mit den Händen an seinen Oberschenkeln ab.

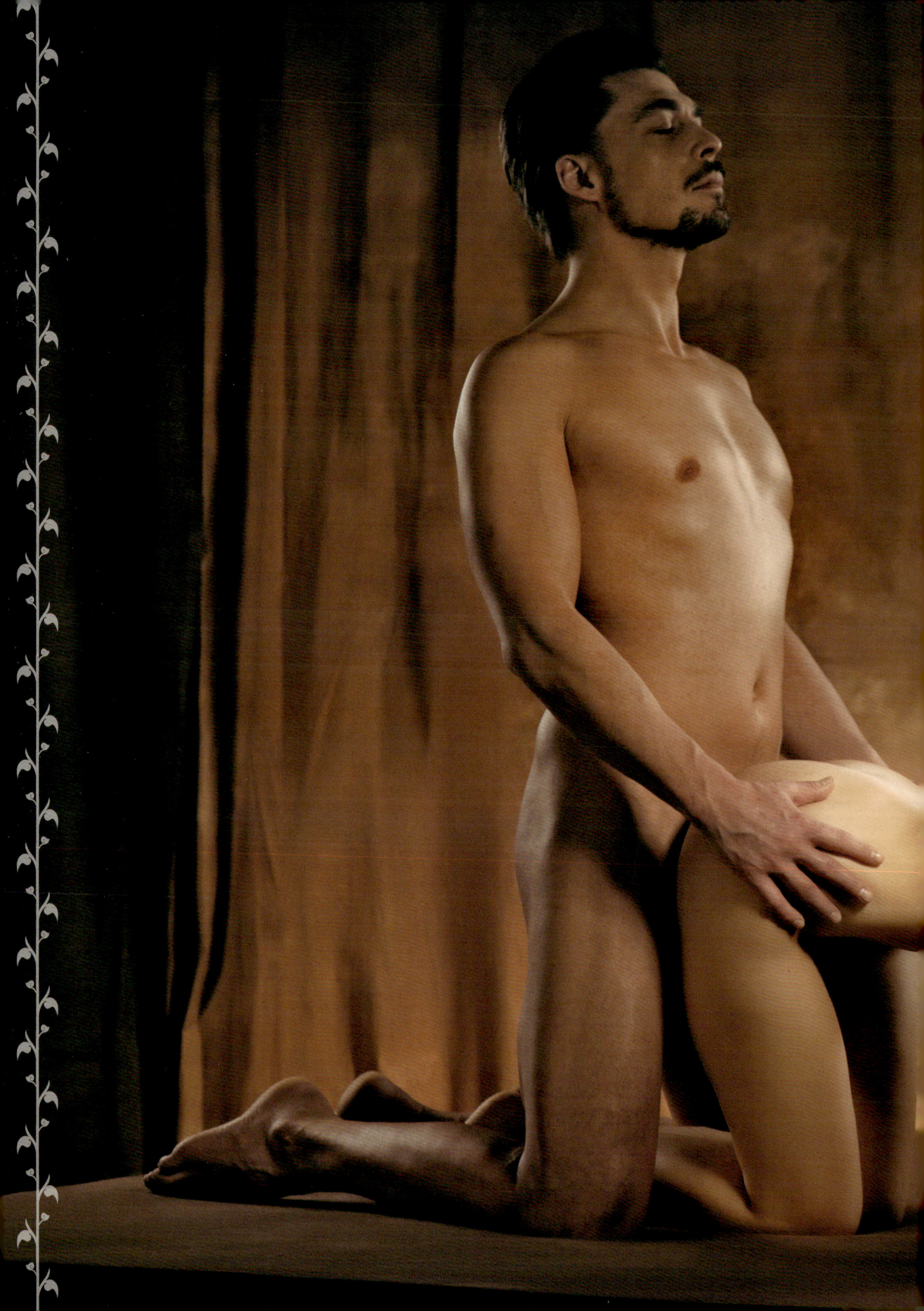

GESCHLOSSENE TIGERSTELLUNG

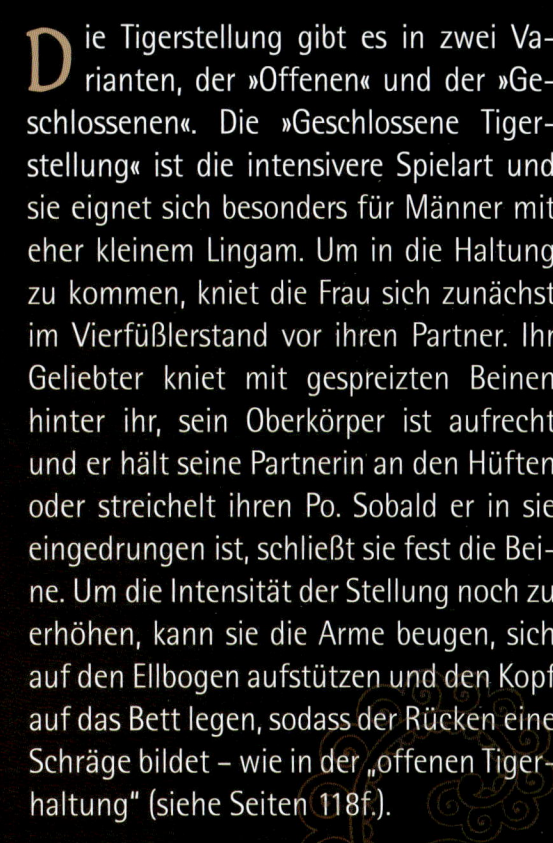

Die Tigerstellung gibt es in zwei Varianten, der »Offenen« und der »Geschlossenen«. Die »Geschlossene Tigerstellung« ist die intensivere Spielart und sie eignet sich besonders für Männer mit eher kleinem Lingam. Um in die Haltung zu kommen, kniet die Frau sich zunächst im Vierfüßlerstand vor ihren Partner. Ihr Geliebter kniet mit gespreizten Beinen hinter ihr, sein Oberkörper ist aufrecht und er hält seine Partnerin an den Hüften oder streichelt ihren Po. Sobald er in sie eingedrungen ist, schließt sie fest die Beine. Um die Intensität der Stellung noch zu erhöhen, kann sie die Arme beugen, sich auf den Ellbogen aufstützen und den Kopf auf das Bett legen, sodass der Rücken eine Schräge bildet – wie in der „offenen Tigerhaltung" (siehe Seiten 118f.).

DAS DREIECK

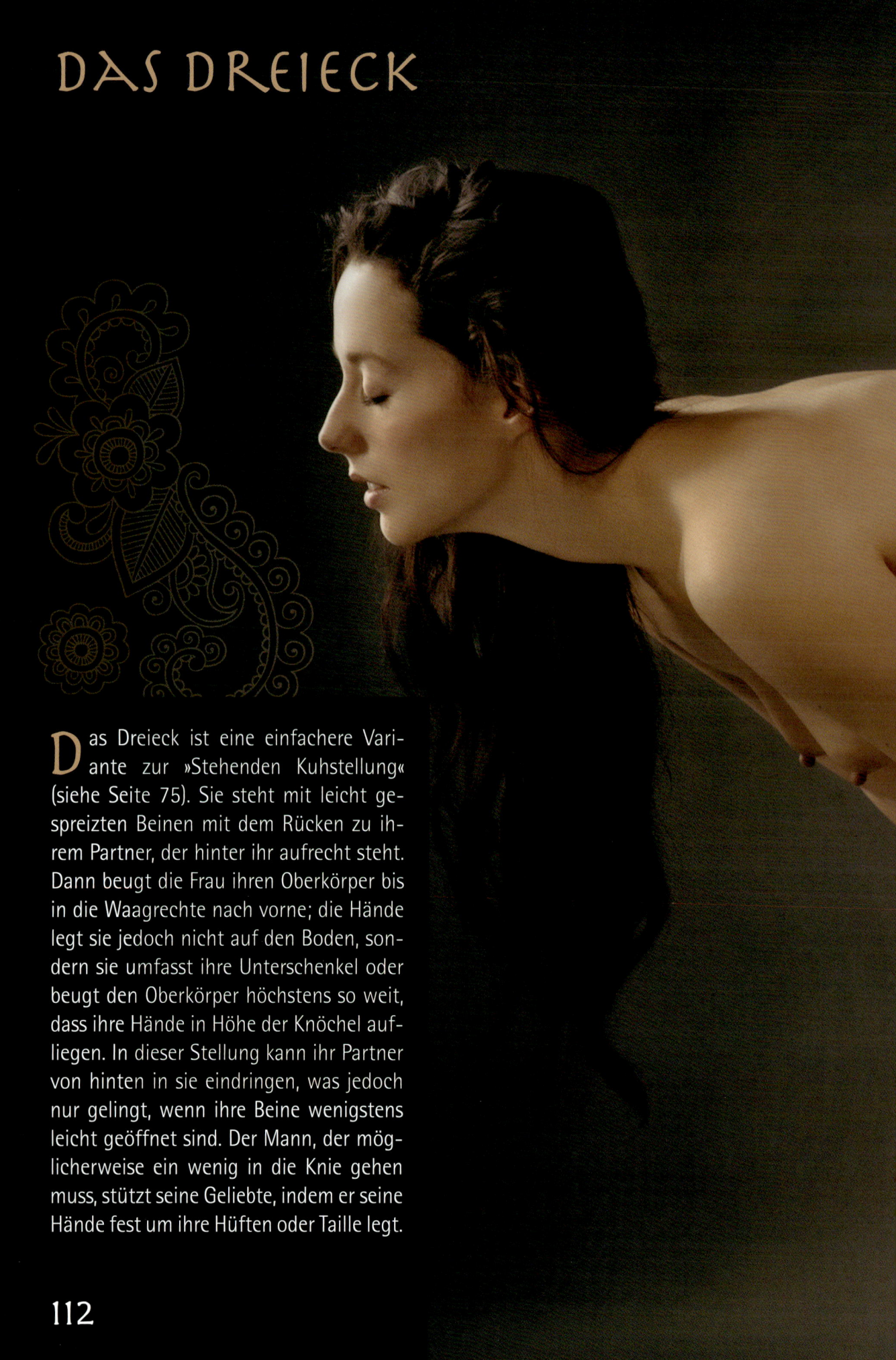

Das Dreieck ist eine einfachere Variante zur »Stehenden Kuhstellung« (siehe Seite 75). Sie steht mit leicht gespreizten Beinen mit dem Rücken zu ihrem Partner, der hinter ihr aufrecht steht. Dann beugt die Frau ihren Oberkörper bis in die Waagrechte nach vorne; die Hände legt sie jedoch nicht auf den Boden, sondern sie umfasst ihre Unterschenkel oder beugt den Oberkörper höchstens so weit, dass ihre Hände in Höhe der Knöchel aufliegen. In dieser Stellung kann ihr Partner von hinten in sie eindringen, was jedoch nur gelingt, wenn ihre Beine wenigstens leicht geöffnet sind. Der Mann, der möglicherweise ein wenig in die Knie gehen muss, stützt seine Geliebte, indem er seine Hände fest um ihre Hüften oder Taille legt.

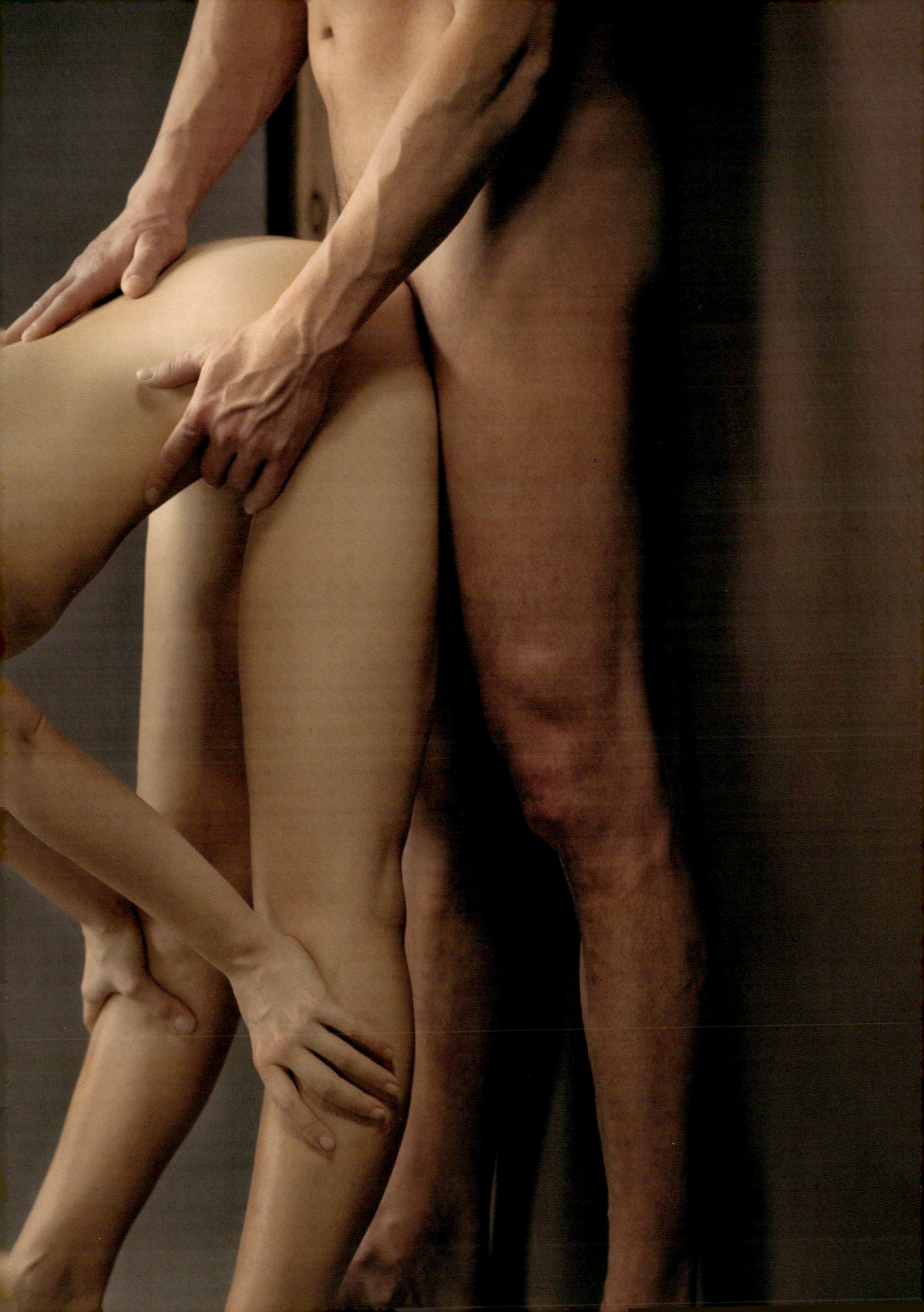

WENN FRAUEN DIE ROLLE DES MANNES SPIELEN

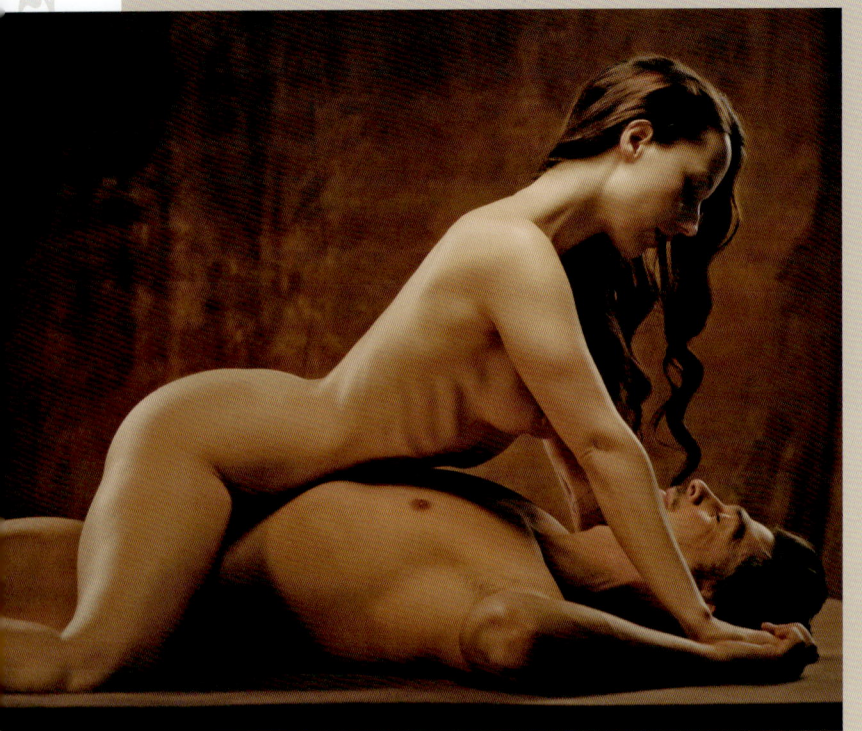

Die Frau kann ihren Geliebten unterstützen, wenn sie bemerkt, dass er vom langen Sex ohne Höhepunkt ermattet ist. Dazu, oder auch um einen neuen Reiz in das Liebesspiel zu bringen, soll sie seine Rolle übernehmen.

Es gibt zwei Möglichkeiten, die Rollen zu vertauschen: Entweder dreht sich das Paar während der geschlechtlichen Vereinigung, die dabei nicht unterbrochen werden soll, sodass die Frau auf ihrem Geliebten und er auf dem Rücken liegt; oder beide nehmen diese Stellung schon von Anfang an ein. Die Haare geöffnet und mit Blumen geschmückt, lächelnd und gleichzeitig stöhnend soll sie sich dabei über ihn beugen und seinen Brustkorb mit ihrem Busen berühren. Sie verhalte sich so, wie er es für gewöhnlich tut und zahle ihm etwa Küsse und Bisse heim. Dabei rufe sie ihm zu: »So wie du mich erobert und schwach gemacht hast, werde ich dich nun erobern und schwach machen!« Anschließend mime sie die Erschöpfte und Schüchterne. Schließlich soll sie die Rolle des Mannes spielen, wie es im Folgenden beschrieben ist. Was immer ein Mann tut, um seine Partnerin zu befriedigen, heißt »die Rolle des Mannes«.

Während die Frau auf dem Liebeslager liegt und sich mit ihm unterhält, öffnet er ihr heimlich den Gürtel. Wenn sie ihm daraufhin Vorwürfe macht, schließt er ihren Mund mit seinen Lippen. Zärtlich streichelt er ihre Haut mit seinen Händen und berührt dabei wie beiläufig einige Stellen mit seinem steifen Lingam.

Ist seine Geliebte sehr scheu und er zum ersten Mal mit ihr zusammen, so sollte er seine Hände zwischen ihre Schenkel schieben, die sie wahrscheinlich fest zusammendrücken will. Ist die Frau noch sehr jung, so streichele er ihre Brüste, die sie mit ihren Händen zu bedecken versuchen wird. Sodann lege er ihr einen Arm um Schultern und Nacken. Ist sie hingegen erfahren, so handele er einfach je nach Gelegenheit und Begehren. Auch kann er sie an den Haaren fassen und ihr Kinn anheben, um sie zu küssen. Eine Jungfrau wird daraufhin schamvoll die Augen schließen. So oder so wird ihm das Verhalten der Geliebten zeigen, welches die richtige Weise ist und was er tun soll, um ihr angenehm zu sein. Bei Frauen erkennt man die Steigerung der Wollust sowie den Orgasmus an folgenden Zeichen: Ihr ganzer Leib scheint zu erschlaffen, sie schließt die Augen, gibt alle Zurückhaltung und Scham auf und zeigt den starken Wunsch nach Vereinigung der Geschlechtsorgane.

Folgende Merkmale zeigen, wenn eine Frau keine Befriedigung erreicht: Sie zuckt mit den Händen, lässt nicht zu, dass der Mann aufsteht, wirkt niedergeschlagen, beißt und schlägt ihren Liebsten und bleibt erregt, obwohl ihr Partner bereits zum Höhepunkt gekommen ist. In diesem Fall soll ihr Geliebter ihr die Yoni mit den Fingern reiben, wie ein Elefant, der sich den Rüssel reibt, so lange jedenfalls, bis ihr gereizter Zustand sich gelegt hat. Erst anschließend soll er seinen Lingam wieder einführen.

Die Liebesstöße:
Die Bewegungen des Mannes sind: Vorwärtsstoßen, Rühren, Durchdringen, Scheuern, Pressen, Eindringen, der Stoß des wilden Ebers, der Stierstoß, der Sperling.

- Wenn Yoni und Lingam innig vereinigt sind, so heißt das »Vorwärtsstoßen«.
- Hält der Mann seinen Lingam in der Hand und dreht ihn in der Yoni kreisförmig hin und her, so heißt das »Rühren«.
- Hält der Mann die Yoni gesenkt, sodass der Lingam nur den oberen Teil berührt, so nennt man das »Durchdringen«.
- Die gleiche Methode, so sie im unteren Teil der Yoni ausgeführt wird, heißt »Scheuern«.
- Wird die Yoni für lange Zeit mit dem Lingam gereizt, so nennt man das »Pressen«.
- Wenn der Lingam ganz aus der Yoni gezogen und sogleich wieder kräftig hineingeschoben wird, so nennt man das »Eindringen«.
- Wird nur eine Seite der Yoni gerieben, so heißt das »Stoß des wilden Ebers«.
- Werden beide Seiten gerieben, ist das der »Stierstoß«.
- Wird der Lingam in der Yoni rasch hin und her bewegt, ohne ganz herausgezogen zu werden, so nennt man das den »Sperling«. Dieser Stoß findet meist erst gegen Ende des Liebesspiels statt, bevor es zum Erguss kommt.

Nimmt die Frau die Rolle des Mannes ein, so kommen zu den neun genannten Bewegungen des Mannes noch drei weitere hinzu: Zange, Kreisel und Schaukel.

- Wenn die Frau den Lingam mit ihrer Yoni bis zur Wurzel so festhält, als ob sie ihn auspressen wollte, so heißt das »Zange«.
- Dreht sich die Frau während der Vereinigung beständig im Kreise, so ist das der »Kreisel«. Nur durch beharrliche Übung lässt sich dies erlernen.
- Wenn der Mann während des Kreisels sein Becken in die Höhe hebt und in die Brücke geht, so nennt man dies die »Schaukel«.

Wenn die Frau erschöpft ist, soll sie ihre Stirn an die ihres Geliebten legen, die körperliche Vereinigung dabei jedoch nicht unterbrechen. Sobald sie wieder zu Kräften gekommen ist, soll der Mann sich umdrehen und das Liebesspiel fortsetzen.

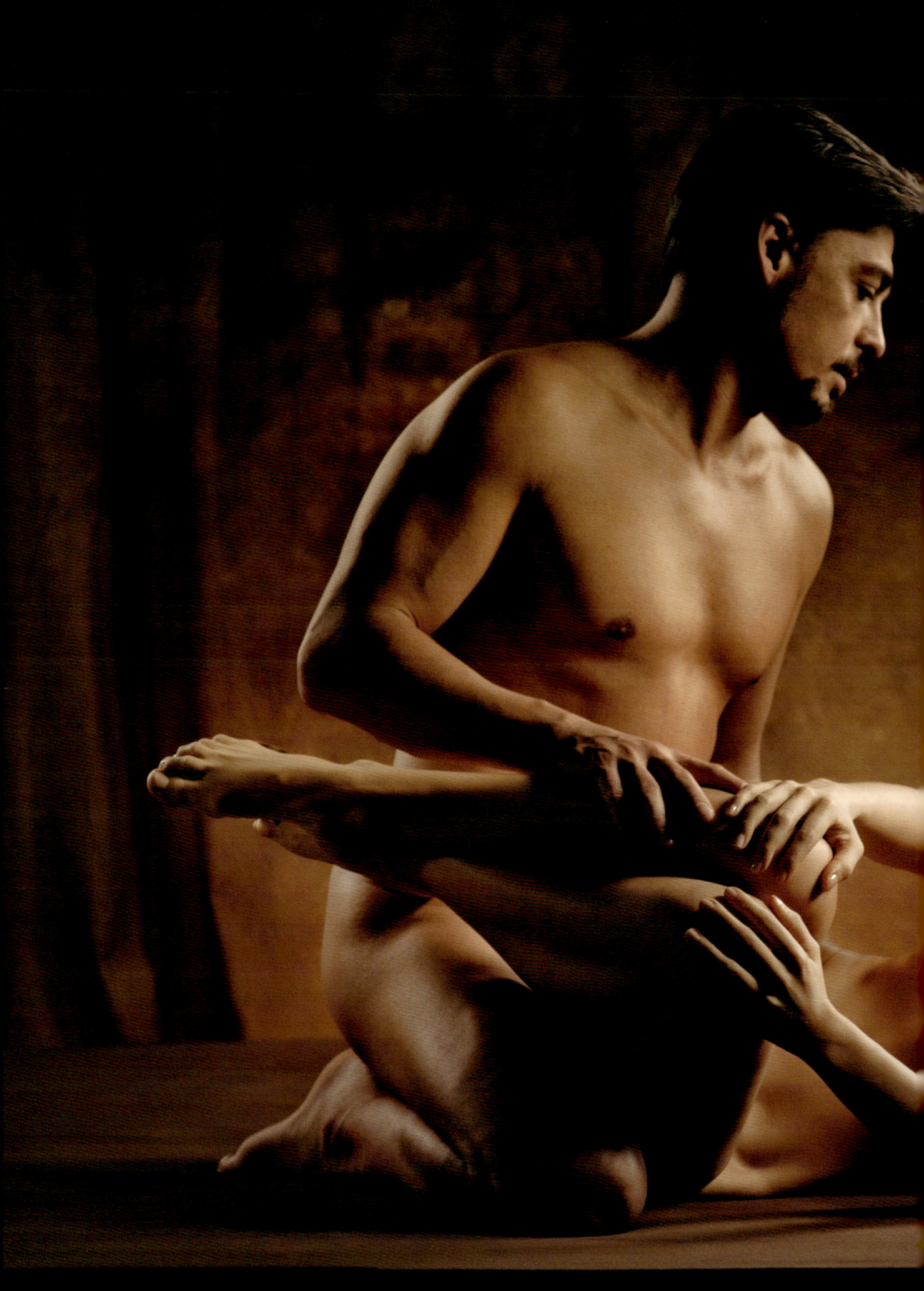

SEITGEDREHTE LIANE

Die Frau legt sich bequem auf den Rücken und zieht dann ihre Oberschenkel in Richtung Brust – Ober- und Unterschenkel bilden in etwa einen rechten Winkel. Um die Beinhaltung zu stabilisieren, kann sie ihre Hände um die Knie legen. Nachdem ihr Partner, der entweder kniet oder auf den Fersen sitzt, in sie eingedrungen ist, schlingt sie ihre Beine, die geschlossen bleiben, um seine Hüfte, was nur gelingt, wenn sie ihr Becken ein wenig zur Seite dreht und kippt. Die Stellung ermöglicht ein tiefes Eindringen in die Yoni. Der Mann kann die Beine und Füße seiner Liebsten stützen oder mit einer Hand ihre Brüste streicheln.

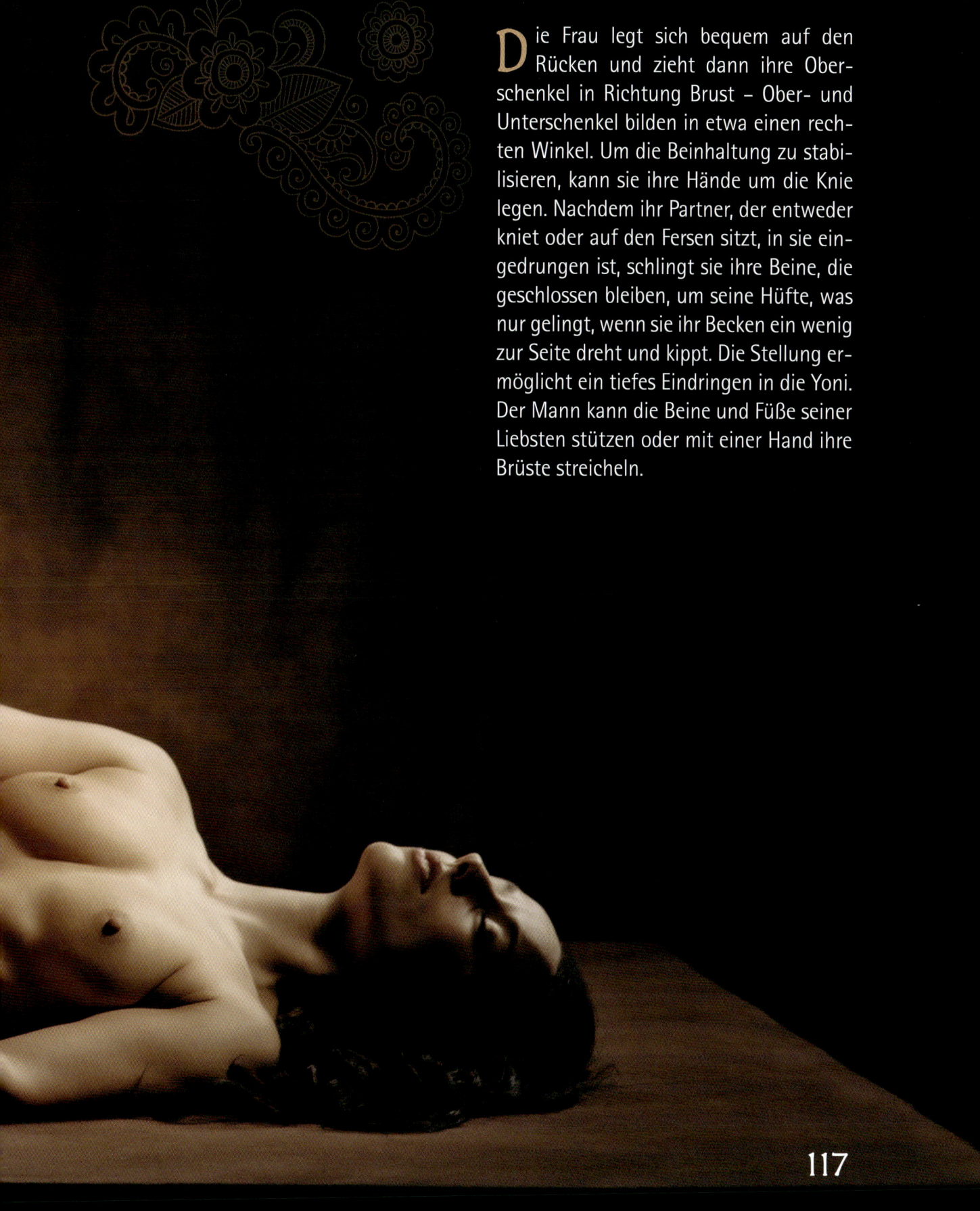

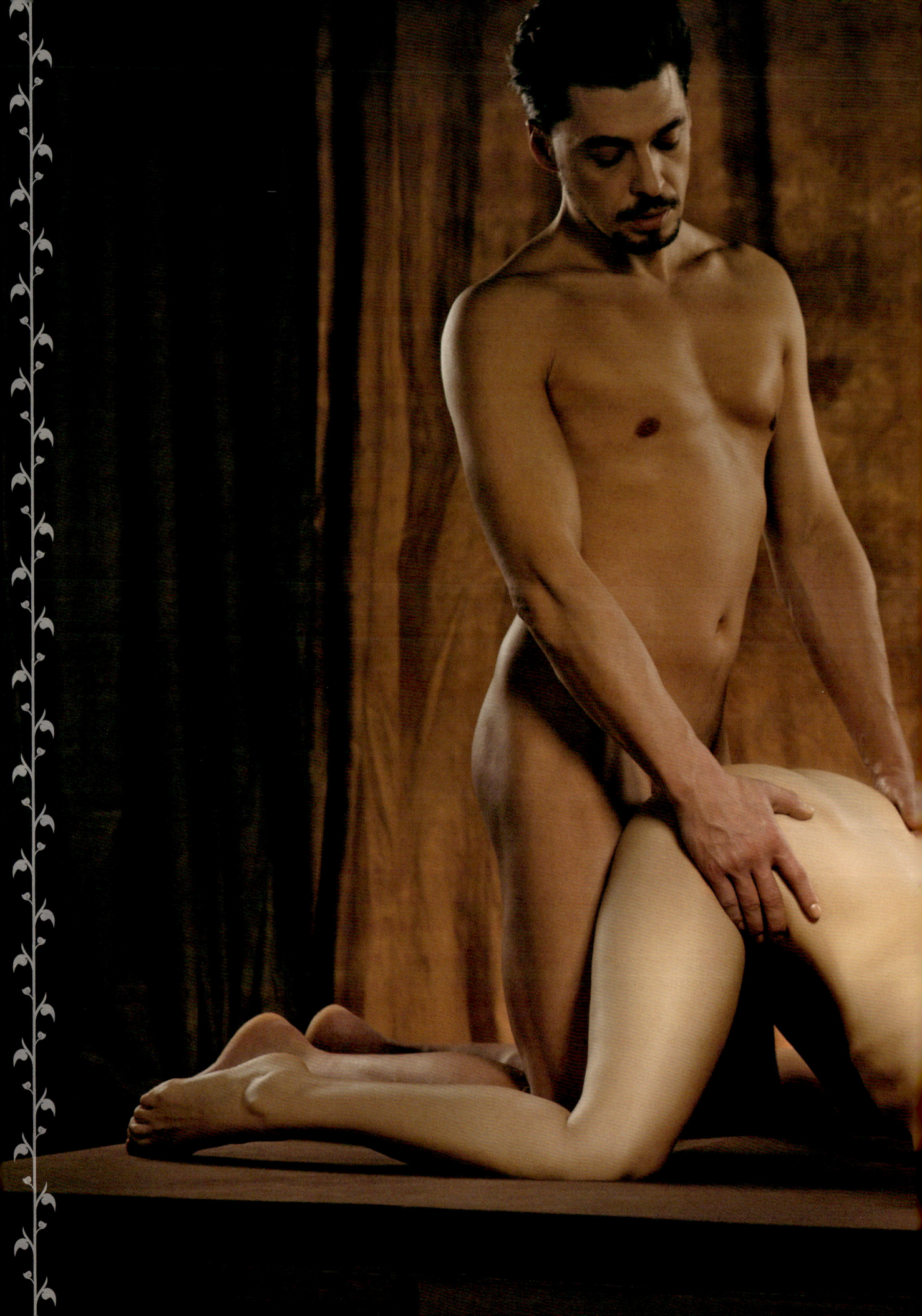

OFFENE TIGERHALTUNG

Diese Stellung entspricht im Großen und Ganzen der »Geschlossenen Tigerstellung« (siehe Seiten 110f.), mit dem Unterschied, dass ihre Beine diesmal nicht geschlossen, sondern gespreizt sind. Die Frau lässt sich auf dem Bett im Vierfüßlerstand vor ihrem Liebsten nieder, der hinter ihr kniet. Während sie ihre Beine öffnet, kniet er mit geschlossenen Beinen hinter ihr und legt seine Hände um die Hüften oder Taille seiner Partnerin. Um ihre Lust zu signalisieren, legt die Frau Kopf und Arme auf dem Bett ab – während ihr Oberkörper tief gesenkt ist, hebt sie ihr Becken möglichst hoch. Im Gegensatz zur »Geschlossenen Tigerstellung« ermöglicht diese Position es, besonders tief in ihre Yoni einzudringen.

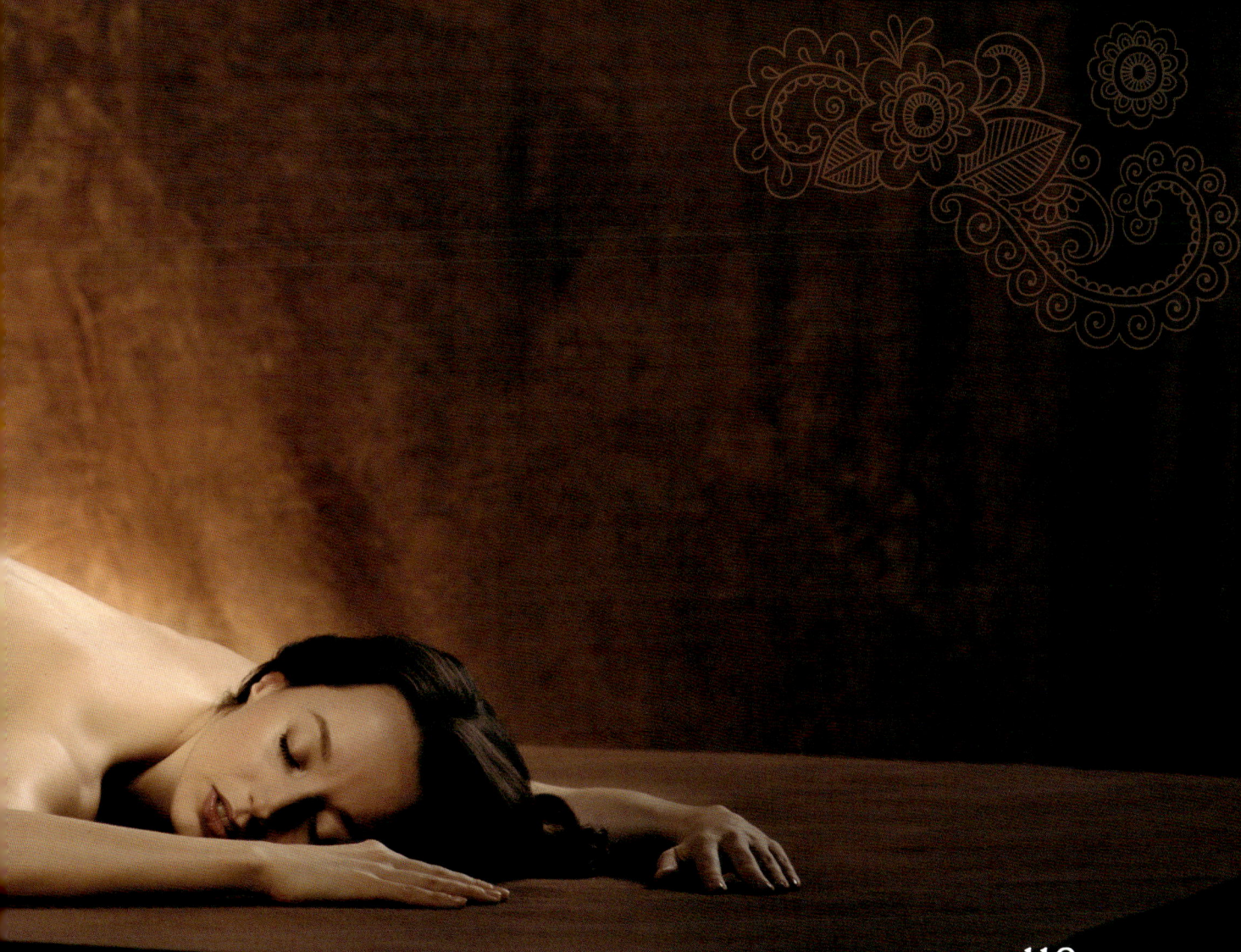

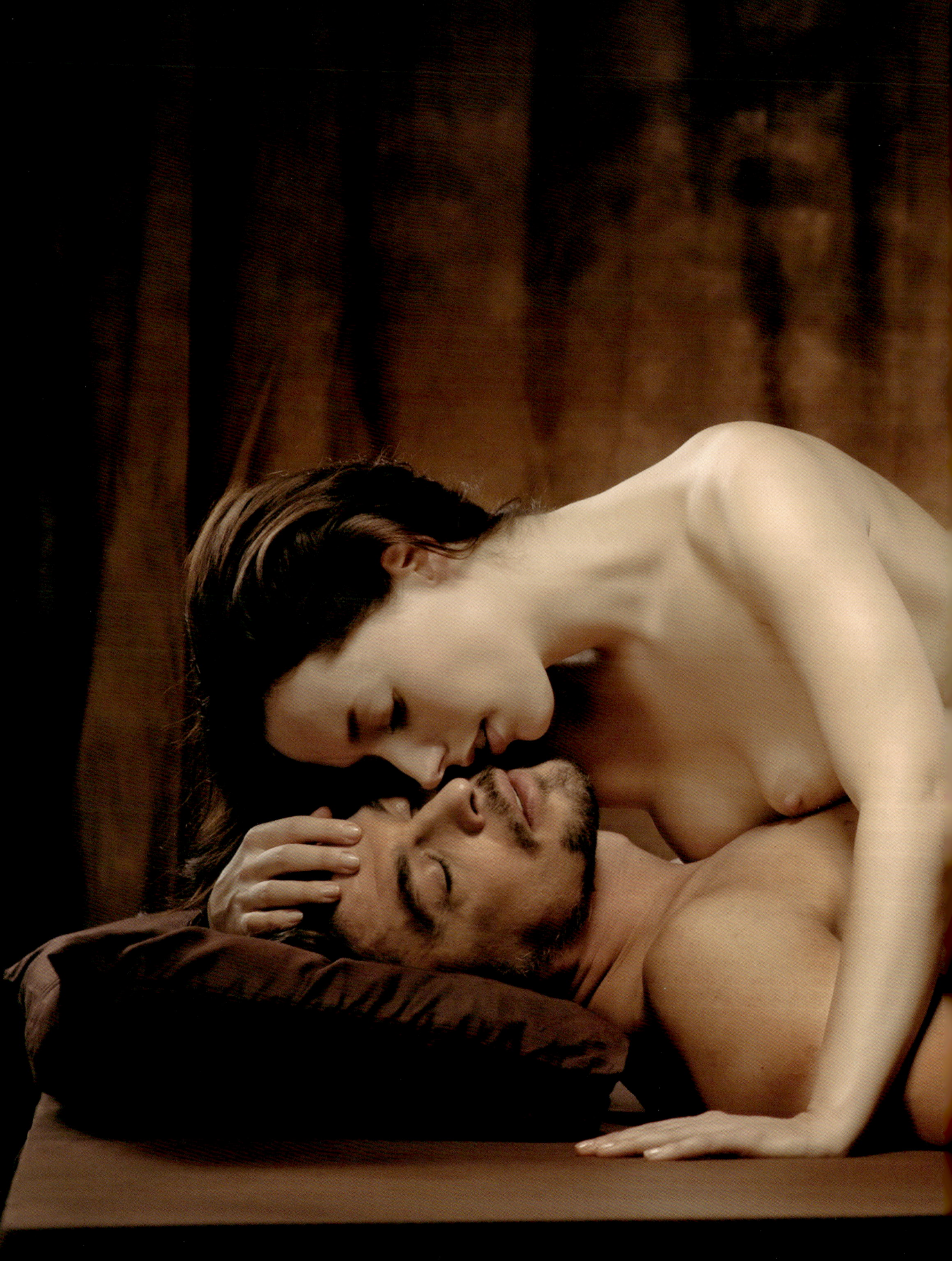

Die »Zugewandte Reiterin« ist eine Variante zu »Shaktis Ritt« (siehe Seiten 106f.). Auch hier übernimmt sie die aktive Rolle und sitzt auf ihrem Liebsten. Ihr Partner liegt flach auf dem Rücken, die Beine sind geschlossen. Sie lässt sich langsam auf seinem Schoß nieder, bis sie schließlich mit gespreizten Beinen auf ihm sitzt und seinen Lingam einführt. Aus der Sitzposition beugt sie den Oberkörper nach vorne, bis ihre Brüste seine Brust berühren. In der Endstellung kann sie entweder ganz ruhig liegen bleiben und die Technik der »Stute« anwenden (siehe Seiten 50f.), oder ihr Becken rhythmisch auf und ab bewegen. Der Mann kann ihre Bewegungen steuern, indem er mit seinen Händen ihre Hüften umgreift.

ZUGEWANDTE REITERIN

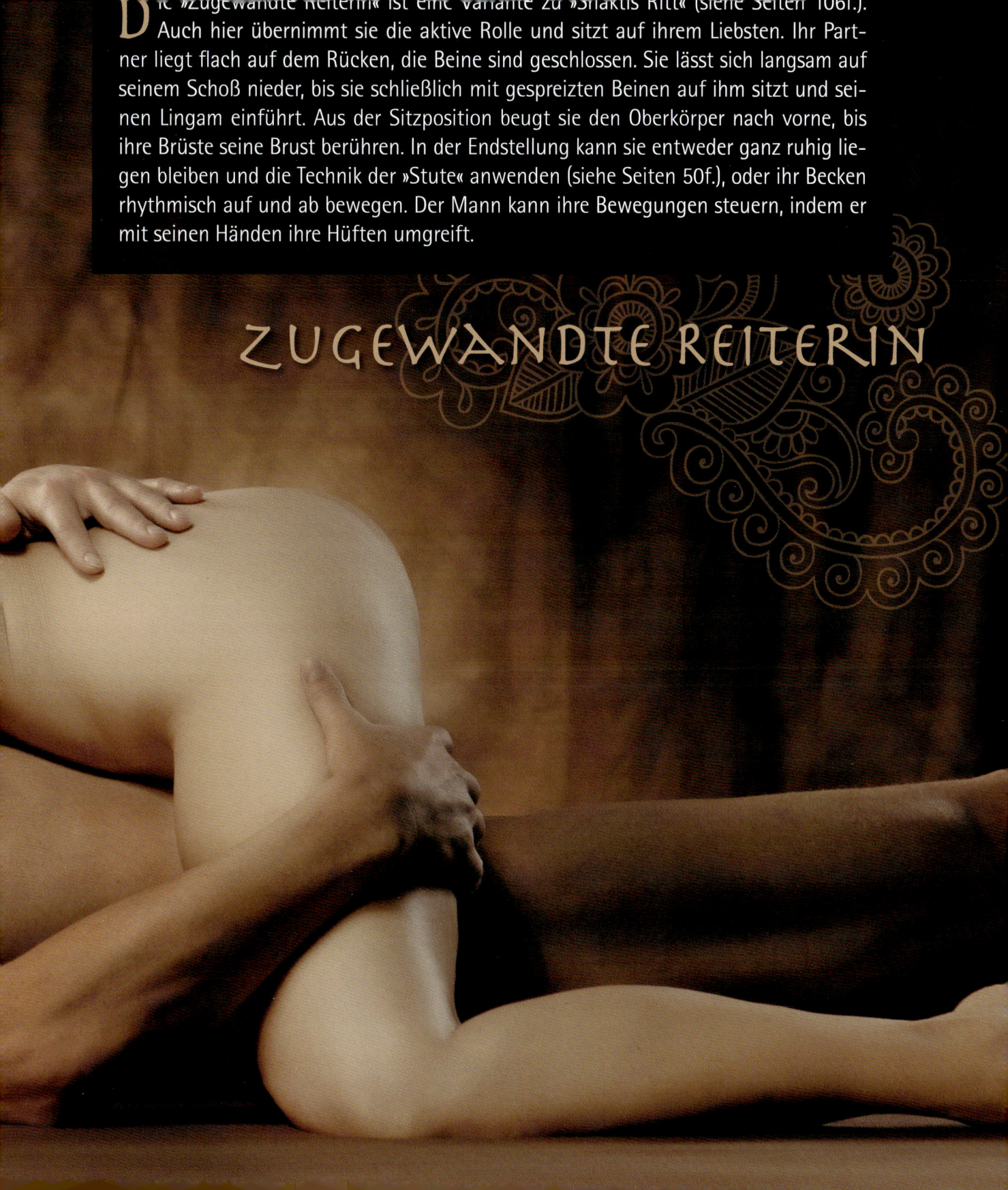

ATMEN

Solange wir leben, atmen wir. Unser Atem verrät uns, wie wir uns fühlen. Er sagt auch viel über unsere jeweilige Stimmung aus. Wenn wir schlafen, atmen wir anders, als wenn wir Angst haben. Und natürlich verändert sich unser Atem auch, während wir lieben. Achten Sie einmal darauf, wie sich Ihr Atem verändert, während Sie Kamasutra praktizieren: Wird er tiefer, schneller, lauter? Und können Sie auch den Atem Ihres Partners wahrnehmen?

Eine Möglichkeit, die spirituelle Dimension der Erotik zu erkunden, besteht im »synchronen Atmen«. Dabei gleichen Mann und Frau ihren Atemrhythmus und die Atemtiefe aneinander an. Idealerweise geschieht dies jedoch nicht »auf Befehl«; vielmehr pendeln sich die Atemrhythmen von ihr und ihm im Laufe des Liebesspiels mehr oder weniger von selbst aufeinander ein.

Beobachten Sie, was mit Ihrem Atem geschieht, während Sie verschiedene Liebesstellungen einnehmen. Und experimentieren Sie auch einmal damit, Ihren Atem bewusst zu verändern: Beispielsweise können Sie Ihren Atem vertiefen oder beschleunigen und dabei beobachten, wie sich das auf Ihre Stimmung oder die Intensität Ihrer erotischen Erfahrung auswirkt.

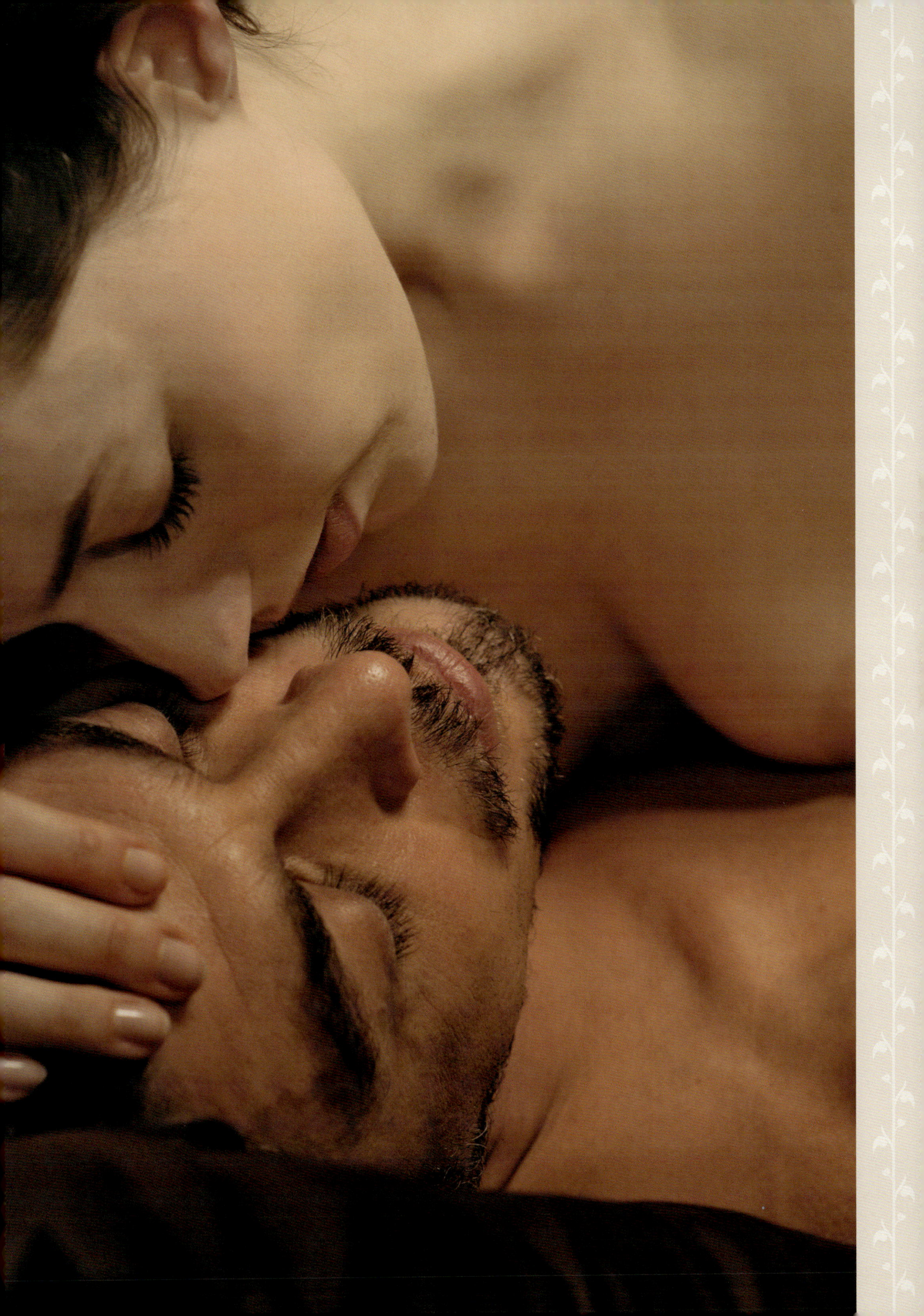

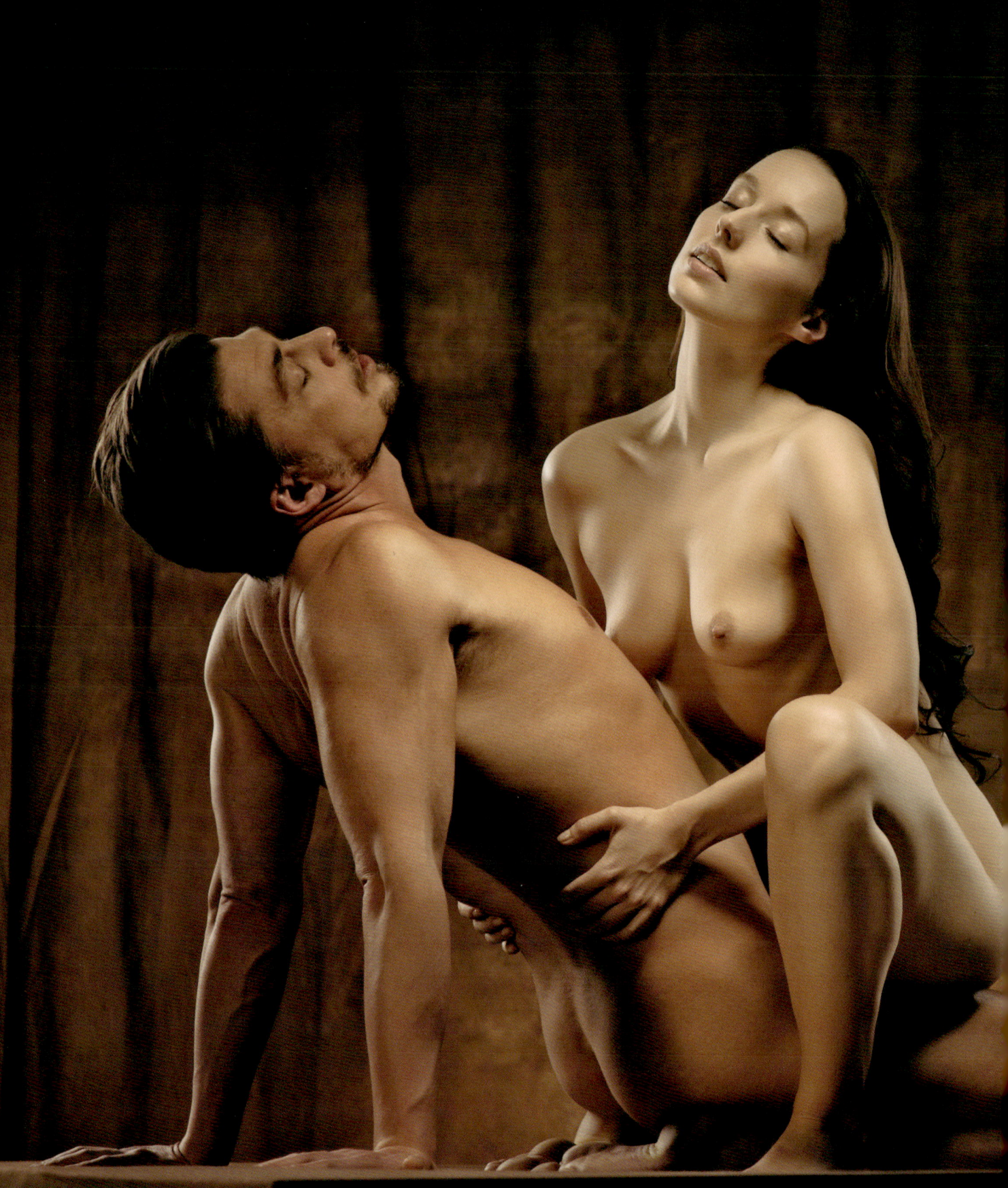

STÜTZSTELLUNG

Die folgende Stellung ist für beide Partner recht anspruchsvoll, denn sie setzt bei beiden Kraft und Flexibilität voraus. Zunächst kniet der Mann sich im Fersensitz aufs Bett, seine Beine sind dabei geschlossen oder nur leicht geöffnet. Aus dieser Haltung lehnt er seinen Oberkörper nach hinten und stützt sich mit den Händen hinter dem Körper ab. Seine Geliebte steht mit gespreizten Beinen über ihm und lässt sich langsam in die Hocke nieder, bis sie auf ihm sitzt. Sie führt seinen Lingam in ihre Yoni ein, umfasst seine Taille, um sich abzustützen, und lässt ihr Becken langsam kreisen oder auf und ab wippen.

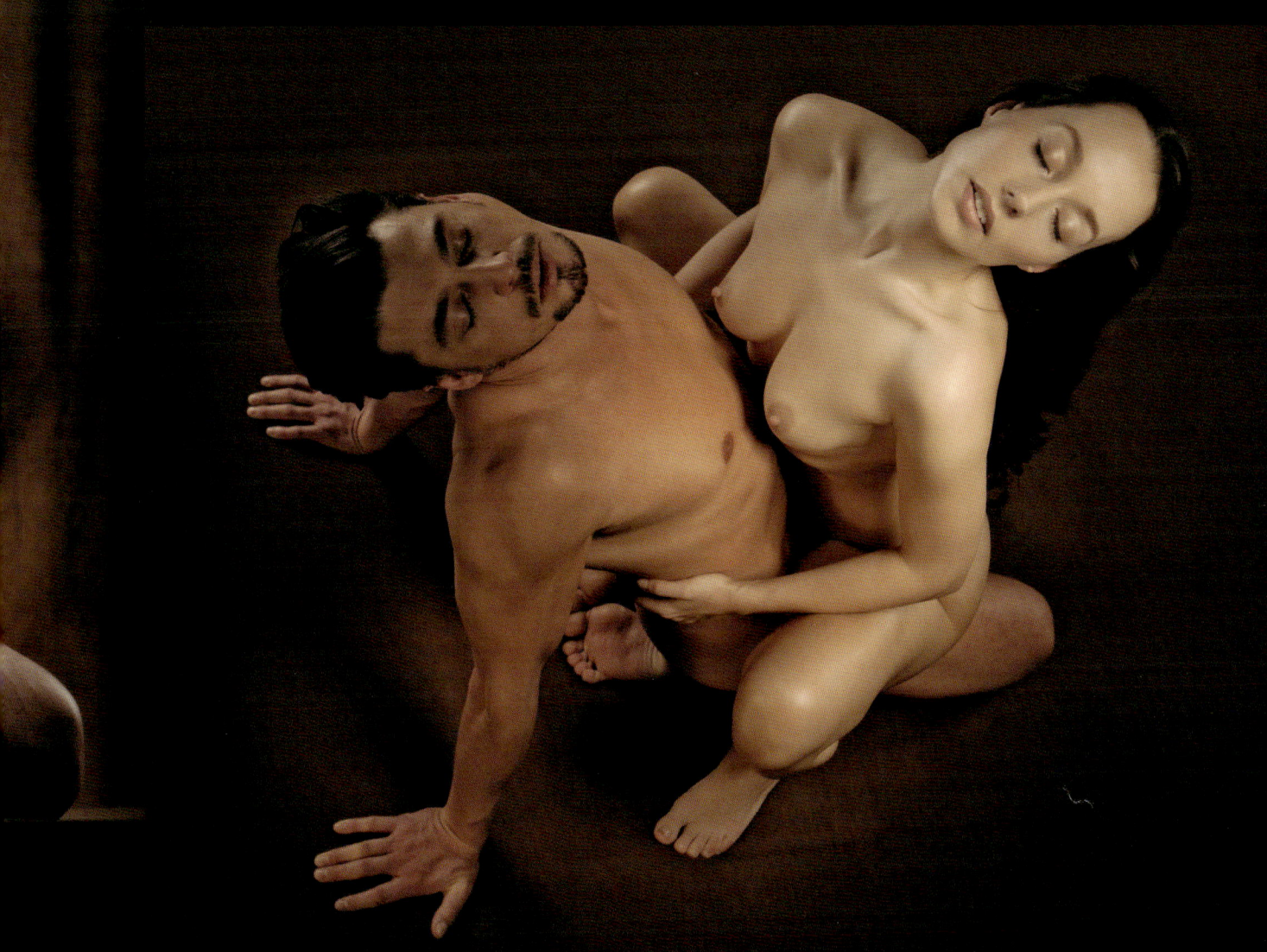

UMGEKEHRTER LOTOS

Die Stellung gehört zu den sitzenden Positionen und ist eine Variation der »Umgekehrten Reiterin« (siehe Seite 109), jedoch ist die Stellung, die auch eine gute Balanceübung ist, für die Frau etwas schwieriger einzunehmen. Auch diesmal sitzt sie umgekehrt auf ihrem Liebsten, sodass ihr Rücken und Po ihm zugewandt sind und ihr Gesicht in Richtung seiner Füße weist. Nachdem sie sich auf den Schoß ihres Liebsten niedergelassen und seinen Lingam eingeführt hat, kreuzt sie diesmal jedoch die Beine. Je nach Beweglichkeit kann sie dabei im Schneider- oder im Lotossitz sitzen. Ihr Partner sollte sie unterstützen, indem er sie an den Händen hält und abstützt.

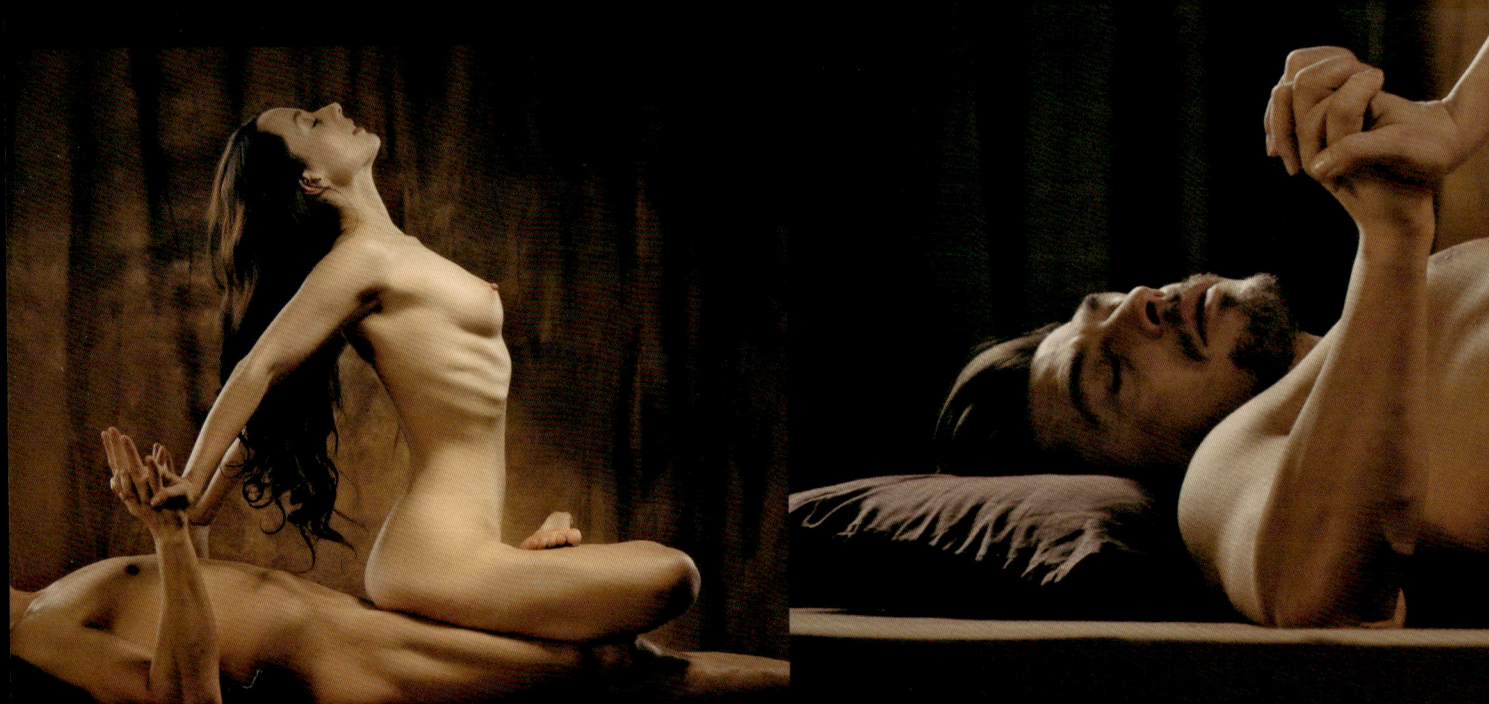

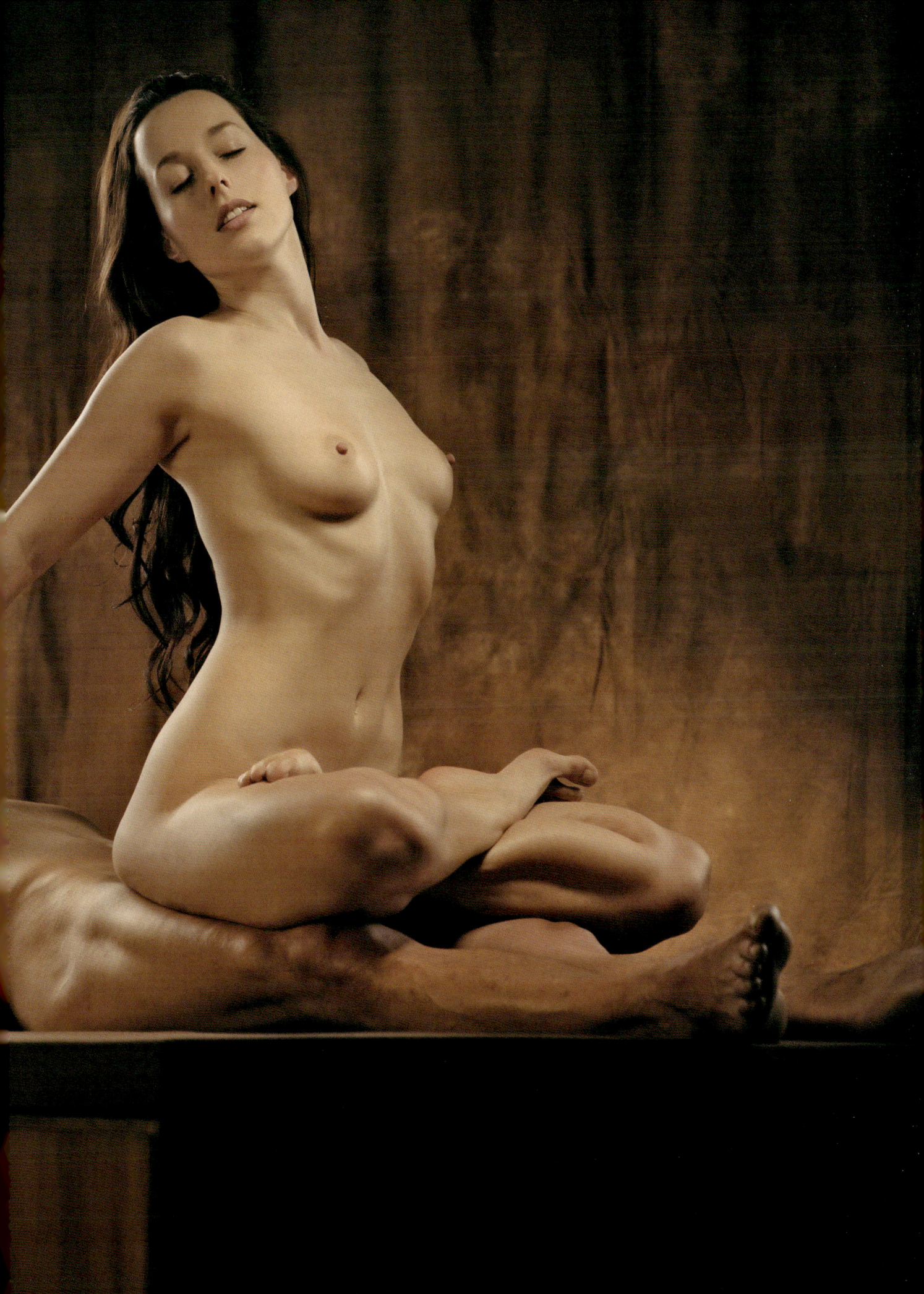

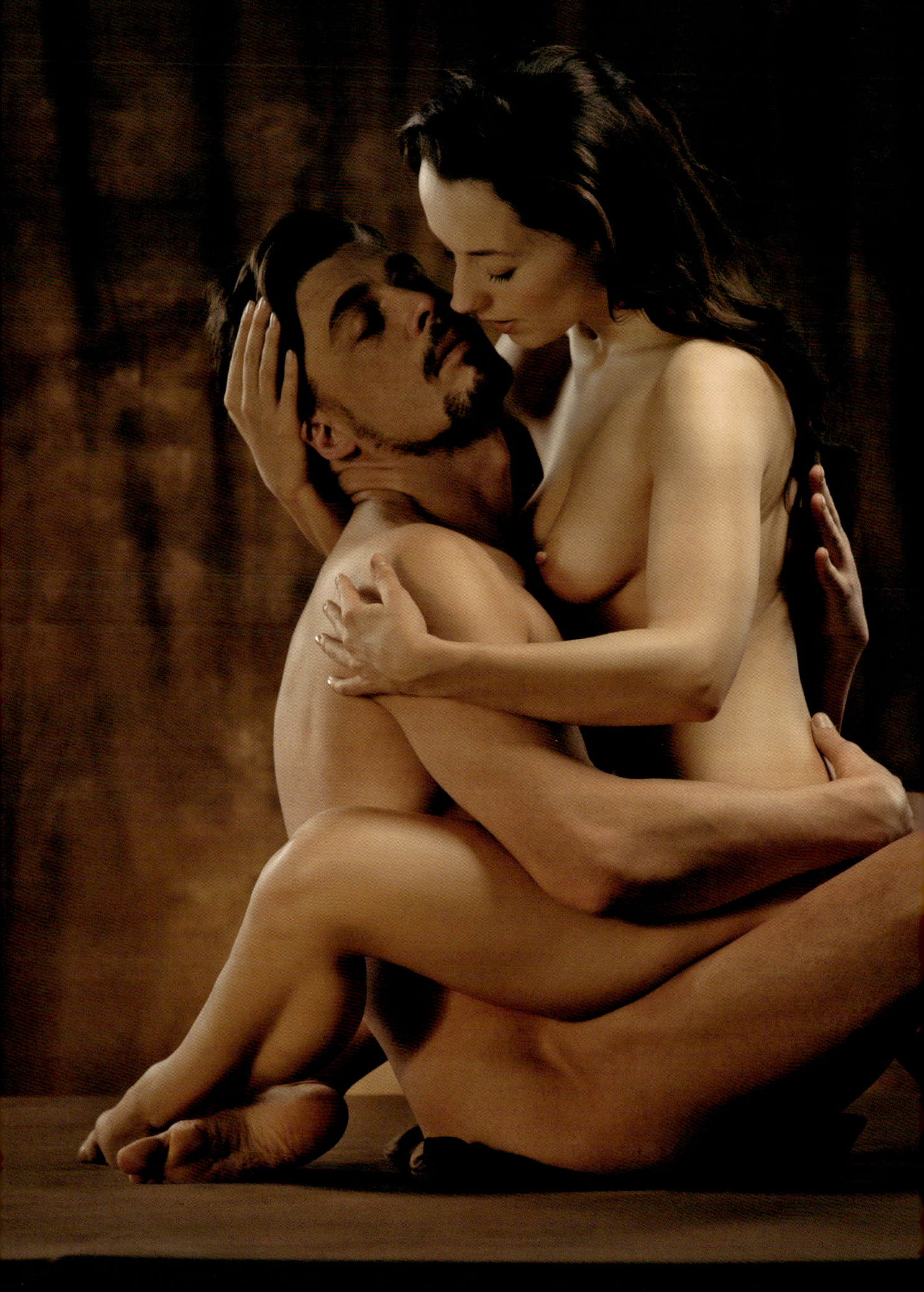

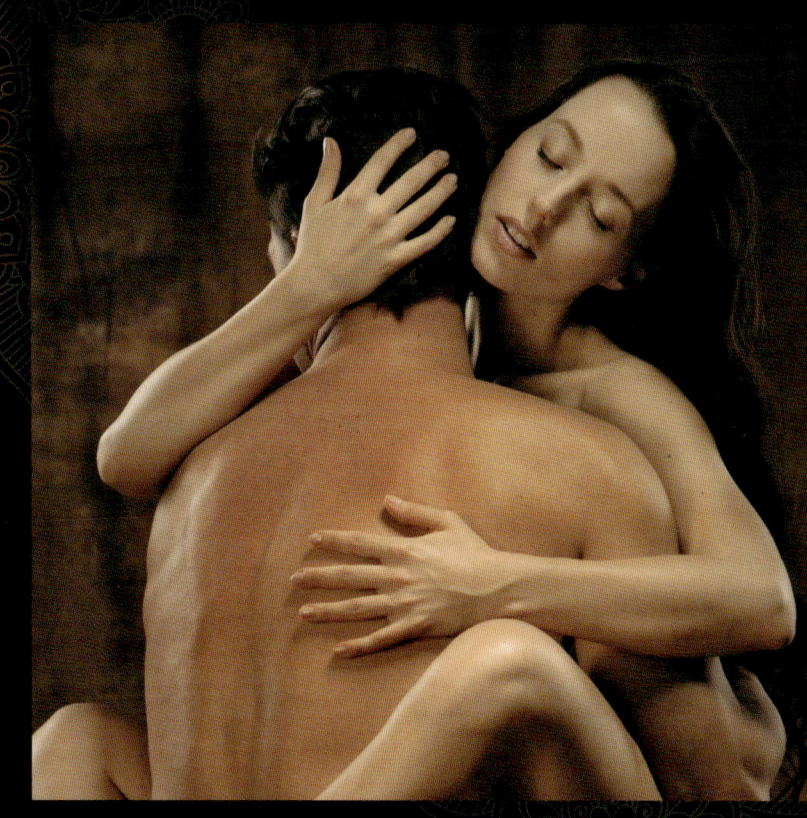

Umschlingender Lotos

Der »Umschlingende Lotos« ist die Grundstellung aller sitzenden Positionen, die grundsätzlich den Vorteil haben, dass die Wirbelsäule dabei aufrecht ist, was die Wachheit und Achtsamkeit beider Partner und somit den meditativen Aspekt der körperlichen Liebe fördert. Der Mann sitzt mit gekreuzten Beinen auf einem festen, hohen Kissen, die Füße sind möglichst nahe an den Körper herangezogen. Wenn er sehr flexibel ist, kann er auch im halben oder ganzen Lotossitz sitzen, was jedoch nicht nötig ist. Seine Partnerin lässt sich mit gespreizten Beinen auf seinem Schoß nieder, führt seinen Lingam ein und verschränkt ihre Beine hinter seinem Rücken. Gleichzeitig schlingt sie ihre Arme um seinen Nacken.

VOM MUNDVERKEHR

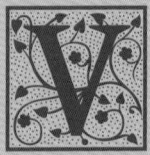on den Eunuchen gibt es zwei Typen, männliche und weibliche. Die weiblichen verhalten sich ganz wie Frauen – sie tragen weibliche Kleidung, ahmen die Bewegungen, Gesten, die Schamhaftigkeit, Sanftheit und Zurückhaltung der Frauen nach. Die Liebeshandlungen, die der Mann gewöhnlich an der weiblichen Scham vollzieht, werden nun im Mund des Eunuchen ausgeführt. Dies wird Auparishtaka genannt. Durch diesen Mundkoitus erlangen die Eunuchen einen eingebildeten Lustgewinn und verdienen ihren Lebensunterhalt. Ihr Leben gleicht dem der Kurtisanen – so viel zu den weiblichen Eunuchen.

Die Eunuchen des männlichen Typs sind verschlossen und geheimnisvoll. Sofern sie einen Beruf ausüben, sind sie normalerweise als Masseure tätig. Unter dem Vorwand der Massage umfasst der männliche Eunuch die Schenkel des Behandelten und reibt dann seine Lenden und Hüften. Wenn er spürt, dass der Lingam des Mannes erigiert ist, reibt er ihn mit den Händen. Wenn der Mann zwar erkennt, welche Absichten der massierende Eunuch hegt, sich aber nicht dazu äußert, fährt jener mit der Behandlung fort. Bittet der Mann den Eunuchen jedoch, den Mundkoitus zu vollziehen, so ziert dieser sich ein wenig, sträubt sich zum Schein und gibt schließlich widerstrebend nach.

Es gibt acht Techniken, die vom Eunuchen der Reihenfolge nach angewendet werden: Liebkosung, seitlicher Biss, äußere Zange, innere Zange, Kuss, Schleifen, Aussaugen der Mango und Verschlingen.

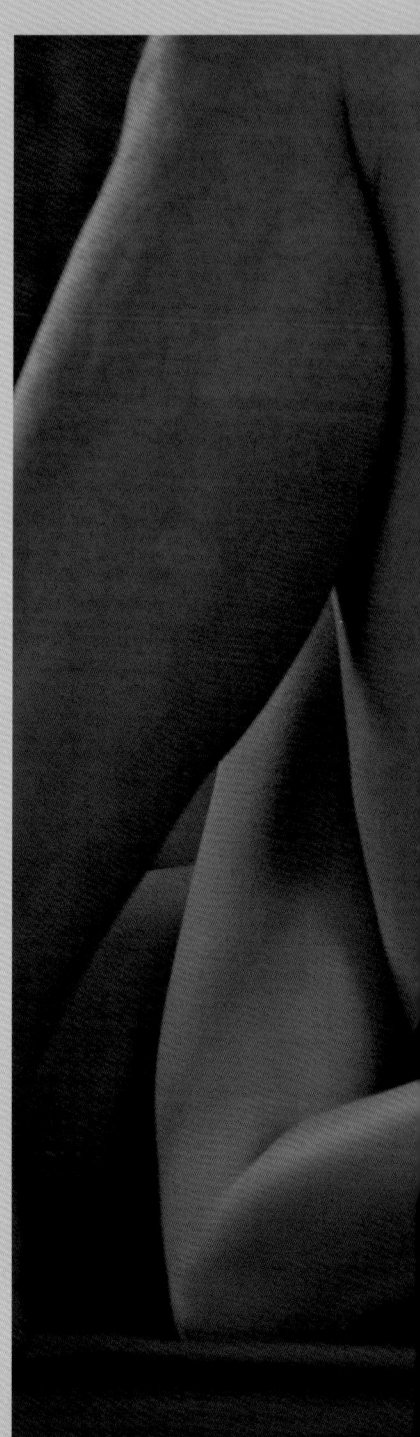

- ❀ Wenn der Eunuch den Lingam des Mannes in der Hand hält und ihn sanft mit den Lippen streift, so ist das die »Liebkosung«.
- ❀ Hält der Eunuch die Eichel wie eine Blüte zwischen den Fingern und knabbert mit Lippen und Zähnen an den Seiten des Lingam, so ist das der »seitliche Biss«.
- ❀ Wird der Eunuch aufgefordert, fortzufahren, so presst er den vorderen Teil des Lingams fest mit den Lippen und küsst ihn, als wolle er ihn tiefer in den Mund ziehen. Dies nennt man »äußere Zange«.
- ❀ Wird er abermals gebeten fortzufahren, so schiebt der Eunuch den Lingam ein kleines Stück in den Mund, presst ihn mit den Lippen und lässt wieder los. Dies wird die »innere Zange« genannt.

- ❋ Beim »Kuss« hält der Eunuch den ganzen Lingam mit einer Hand.
- ❋ Nach dem Küssen lässt er die Zunge über den ganzen Lingam, vor allem aber über die Eichel kreisen. Dies nennt man »Schleifen«.
- ❋ Wird der Lingam nur bis zur Hälfte in den Mund genommen und kräftig daran gesaugt, so ist das das »Aussaugen der Mango«.
- ❋ Wenn der Eunuch mit Zustimmung des Mannes dessen ganzen Lingam bis hinunter zur Wurzel in den Mund nimmt und so lange daran saugt, bis sich der Samen ergießt, so heißt das »Verschlingen«.

Während der gesamten Abfolge des Mundverkehrs kann es auch zu Schlägen und Nägelmalen kommen.

Nicht nur die Eunuchen üben den Mundkoitus aus, sondern auch unkeusche Frauen, Sklavinnen oder Dienerinnen – Frauen also, die unverheiratet sind und vom Massieren leben.

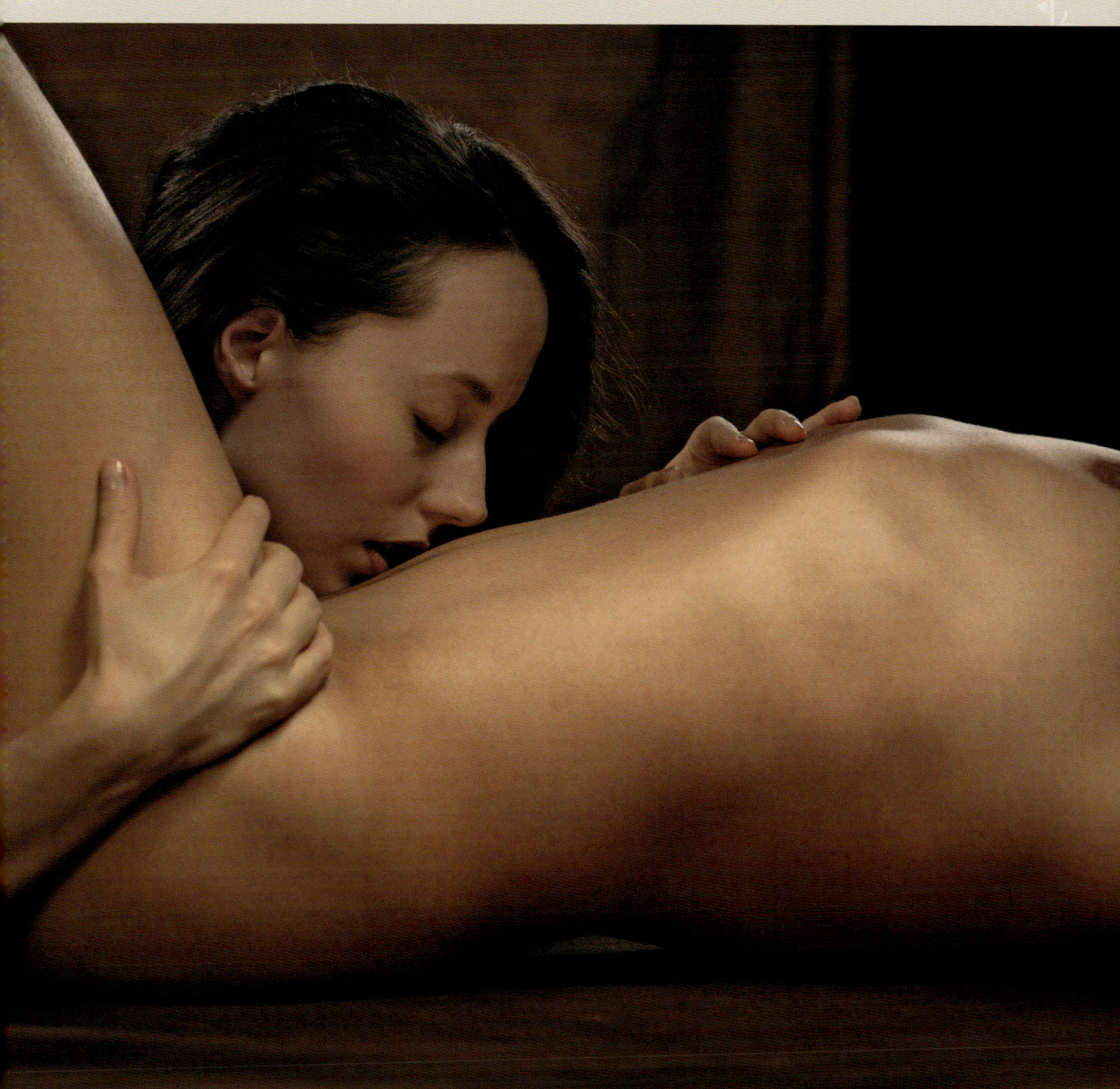

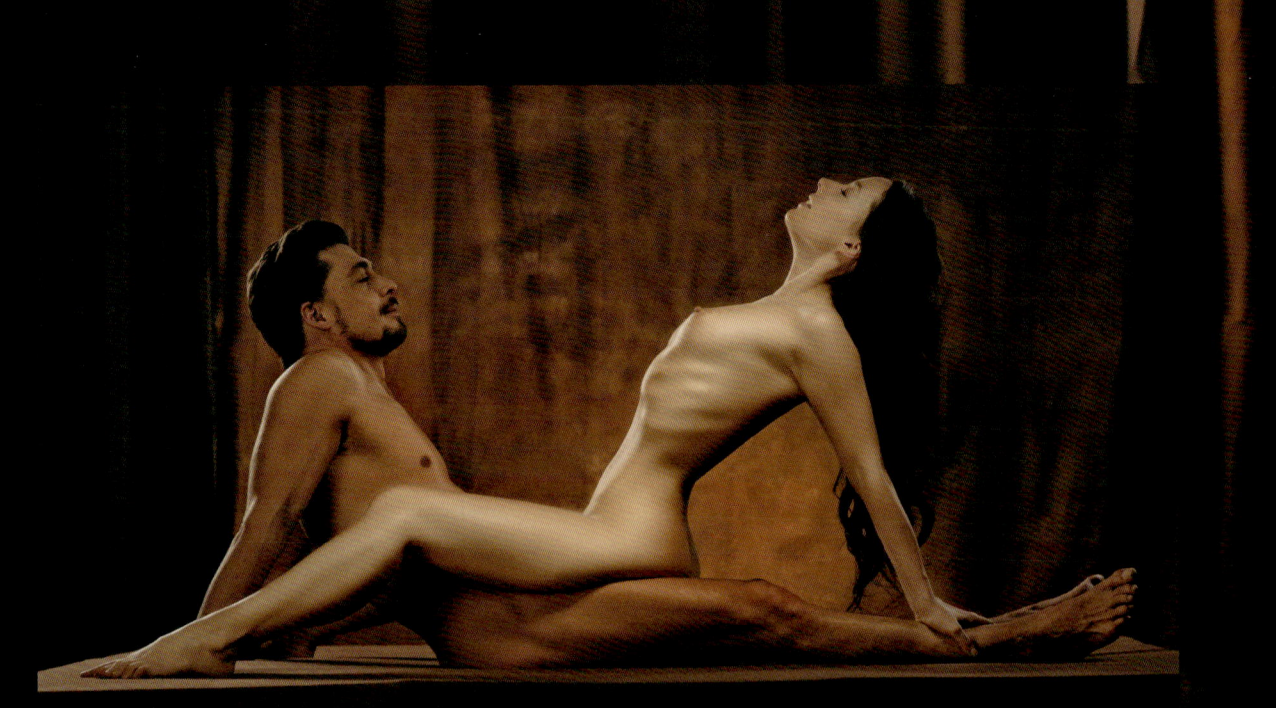

KAMAS SITZ

Die Stellung, die auch als »Kamas Rad« bezeichnet wird, ist relativ leicht einzunehmen. Dazu setzt er sich auf das Bett und streckt die leicht geöffneten Beine nach vorne aus. Seine Liebste stellt sich mit gespreizten Beinen über ihn und lässt sich auf seinem Schoß nieder, wo sie dann ebenfalls die Beine ausstreckt. Beide legen den Oberkörper leicht nach hinten und stützen sich gegenseitig, indem sie ihre Arme oder Schultern umgreifen. In einer einfachen Variante dieser Haltung lehnen beide den Oberkörper noch weiter nach hinten. Die Frau stützt sich hinten ab, indem sie seine Knöchel oder Schienbeine umgreift und umgekehrt. In dieser Stellung können beide ihr Becken besser bewegen als in der vorigen Stellung.

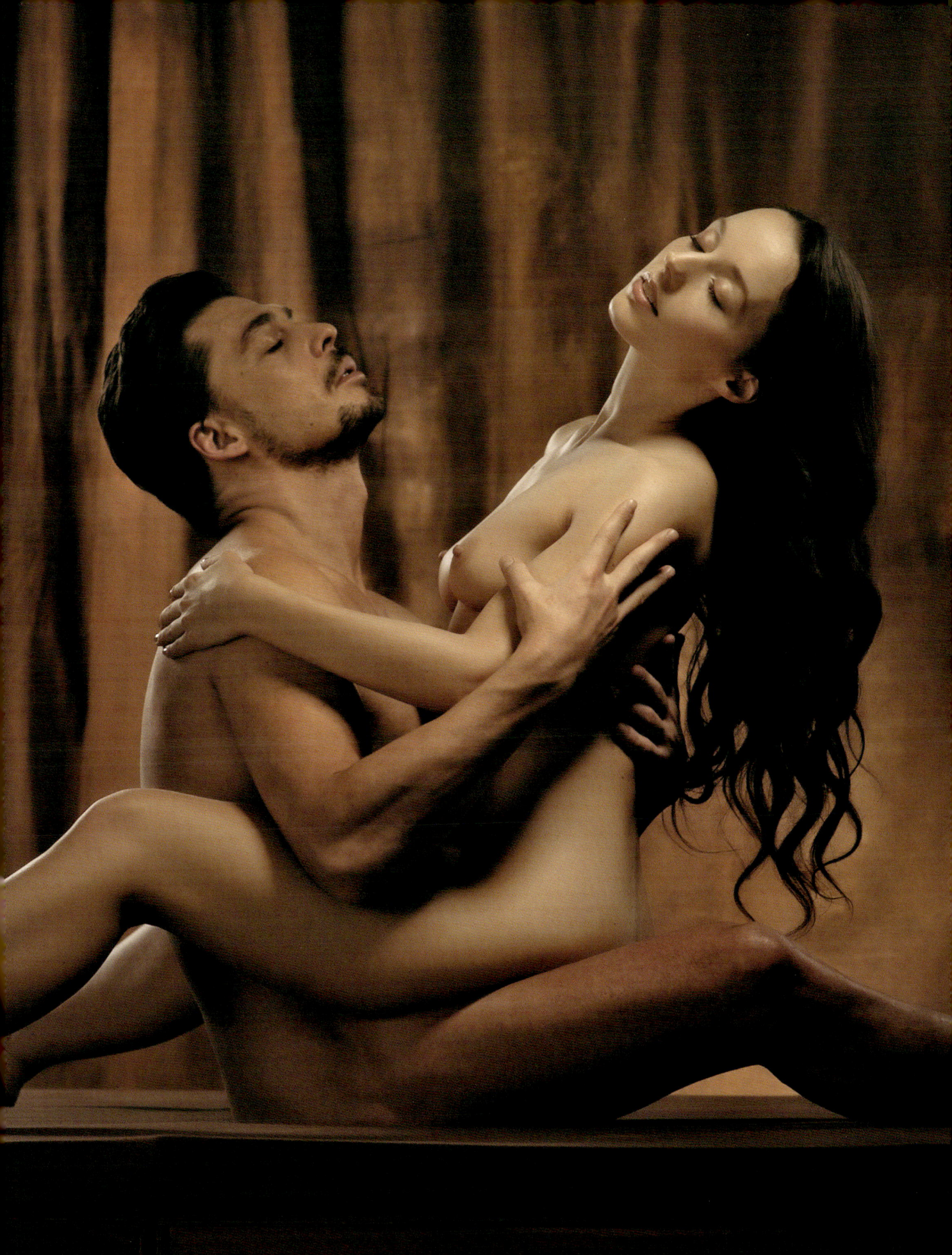

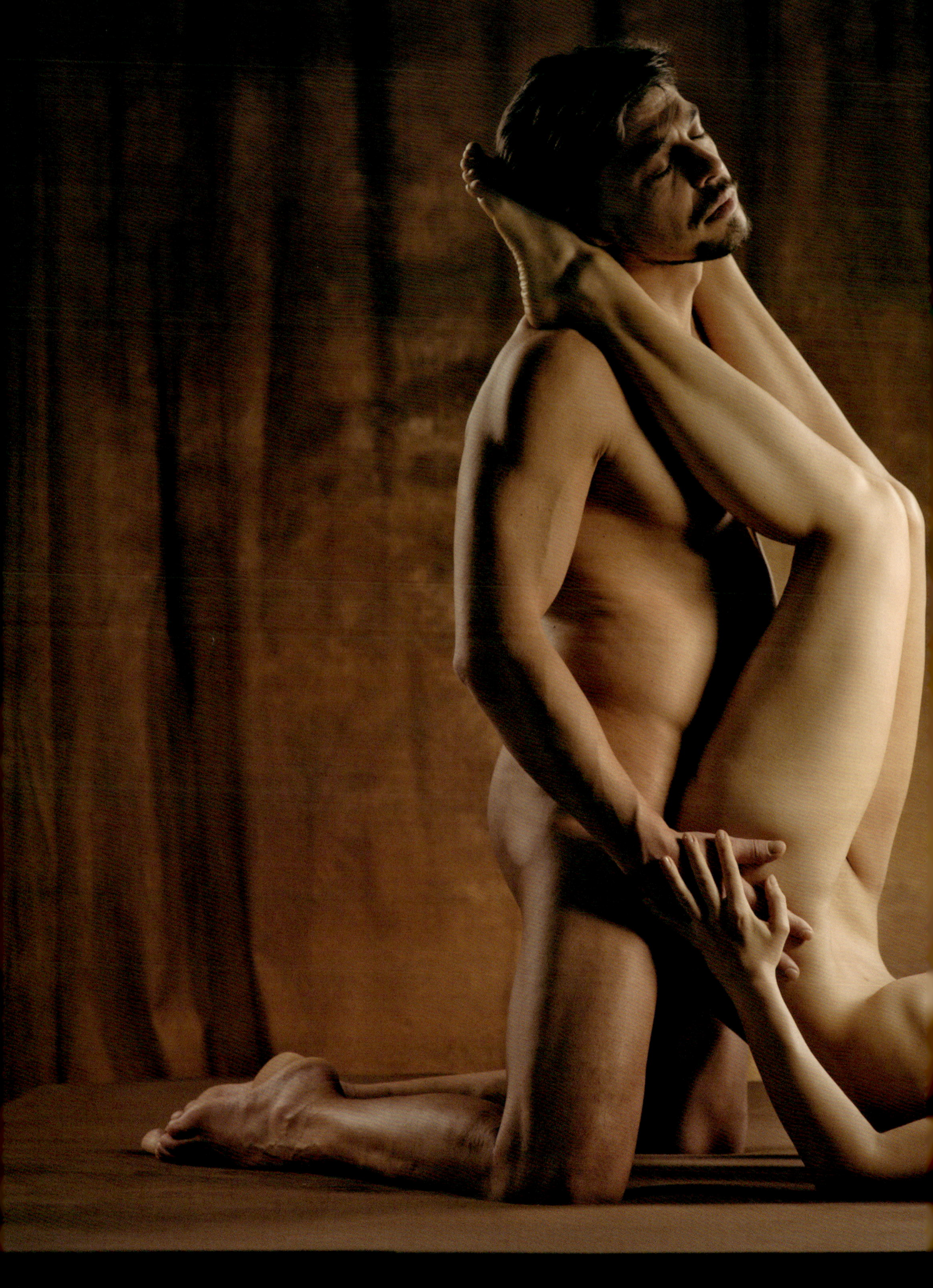

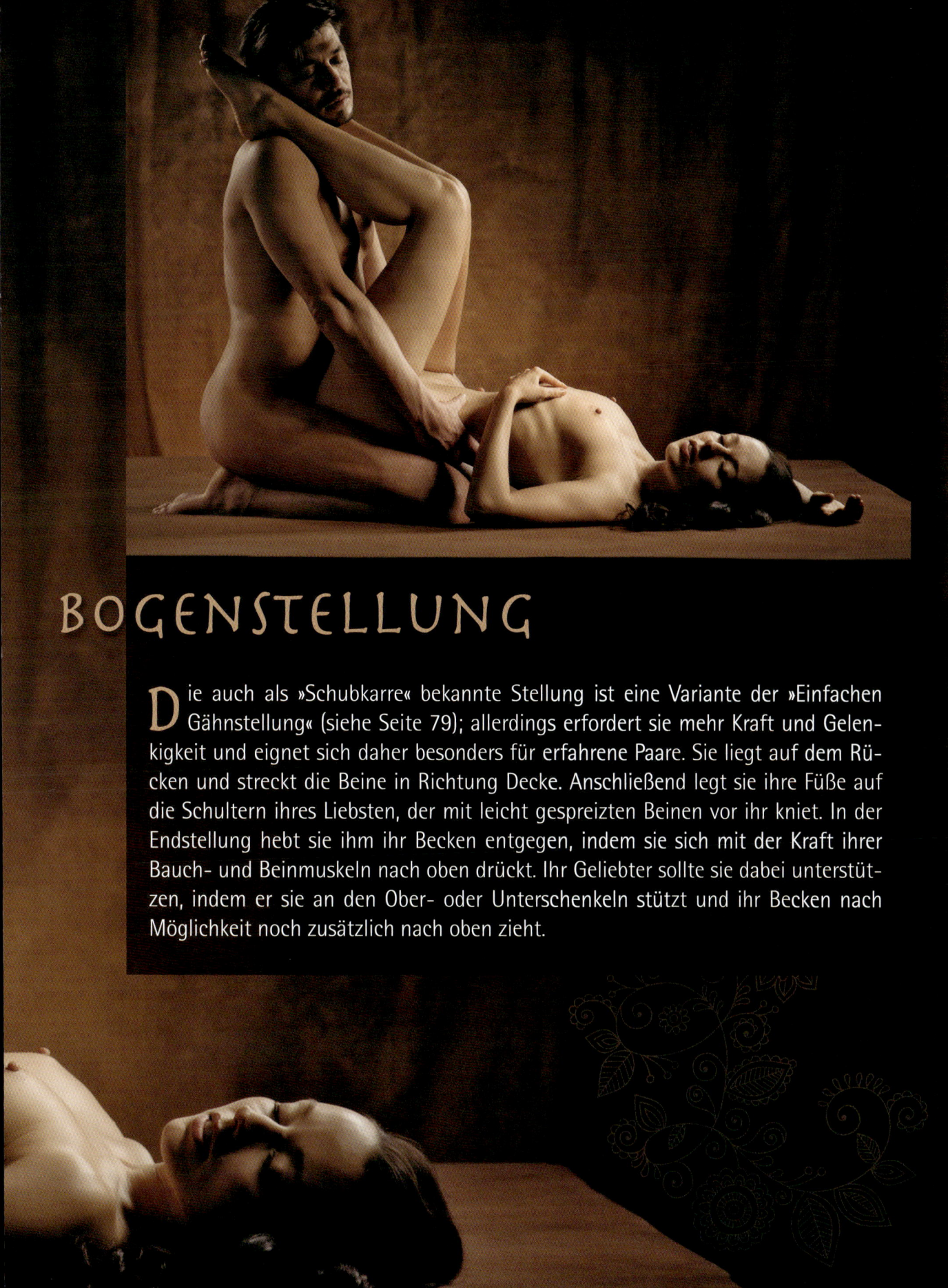

BOGENSTELLUNG

Die auch als »Schubkarre« bekannte Stellung ist eine Variante der »Einfachen Gähnstellung« (siehe Seite 79); allerdings erfordert sie mehr Kraft und Gelenkigkeit und eignet sich daher besonders für erfahrene Paare. Sie liegt auf dem Rücken und streckt die Beine in Richtung Decke. Anschließend legt sie ihre Füße auf die Schultern ihres Liebsten, der mit leicht gespreizten Beinen vor ihr kniet. In der Endstellung hebt sie ihm ihr Becken entgegen, indem sie sich mit der Kraft ihrer Bauch- und Beinmuskeln nach oben drückt. Ihr Geliebter sollte sie dabei unterstützen, indem er sie an den Ober- oder Unterschenkeln stützt und ihr Becken nach Möglichkeit noch zusätzlich nach oben zieht.

DIE KATZE

Die Ausgangsstellung für die »Katze« ist die »Stellung der Kuh« (siehe Seiten 76f.). Die Frau kniet sich im Vierfüßlerstand aufs Bett, doch diesmal bleibt sie nicht in der aufrechten Position, sondern kauert sich mit angezogenen Beinen zusammen. Im Yoga ist diese Stellung als »Mudra« bekannt – ihr Oberkörper berührt die Oberschenkel, ihr Kopf liegt auf der Stirn oder auf der Seite. Der Mann kniet hinter seiner Partnerin. Am besten dringt er schon in die Yoni ein, solange seine Liebste noch im Vierfüßlerstand steht. In der Endstellung beugt er den Oberkörper schließlich nach vorne und stützt sein Gewicht mit den Armen ab.

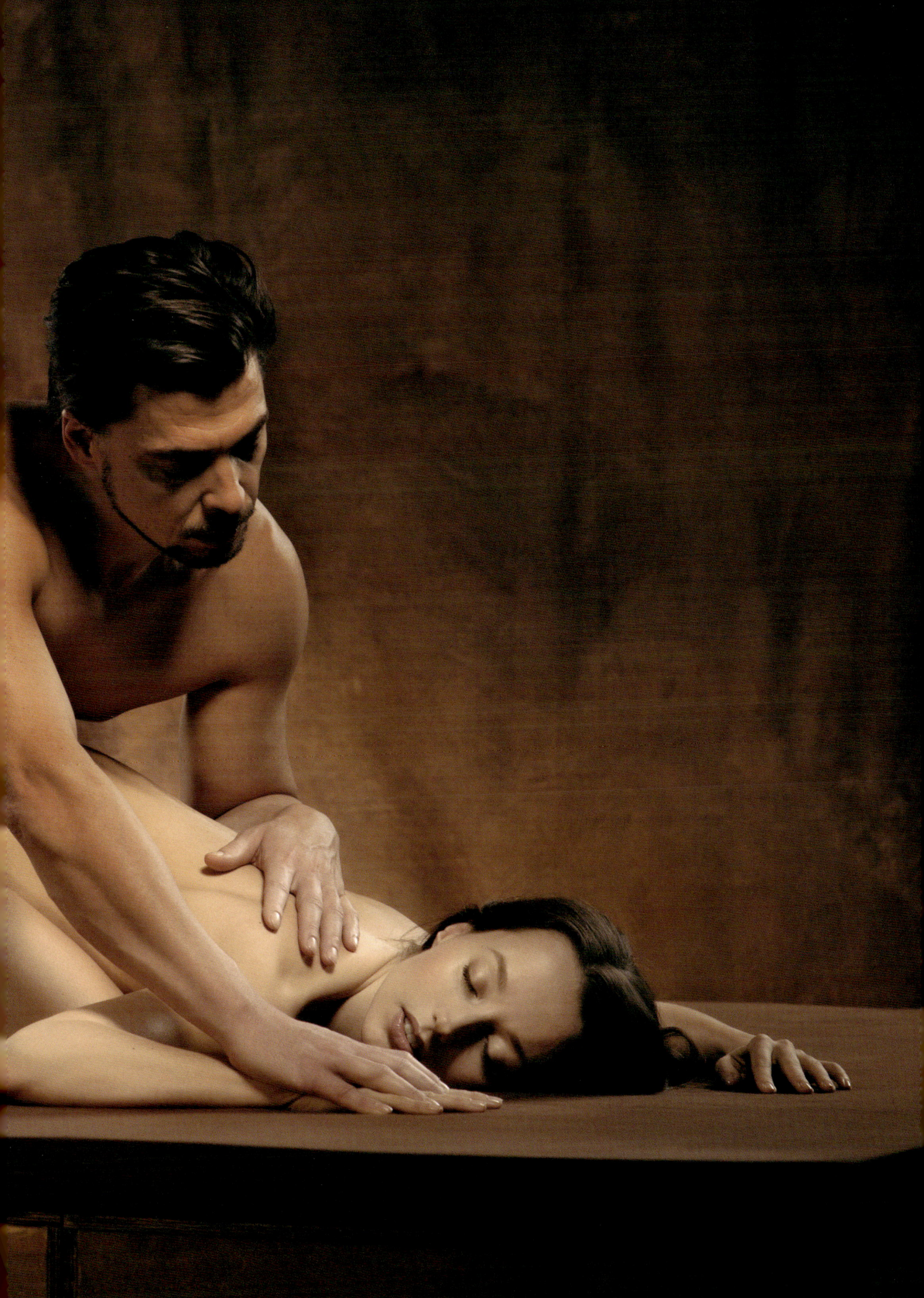

BEGINN UND ABSCHLUSS DES LIEBESSPIELS

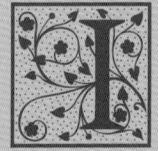n Anwesenheit seiner Freunde und Diener empfange der Edelmann seine Geliebte in einem blumengeschmückten und duftendem Zimmer. Sie soll dort gebadet und schön gekleidet erscheinen. Der Mann lädt sie freundlich zu einem Umtrunk ein und lasse sie zu seiner Linken Platz nehmen. Er streichele ihr Haar, berühre beifällig den Saum ihres Kleids und umarme sie behutsam mit dem rechten Arm. Daraufhin unterhalten sich beide über verschiedene Dinge, dabei können sie auch Andeutungen über Intimes machen, sodann sollen sie gemeinsam singen oder tanzen, Instrumente spielen, über die Künste reden und sich gegenseitig zum Trinken ermuntern.
Sobald die Frau von Lust und Liebe übermannt wird, soll ihr Geliebter seine Gesellschaft entlassen und seine Freunde und Diener zum Abschied mit Blumen, Salben oder Betelblättern beschenken. Ist das Paar schließlich alleine, so sollen sie entsprechend der Anweisungen in den vorangegangenen Kapiteln verfahren.
Also beginnt das Liebesspiel.

Nach Vollendung der Vereinigung, wenn die Lust gestillt ist, begeben sich die Liebenden sittsam, ohne einander anzusehen, in das Badezimmer. Anschließend lassen sie sich wieder auf ihren Plätzen nieder und genießen eine kleine Menge Betelnüsse. Der Mann massiere sodann seine Geliebte, indem er ein wenig Sandelholzpaste oder eine andere aromatische Salbe einreibe. Er umarme sie mit dem linken Arm und biete ihr zum Trinken einen Kelch mit Wein oder etwas Wasser an. Weiterhin können sie je nach Lust und entsprechend der regionalen Spezialitäten allerlei süße Speisen, frische Fruchtsäfte, Sorbets, Mango- oder Zitronenlimonaden genießen. Oder sie kosten etwas Suppe oder Fleischbrühe. Ferner kann das Liebespaar sich auf der Terrasse des Dachs niederlassen, sich am Glanz des Mondes erfreuen und zärtliche Gespräche führen. Die Frau legt ihren Kopf dabei in den Schoß ihres Geliebten und betrachtet den Mond, während ihr Liebster ihr die Planeten und Sternbilder erklärt: den Morgenstern, den Polarstern, die »Sieben Rishis« oder den »Großen Bären«.
So endet das Liebesspiel.

Folgendes sind die Arten der geschlechtlichen Liebe: leidenschaftliche Vereinigung, erwecktes Begehren, unechte Liebe, stellvertretende Vereinigung, Eunuchenliebe, minderwertige Liebe, grenzenlose Liebe.

- Von der »leidenschaftlichen Vereinigung« spricht man, wenn das Paar sich schon seit Längerem liebt, aber erst nach Überwindung zahlreicher Hindernisse zueinander findet, oder aber wenn einer der beiden von einer Reise wiederkehrt, oder wenn es nach einer Trennung wieder zur Versöhnung kommt. Dabei verlassen sich beide ausschließlich auf ihr Gefühl.

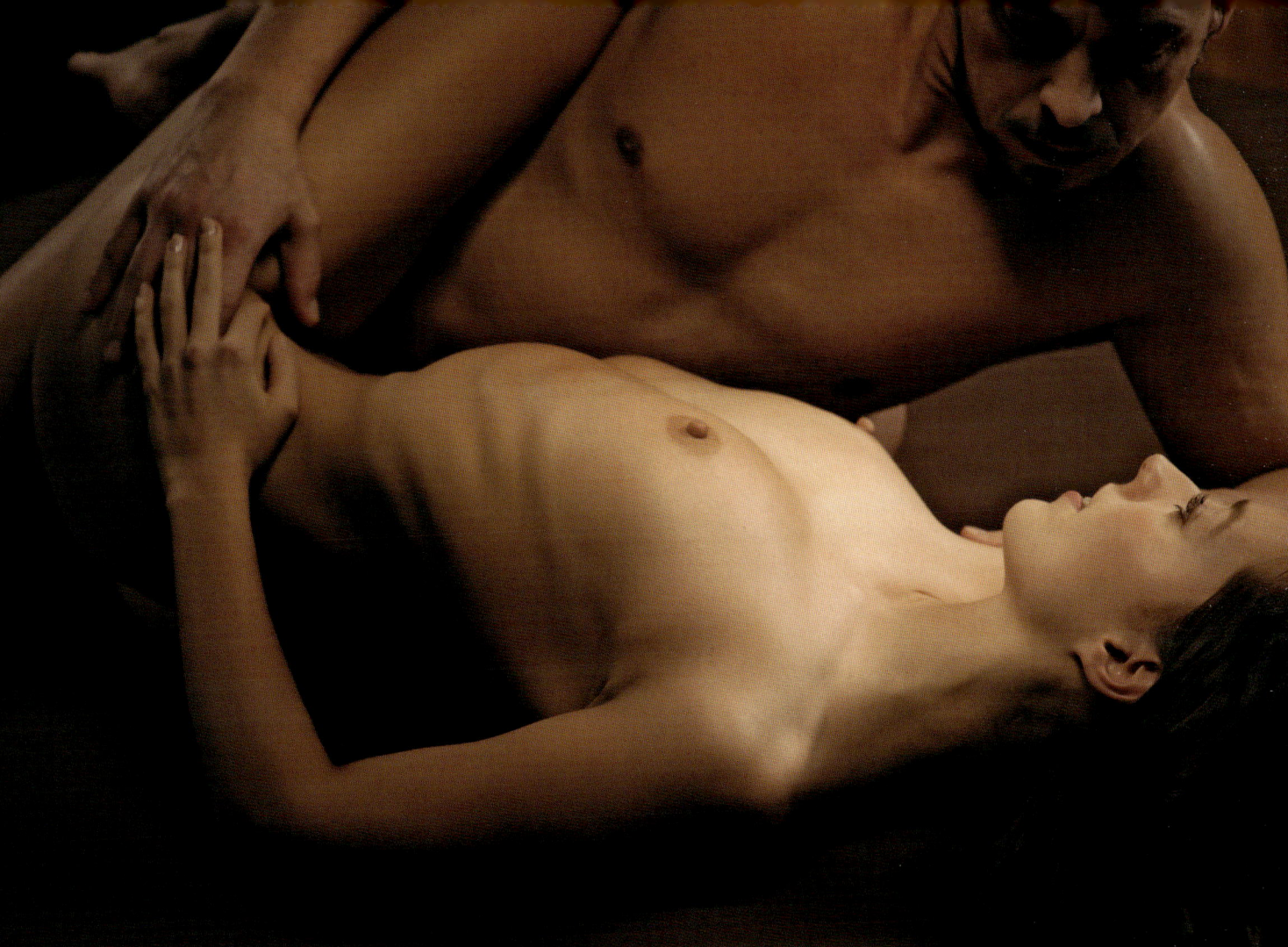

- Vom »erweckten Begehren« spricht man, wenn ein Paar schon früh zusammenkommt, obwohl ihre Liebe erst zart zu erblühen beginnt, und erst später richtig entflammt.
- »Unechte Liebe« findet statt, wenn der Mann seine Lust nur durch die Anwendung der 64 Künste erweckt und er oder beide während der Vereinigung jemand anderen im Herzen tragen. In diesem Fall sind alle Anleitungen des Kamashastra genau einzuhalten.
- Die »stellvertretende Vereinigung« findet statt, wenn der Mann von Anfang bis Ende des Geschlechtsverkehrs immer nur an eine andere denkt, die er begehrt und besitzen möchte.
- Von der »Eunuchenliebe« ist die Rede, wenn ein Mann sich nur um der schnellen, einmaligen Befriedigung willen mit einer Wasserträgerin, Dienerin oder Frau aus niedriger Kaste vereinigt. Hierbei soll er auf Umarmungen, Zärtlichkeiten und Küsse verzichten.
- Von der »minderwertigen Liebe« spricht man, wenn eine Kurtisane sich mit einem Bauern oder ein Edelmann sich mit einem Dorfweib vereinigt.
- Die »grenzenlose Liebe« findet zwischen einem Mann und einer Frau statt, die sich gegenseitig schätzen und den gleichen Geschmack haben.

Dieses sind die Arten der erotischen Vereinigung.

SHAKTIS THRON

Ebenso wie die »Zugewandte Reiterin« (siehe Seiten 120f.) ist auch diese Stellung eine Variation von »Shaktis Ritt« (siehe Seiten 106f.). In dieser Haltung ruht das ganze Gewicht der Frau auf ihrem Partner. Der Mann liegt flach auf dem Rücken und kann die Beine ein wenig aufstellen, um seine untere Wirbelsäule zu entlasten. Seine Partnerin setzt sich auf seinen Schoß und kreuzt die Beine. Dabei kann sie sich an seiner Brust oder auch an seinen Oberschenkeln abstützen, während er sie an den Hüften hält. In dieser Stellung sollte der Mann relativ passiv bleiben, während seine Geliebte mit ihrem Becken kleine Kreisbewegungen ausführen oder die Technik der »Stute« (siehe Seiten 50f.) einsetzen kann.

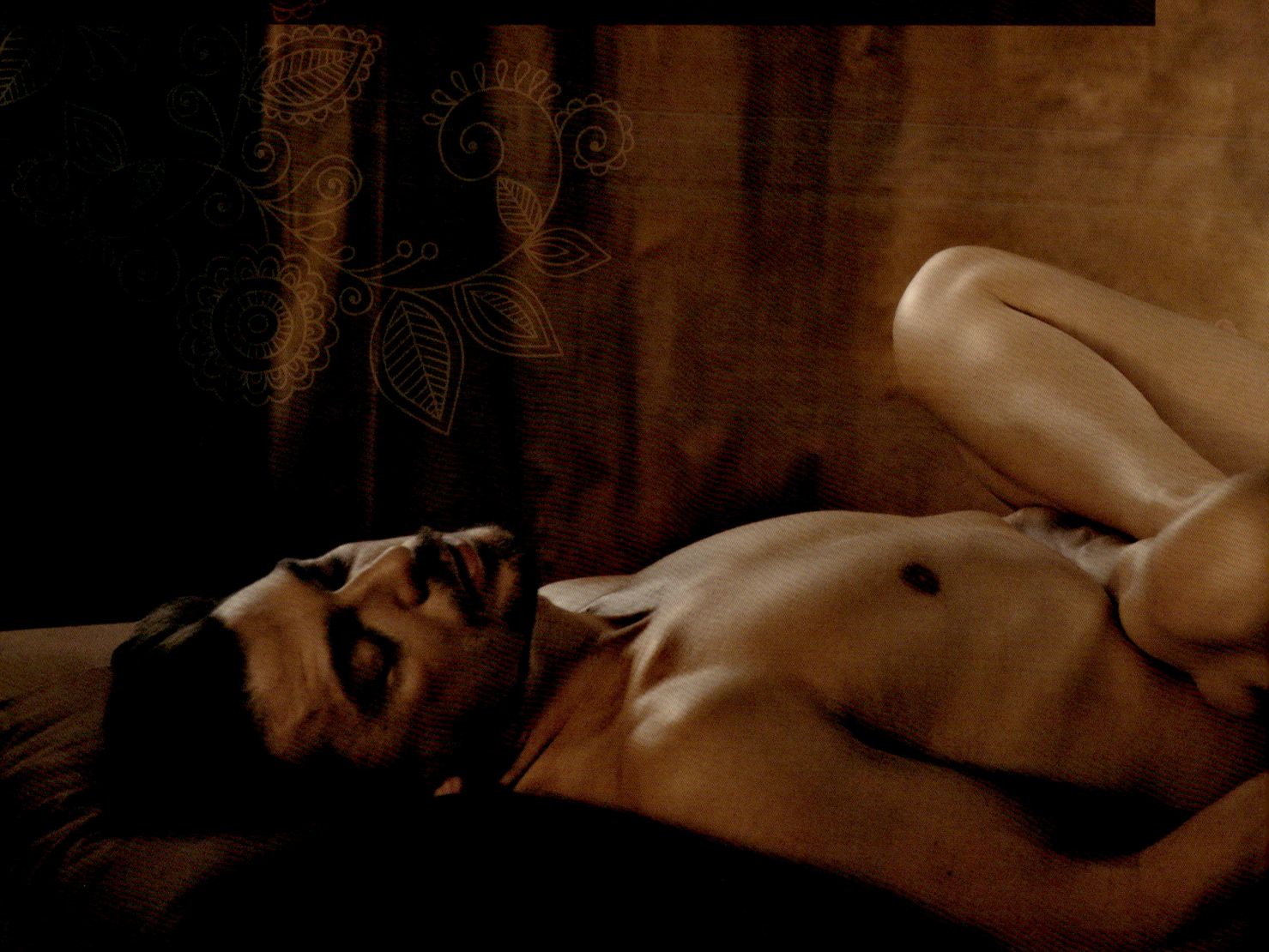

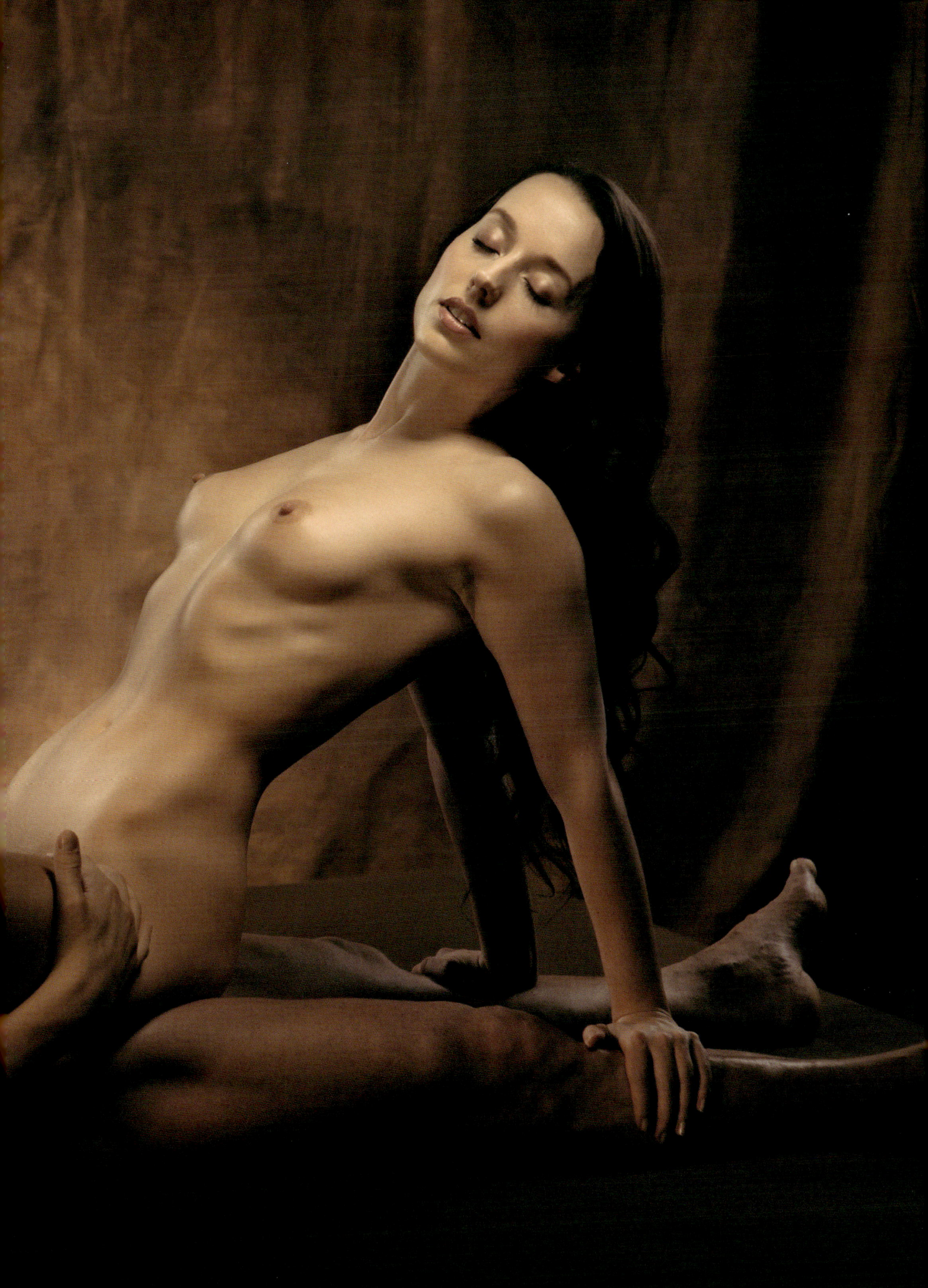

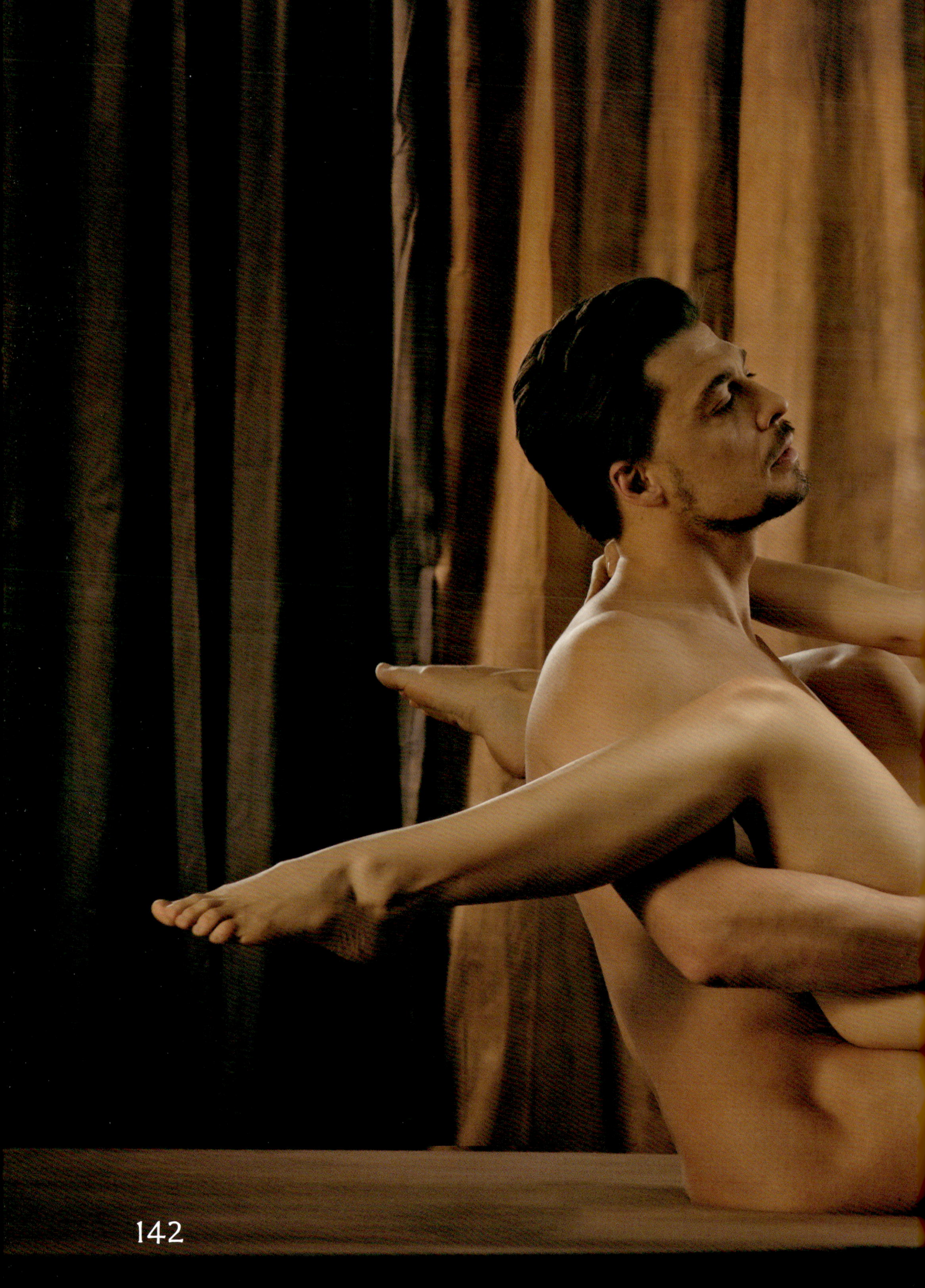

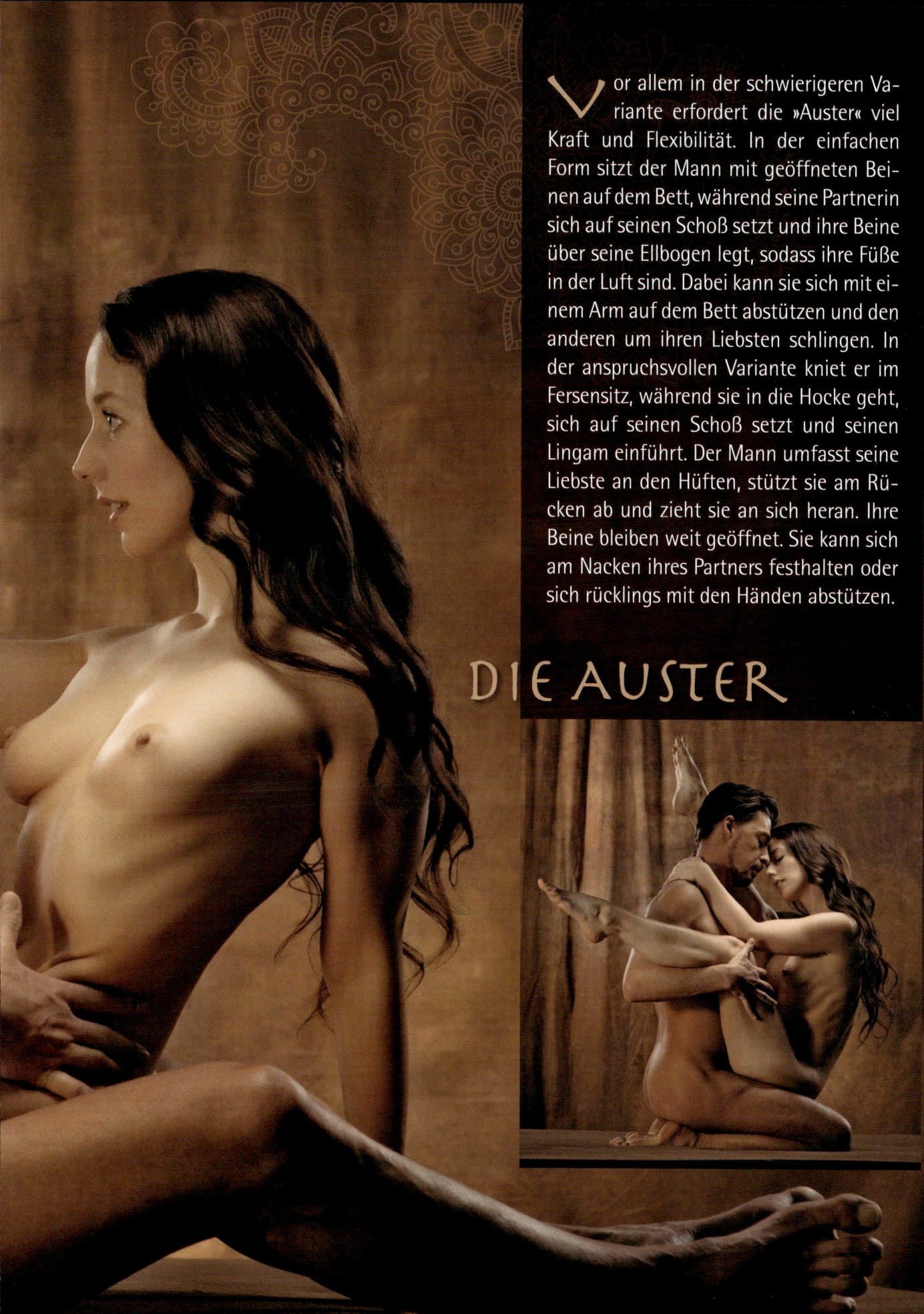

Vor allem in der schwierigeren Variante erfordert die »Auster« viel Kraft und Flexibilität. In der einfachen Form sitzt der Mann mit geöffneten Beinen auf dem Bett, während seine Partnerin sich auf seinen Schoß setzt und ihre Beine über seine Ellbogen legt, sodass ihre Füße in der Luft sind. Dabei kann sie sich mit einem Arm auf dem Bett abstützen und den anderen um ihren Liebsten schlingen. In der anspruchsvollen Variante kniet er im Fersensitz, während sie in die Hocke geht, sich auf seinen Schoß setzt und seinen Lingam einführt. Der Mann umfasst seine Liebste an den Hüften, stützt sie am Rücken ab und zieht sie an sich heran. Ihre Beine bleiben weit geöffnet. Sie kann sich am Nacken ihres Partners festhalten oder sich rücklings mit den Händen abstützen.

DIE AUSTER

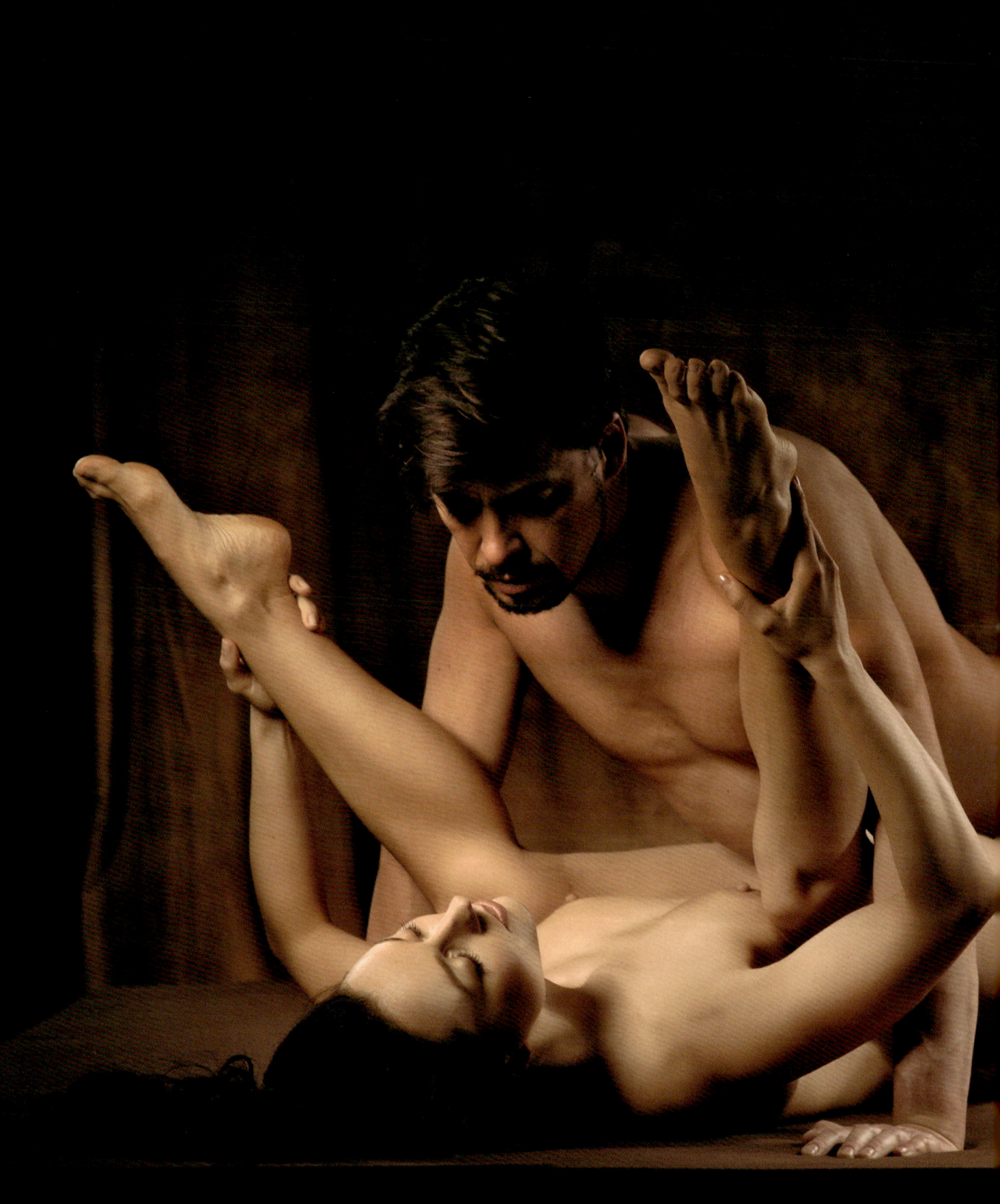

LIEBESPERLE

Die »Liebesperle« ist eine Spielart der »Bogenstellung« (siehe Seiten 134f.), für die der Mann weniger Kraft, die Frau jedoch mehr Gelenkigkeit in Beinen und Hüften benötigt. Zunächst legt sie sich auf den Rücken und zieht die Oberschenkel möglichst nah an die Brust – die Füße zeigen nach oben. Dabei umfasst sie ihre Knöchel und öffnet ihre Yoni für ihren Liebsten. Der dringt von oben her ein und stützt sein Gewicht mit den Händen ab, wobei er darauf achten sollte, die Beine seiner Partnerin nicht zu weit nach unten zu dehnen. Die Stellung eignet sich vor allem für Männer, die einen kurzen Lingam haben, da sie es dem Mann ermöglicht, tief einzudringen. Männer mit großem Lingam sollten in dieser Stellung jedoch besonders vorsichtig sein.

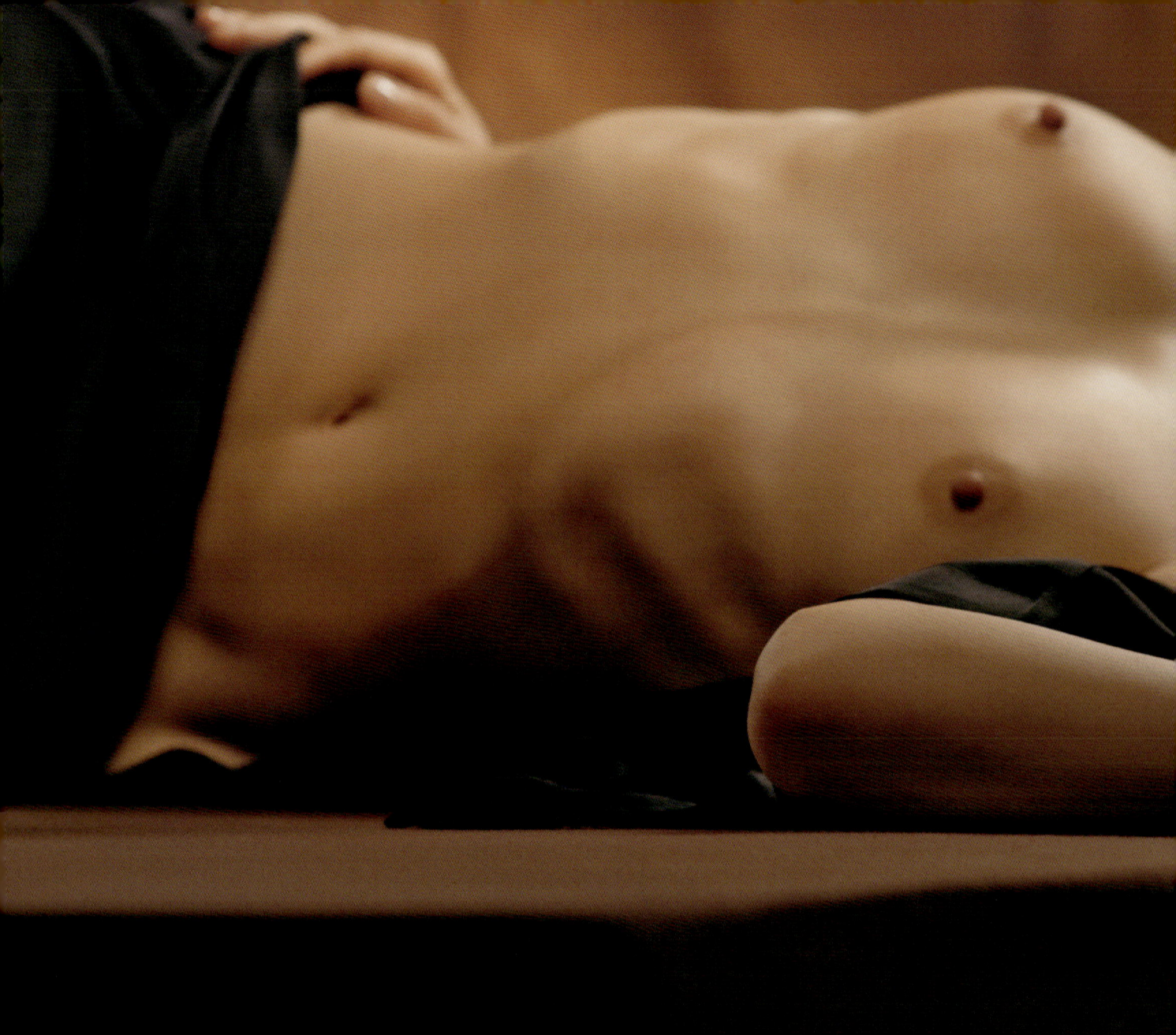

IN DEN KLANG EINTAUCHEN

Ob Sie während des Liebesspiels Musik hören wollen, können Sie nur gemeinsam mit Ihrem Partner entscheiden. Manche Paare stört Musik, da sie sich dadurch vom Wesentlichen abgelenkt fühlen, doch für viele gilt das Gegenteil: Durch schöne Klänge und belebende Rhythmen fällt es ihnen leichter, sich auf die tiefen Ebenen der Erotik einzulassen.

Falls Sie sich für Musik entscheiden, sollten Sie bei der Auswahl bedenken, dass es dabei nicht nur um Hintergrundmusik geht. Musik regt Ihre Gefühle an, lässt Sie in die Welt der Rhythmen und Harmonien eintauchen und verleiht der gemeinsamen

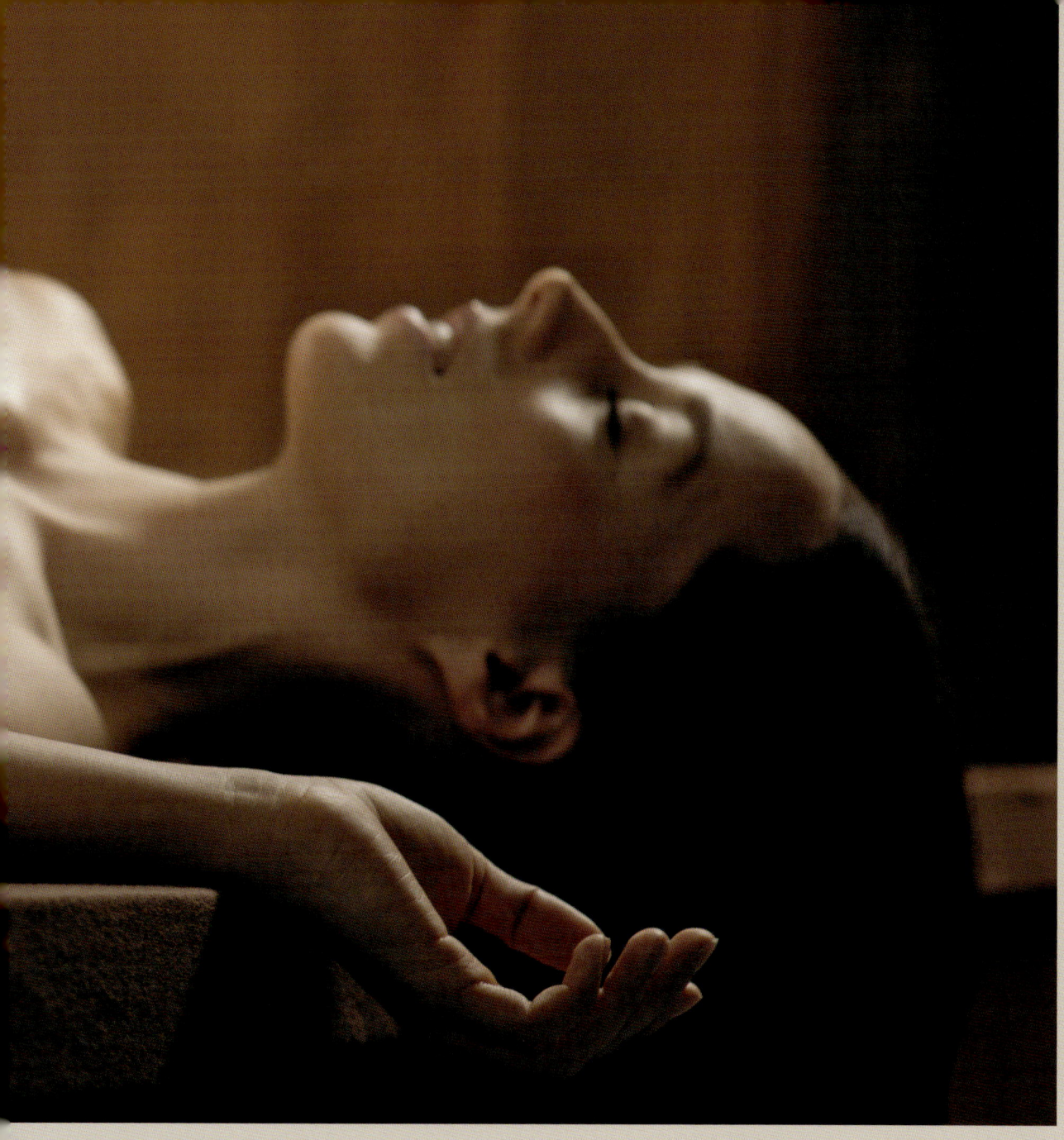

Zeit einen besonderen Reiz – und daher sollte sie nicht beliebig ausgewählt werden. Es macht einen großen Unterschied, ob Sie synthetische Klänge, die nicht nur in der Popmusik, sondern oft auch in sogenannter Meditationsmusik verwendet werden, konsumieren, oder ob Sie echten Instrumenten lauschen. Daher eignen sich klassische westliche, traditionelle indische Musik oder Weltmusik aus Asien, Afrika oder Europa besonders gut. Doch letztlich ist das Wichtigste, dass die Musik Sie dazu einlädt, tief in den Klang einzutauchen und achtsames Hören zu ermöglichen.

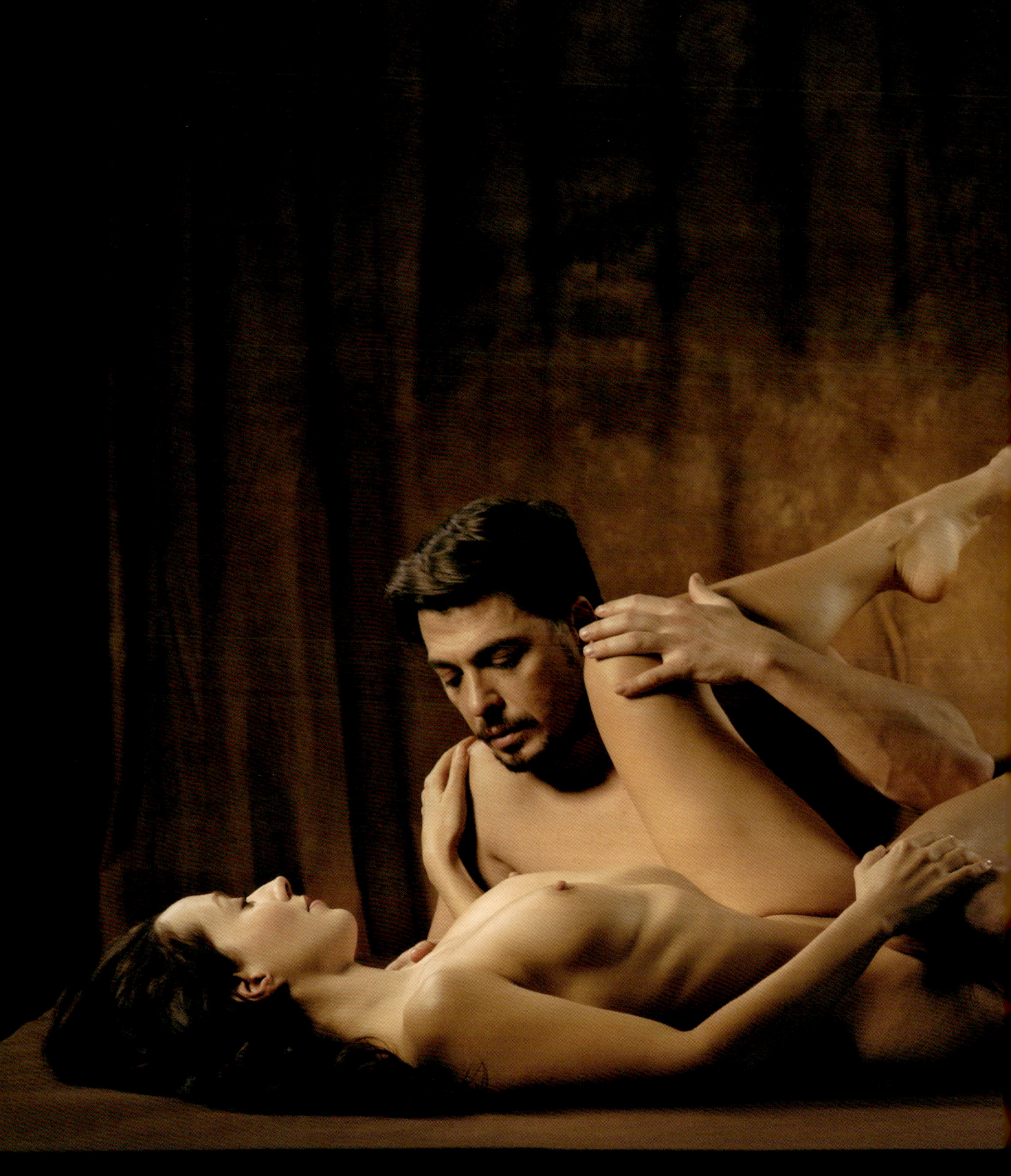

Die Beschreibung der Stellung hört sich kompliziert an, doch letztlich ist die Haltung recht leicht einzunehmen. Die Frau legt sich auf den Rücken und zieht beide Oberschenkel an den Oberkörper. Ihr Partner liegt waagrecht unter ihr, und zwar auf der rechten Seite – ihre Körper bilden dabei zunächst einen rechten Winkel. Nach dem Eindringen bleibt ihr linkes Bein angezogen, während sie das rechte auf dem Bett ausstreckt. Ihr Partner legt sein oberes, linkes Bein über ihr ausgestrecktes und rutscht etwas nach oben. In der Endstellung legt die Frau ihr angezogenes linkes Bein zusätzlich um seine Taille, wodurch die Beine sich ineinander verscheren.

SCHERENSTELLUNG

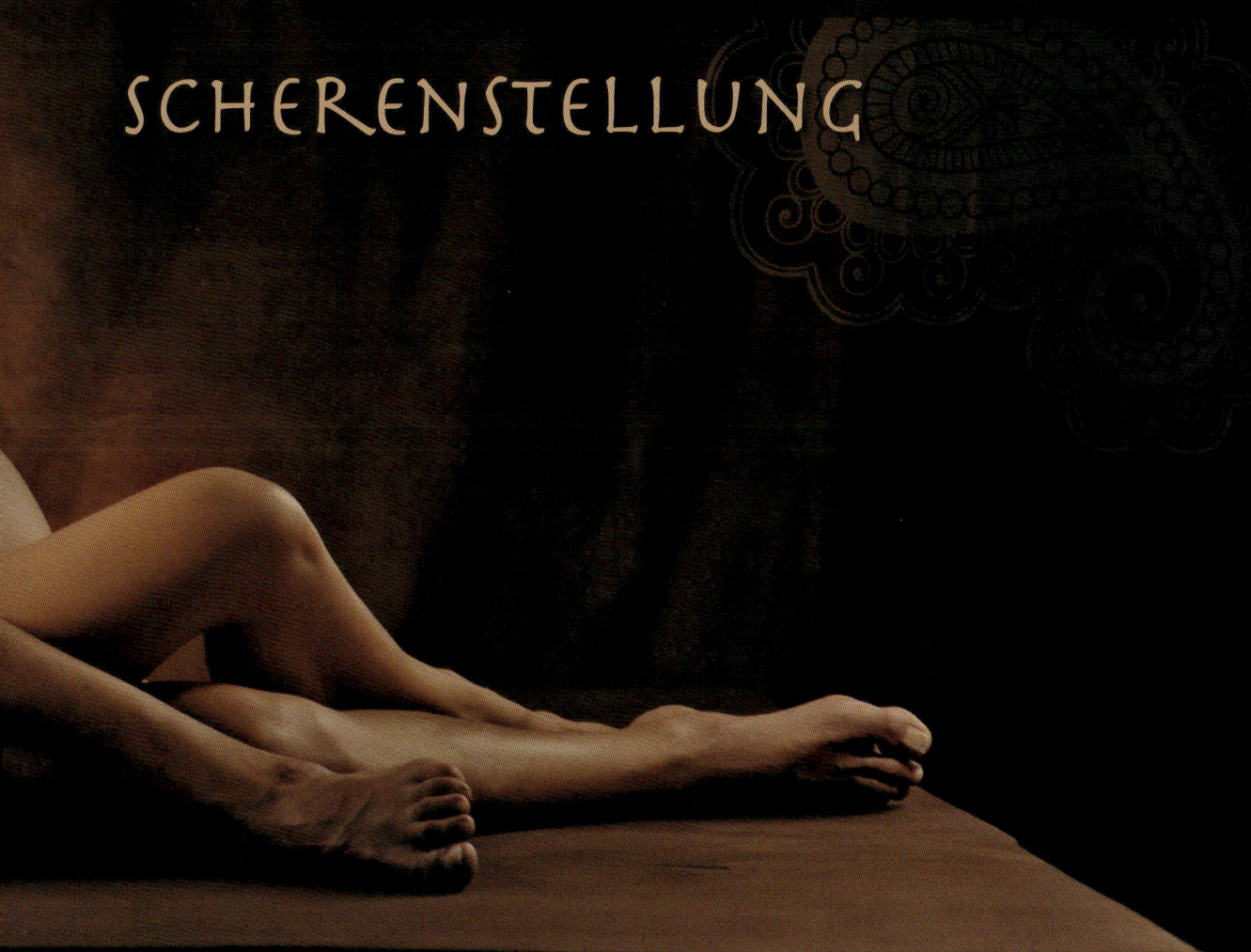

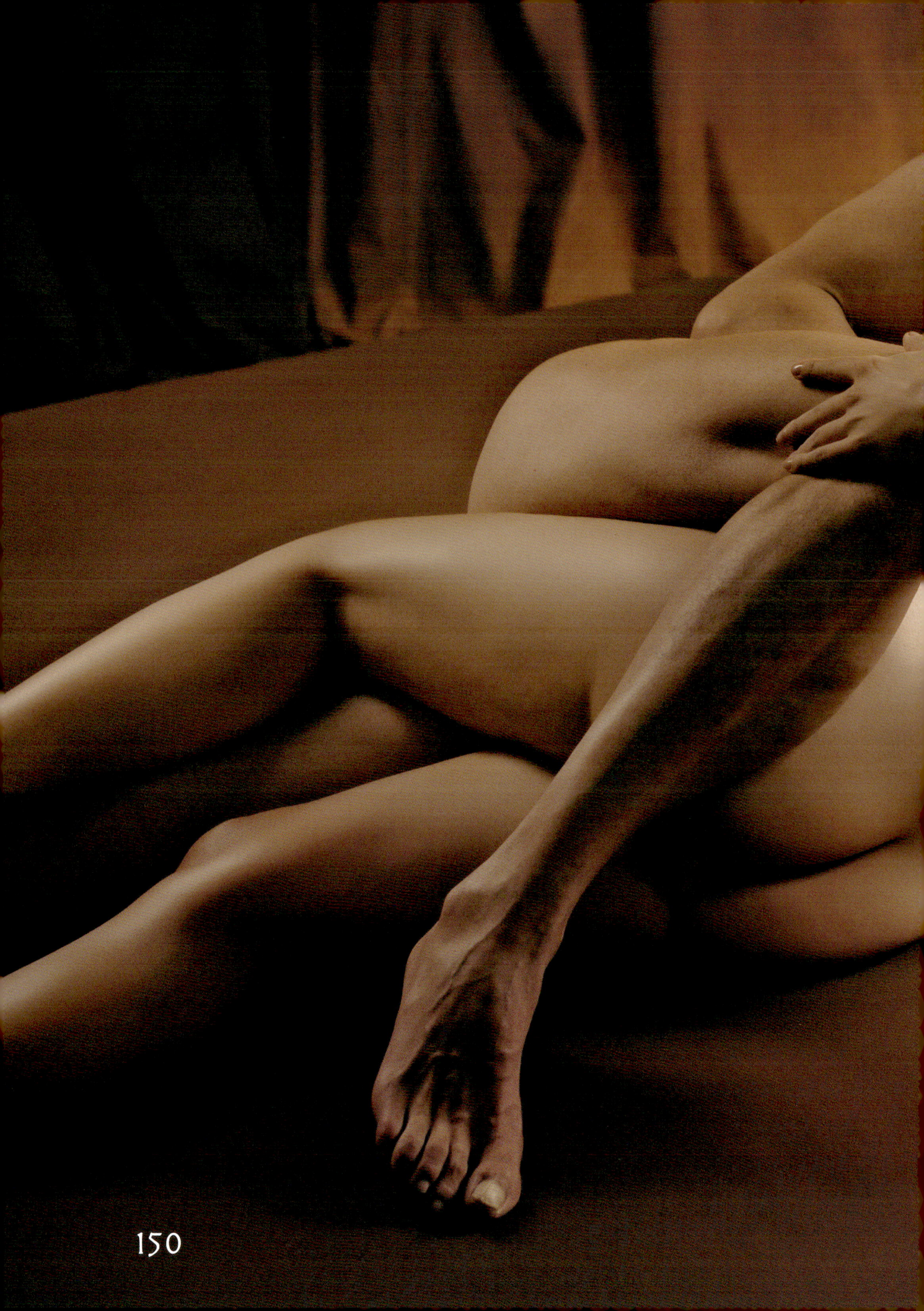

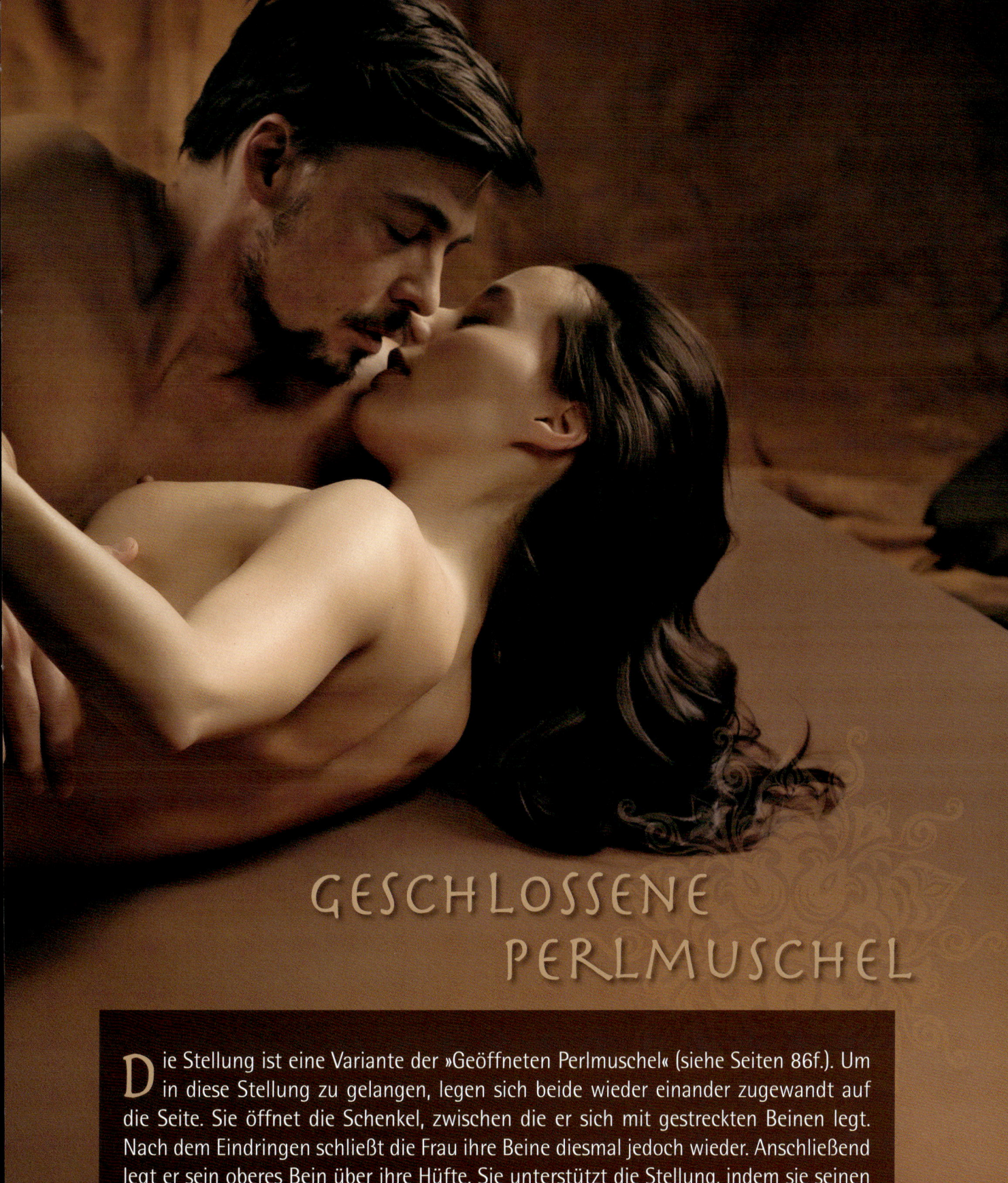

GESCHLOSSENE PERLMUSCHEL

Die Stellung ist eine Variante der »Geöffneten Perlmuschel« (siehe Seiten 86f.). Um in diese Stellung zu gelangen, legen sich beide wieder einander zugewandt auf die Seite. Sie öffnet die Schenkel, zwischen die er sich mit gestreckten Beinen legt. Nach dem Eindringen schließt die Frau ihre Beine diesmal jedoch wieder. Anschließend legt er sein oberes Bein über ihre Hüfte. Sie unterstützt die Stellung, indem sie seinen auf ihr liegenden Oberschenkel noch näher an sich heranzieht. Meist fällt die Stellung leichter, wenn die Partner sich mit dem Oberkörper etwas voneinander lösen, sodass sich nur die Beine, Hüften und Geschlechtsorgane berühren. In dieser Haltung kann der Lingam für gewöhnlich nur ein kleines Stück eindringen.

BLÜTENBLATT

Auch diese Stellung ist sehr viel einfacher, als ihre Beschreibung es vermuten lässt: Die Frau liegt auf dem Rücken und zieht die Beine ein wenig an. Ihr Partner liegt quer unter ihr und dreht sich seitlich zu ihr, sodass seine Oberschenkel und Leisten ihren Po berühren. Seine Liebste legt ihre Beine entspannt angewinkelt über seine Hüften. Dabei kann er seinen Arm, der auf dem Bett liegt, nach oben ausstrecken, um ihre Brust oder Schulter zu streicheln. In dieser Stellung sind nur minimale, jedoch sehr reizvolle Bewegungen möglich; auch bietet es sich für die Frau an, in dieser Haltung die Technik der »Stute« (siehe Seiten 50f.) einzusetzen.

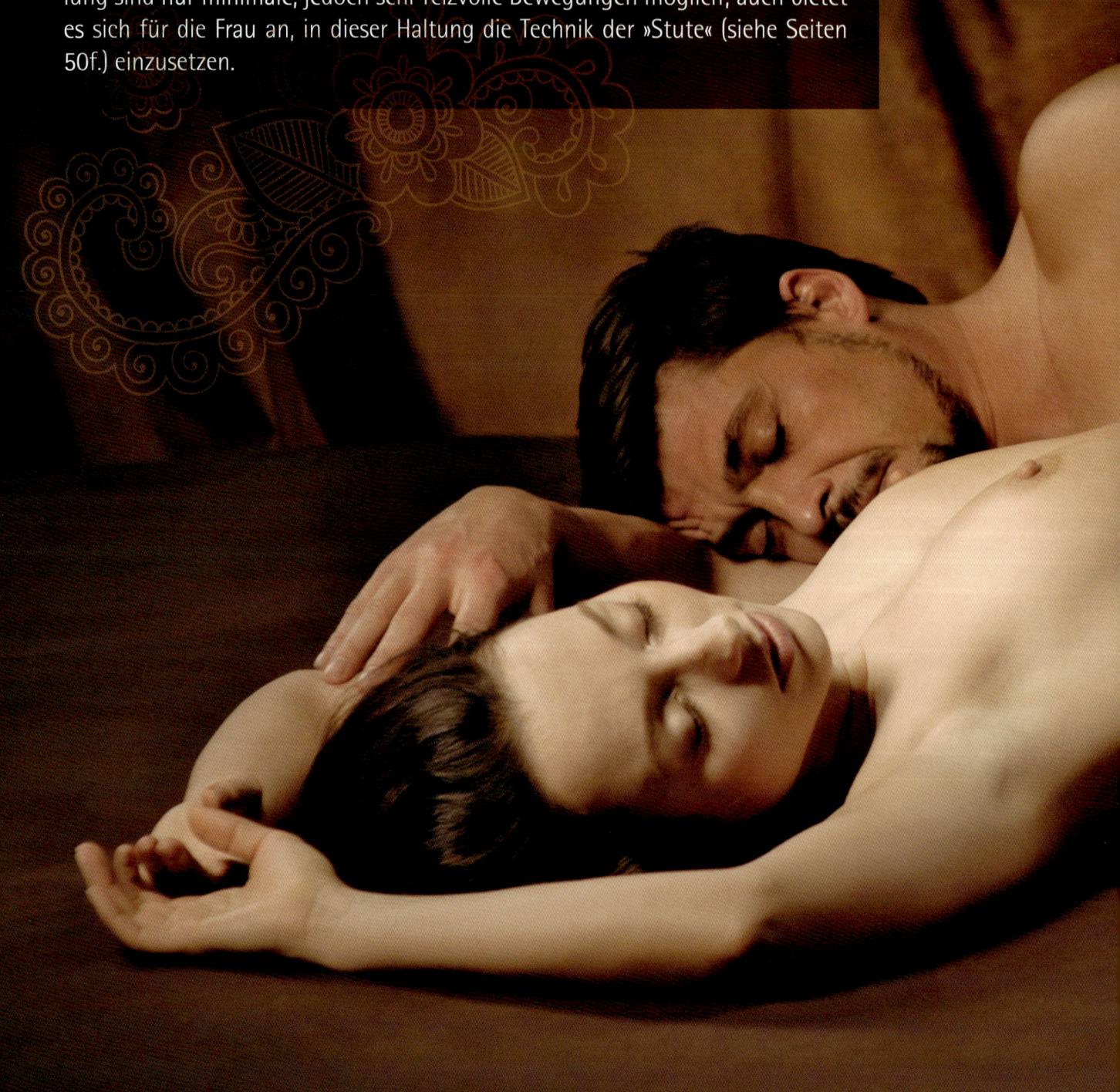

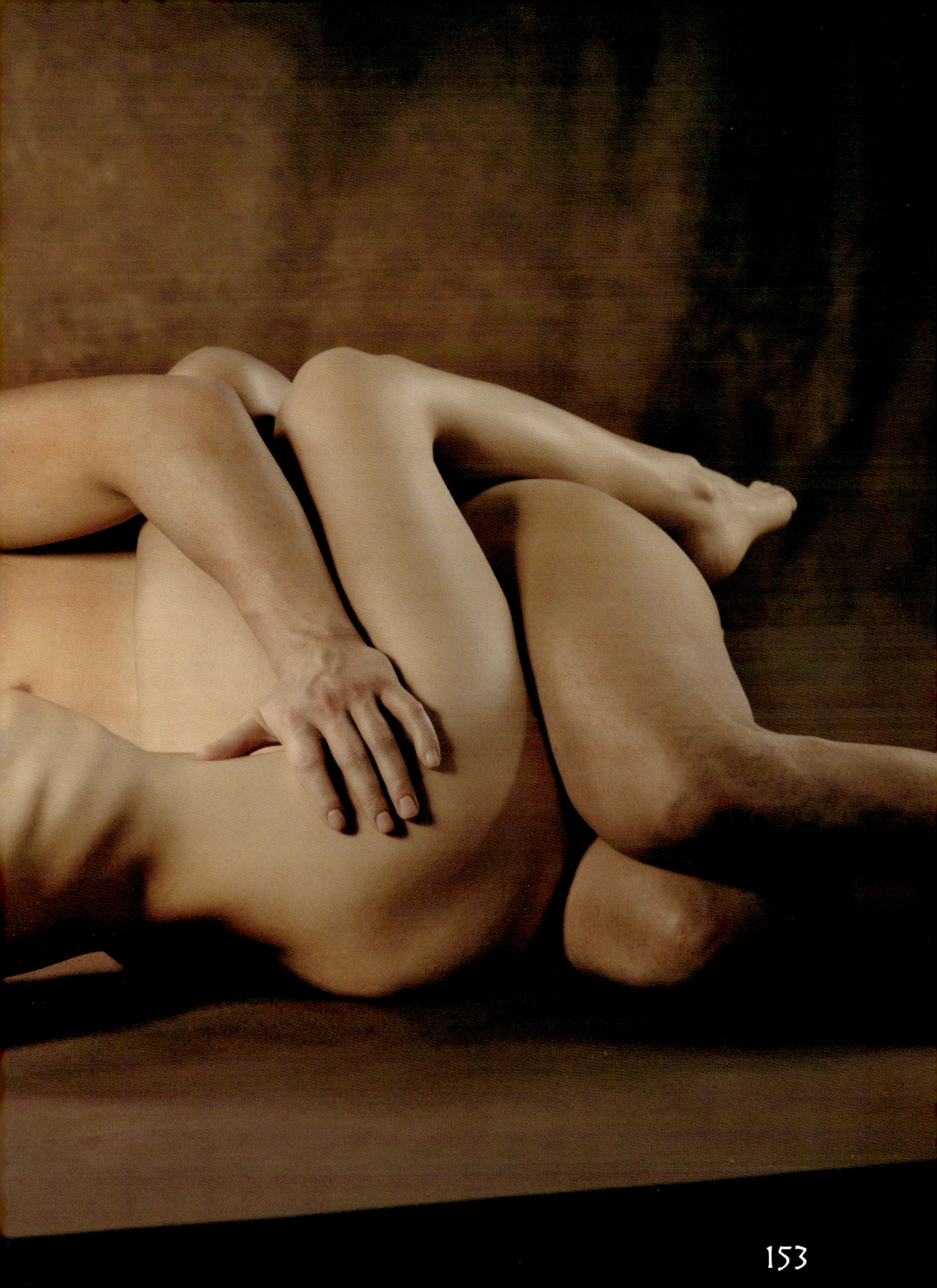

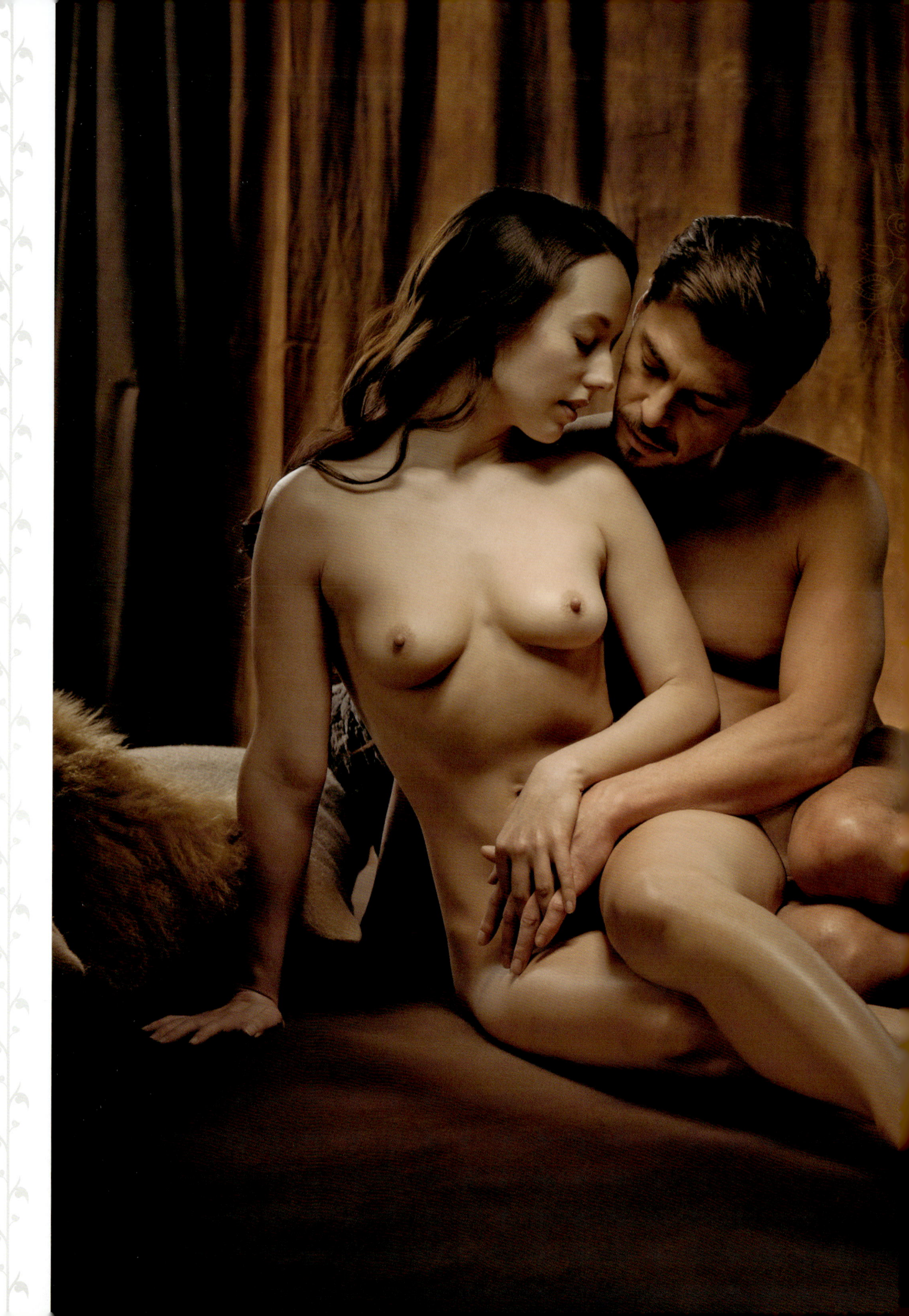

POSITIVE GEFÜHLE NÄHREN

So wie wir uns fühlen, so lieben wir. Wenn wir bedrückt, ängstlich oder nervös sind, ist Liebe unmöglich. Alle Menschen sehnen sich danach, glücklich zu sein und angenehme Gefühle zu haben. Doch wie wir wissen, sind unsere Stimmungen ebenso launisch wie das Wetter. Sie verändern sich in jedem Augenblick. Der erste Schritt, uns von belastenden Emotionen zu befreien, besteht darin, unsere Gefühle achtsam wahrzunehmen, ohne sie zu bewerten.

Wenn Unsicherheit oder Unruhe bei uns oder unserem Partner da sind, dann erkennen wir, dass diese Gefühle im Augenblick vorherrschen – das ist in Ordnung. Wir müssen nicht versuchen, Gefühle zu kontrollieren, aber wir sollten versuchen, sie zu erkennen und wirklich zu fühlen. Erkennen, Fühlen und Loslassen – diese drei Schritte sind am wichtigsten.

Erst danach können wir daran gehen, negative Stimmungen loszulassen und das Positive in uns zu nähren. Lenken Sie Ihre Achtsamkeit dazu auf alle angenehmen Gefühle, die Sie wahrnehmen können. Ekstase, Lebensfreude, Herzenswärme und Zuneigung lassen sich zwar nicht »machen«, doch es gibt einige hilfreiche Faktoren, um sie herbeizuzaubern: Nehmen Sie sich erstens Zeit, denn nur so ist Entspannung möglich. Sorgen Sie zweitens für eine sinnlich ansprechende Umgebung, etwa durch Wohlgerüche, schöne Farben, Musik usw. Geben Sie sich ferner die Erlaubnis, die Liebe wirklich zu genießen, und nicht zuletzt: Üben Sie Mitgefühl – seien Sie freundlich zu sich selbst und Ihrem Partner.

LITERATUREMPFEHLUNGEN

BURKHARD, A.F.:
ACHTSAMKEIT – ENTSCHEIDUNG FÜR EINEN NEUEN WEG
(SCHATTAUER, STUTTGART 2011)

GOVINDA, K.:
ATEM-YOGA CD. FÜR MEHR ENERGIE UND INNERE BALANCE
(IRISIANA, MÜNCHEN 2012)

GOVINDA, K.:
CHAKRA-PRAXISBUCH. SPIRITUELLE ÜBUNGEN FÜR GESUNDHEIT, HARMONIE UND INNERE KRAFT
(IRISIANA, MÜNCHEN 2012)

GOVINDA, K.:
TANTRA – DIE HOHE SCHULE SPIRITUELLER EROTIK
(IRISIANA, MÜNCHEN 2013)

GOVINDA, K.:
TANTRA MASSAGE. DIE HOHE KUNST DER BERÜHRUNG
(IRISIANA, MÜNCHEN 2012)

GOVINDA, K.:
SHIVA SHIVA. DAS GEHEIMNIS DER INDISCHEN GÖTTER.
MYTHEN, MEDITATIONEN, RITUALE
(KAILASH, MÜNCHEN 2014)

GOVINDA, K.: TANTRA-YOGA. DER ACHTSAME WEG ZU SPIRITUELLER SINNLICHKEIT (IRISIANA, MÜNCHEN 2020)

GOVINDA, K.: YONI. DIE SPIRITUELLE DIMENSION WEIBLICHER SEXUALITÄT ENTDECKEN (IRISIANA, MÜNCHEN 2017)

MALLANAGA, V., SCHMIDT, R. (ÜBERS.):
DAS KAMASUTRA – DIE VOLLSTÄNDIGE INDISCHE LIEBESLEHRE
(E-CLASSICA 2012, KINDLE-EDITION)

NEFF, K.: SELBSTMITGEFÜHL (KAILASH, MÜNCHEN 2012)

VATSYAYANA, M., KÖNIG, H. (ÜBERS.):
DAS KAMASUTRA. DIE KUNST DER EROTISCHEN LIEBE
(DORLING KINDERSLEY, MÜNCHEN 2009)

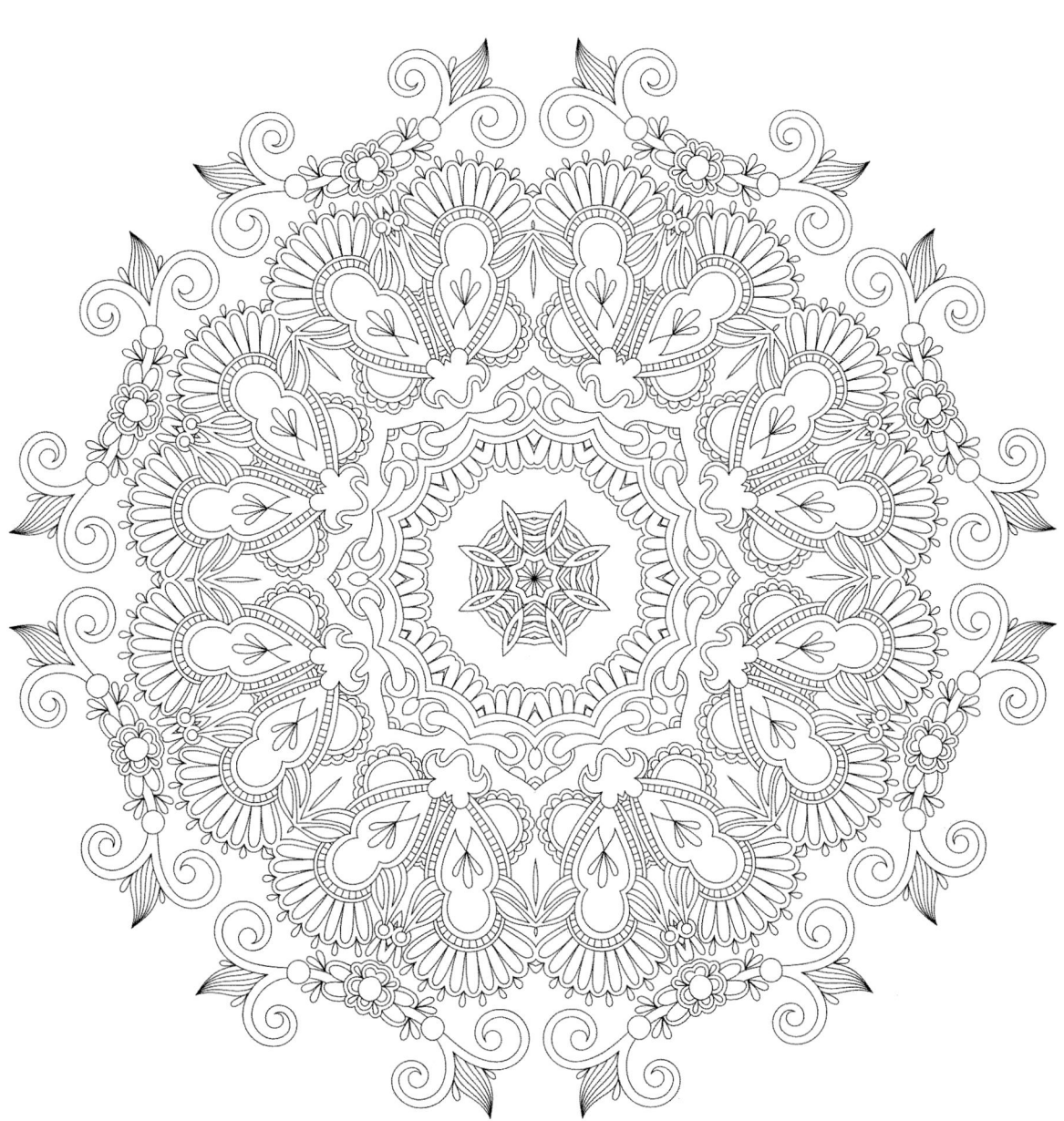

Spirituelle Erotik

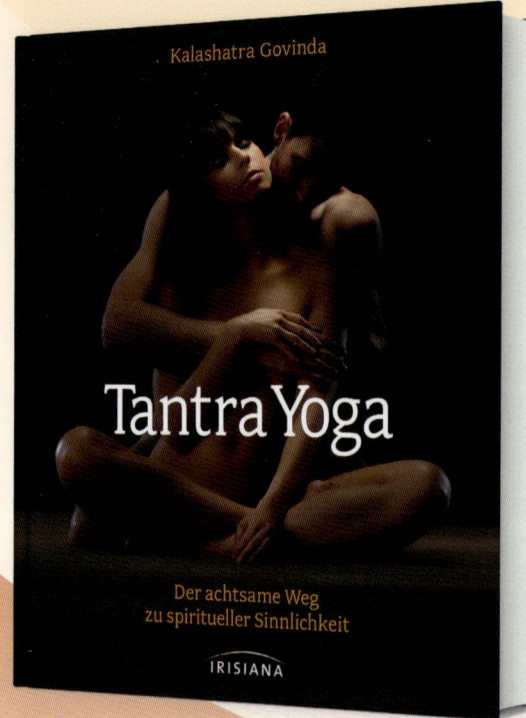

160 Seiten
mit über 100 Farbfotos
Pappband
ISBN 978-3-424-15389-7

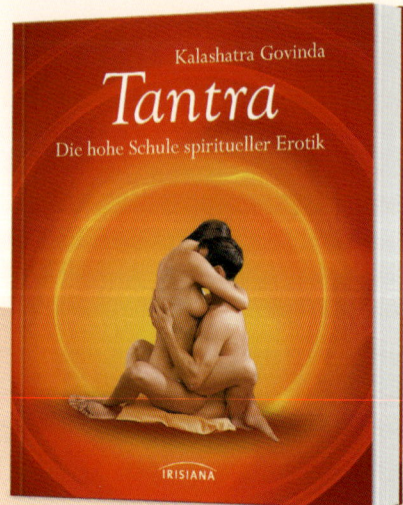

144 Seiten
mit 80 Farbfotos
Broschur
ISBN 978-3-424-15206-7

Spiritualität, erfüllte Sexualität und transzendentale Liebe sind wesentliche Ziele der altindischen Tantraphilosophie. Diese östliche Liebeskunst erweitert das Bewusstsein und führt zu einer vertieften Beziehung mit dem Partner.

Leseproben unter **www.irisiana.de**

Sinnliche Berührungen

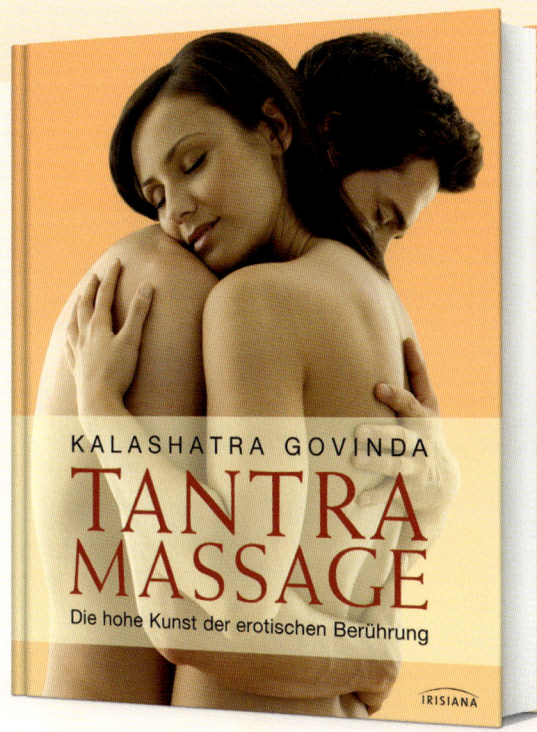

112 Seiten
mit über 100 Farbfotos
Pappband
ISBN 978-3-424-15163-3

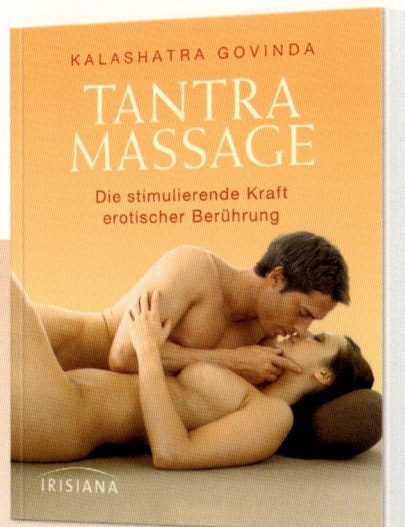

144 Seiten
mit über 50 Farbfotos
Broschur
ISBN 978-3-424-15162-6

Tantra-Massagen zeichnen sich durch sinnliche Berührungs- und Achtsamkeitsübungen aus. Neben den Chakras werden weitere Energiezonen stimuliert, die die Vitalität steigern und die sexuelle Lust fördern. Diese Ratgeber helfen allen, die ihren Partner zärtlich verwöhnen und eine liebevolle Beziehung tiefer und erfüllter genießen wollen.

Leseproben unter www.irisiana.de

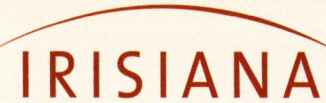

IMPRESSUM

9. Auflage 2024

© 2015 by Irisiana Verlag,
einem Unternehmen der Penguin Random House Verlagsgruppe GmbH,
Neumarkter Straße 28, 81673 München

Satz und Layout: Christian Martin Weiss

Bildredaktion: Melanie Greier, Tanja Zielezniak

Redaktion: Sven Beier

Umschlaggestaltung: Geviert, Grafik & Typografie

Reproduktion: Regg Media GmbH, München

Druck und Bindung: DZS Grafik d.o.o.; Ljubljaja
Printed in Slovenia

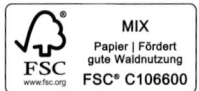

Penguin Random House Verlagsgruppe FSC® N001967

ISBN: 978-3-424-15267-8

Hinweis für den Leser

Die Informationen in diesem Buch sind von Autor und Verlag sorgfältig erwogen und geprüft, dennoch kann eine Garantie nicht übernommen werden. Eine Haftung des Autors bzw. des Verlags und seiner Beauftragten für Personen-, Sach- und Vermögensschäden ist ausgeschlossen.

Alle Rechte vorbehalten. Vollständige oder auszugsweise Reproduktion, gleich welcher Form (Fotokopie, Mikrofilm, elektronische Datenverarbeitung oder andere Verfahren), Vervielfältigung und Weitergabe von Vervielfältigungen nur mit schriftlicher Genehmigung des Verlags.

Der Verlag behält sich die Verwertung der urheberrechtlich geschützten Inhalte dieses Werkes für Zwecke des Text- und Data-Minings nach § 44 b UrhG ausdrücklich vor. Jegliche unbefugte Nutzung ist hiermit ausgeschlossen.

Bildnachweis:

Alle Bilder von Christian Martin Weiss